Die Autoren

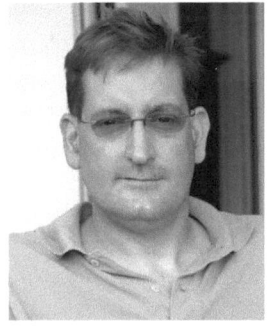

NILS WINKLER, Jahrgang 1974, ist eine „Kieler Sprotte" und ausgebildeter Redakteur mit jahrzehntelanger Erfahrung sowohl als Journalist (u.a. für Radio NORA, den Norddeutschen Rundfunk und die ddp Nachrichtenagentur) als auch im Management im Bereich digitaler Medien und Zahlungssysteme (bei ADTECH, Yapital, Hi-Media oder FirstData). Er leidet seit dem Frühjahr 2020 selbst an ME/CFS, als Folge einer COVID-19-Erkrankung.

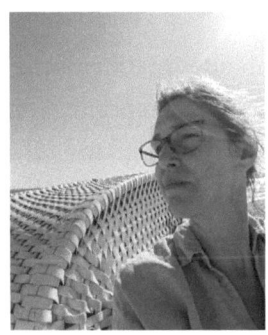

GITTA MEIER, Jahrgang 1974, stammt aus Bremerhaven und ist in Kiel aufgewachsen. Nach ihrer Ausbildung zur examinierten Gesundheits- und Krankenpflegerin arbeitete sie an Kliniken in Schleswig und München. Es folgte ein Studium der Humanmedizin am Universitätskrankenhaus Eppendorf (UKE) in Hamburg, wo sie 2011 ihr Staatsexamen ablegte. Sie lebt in Berlin und arbeitet als Ärztin in der ambulanten Versorgung in den Fachbereichen Innere Medizin und Allgemeinmedizin. Heute arbeitet sie festangestellt in der Arbeitsmedizin.

Vorwort
von Dr. Michael Stingl

ME/CFS wurde in den letzten Jahren durch die Überlappung mit Long Covid sichtbarer, merkliche Verbesserungen für die Betroffenen lassen aber leider weiterhin auf sich warten.

Dabei weist die Diskussion um Long Covid durchaus Parallelen mit ME/CFS auf, wo in den letzten Jahrzehnten eine vorwiegend psychiatrische Einordnung vorherrschend war. Diese ist zwar im Lichte der laufenden Forschung zur Pathophysiologie von ME/CFS nicht mehr haltbar, manche Dogmen sind aber hartnäckige Begleiter.

Es fehlt weiterhin an banalsten Dingen. Fehlende medizinische Aus- und Weiterbildung führt zu oft noch fehlender Akzeptanz von ME/CFS und falscher Behandlung sowie Stigmatisierung. Anlaufstellen, wo nach aktuellem Wissensstand gearbeitet wird, sind ebenso rar wie ein verlässliches Verständnis des Schweregrads der Erkrankung im gutachterlichen Bereich.

In dieser Versorgungslücke findet die Selbsthilfe ihren wichtigen Platz. Dass Menschen mit ME/CFS oftmals bestens über ihre Erkrankung informiert sind, ist keine Neuigkeit mehr. Dass diese Information meistens selbst erarbeitet werden muss und nicht aus der ärztlichen Betreuung erwächst, ebenso.

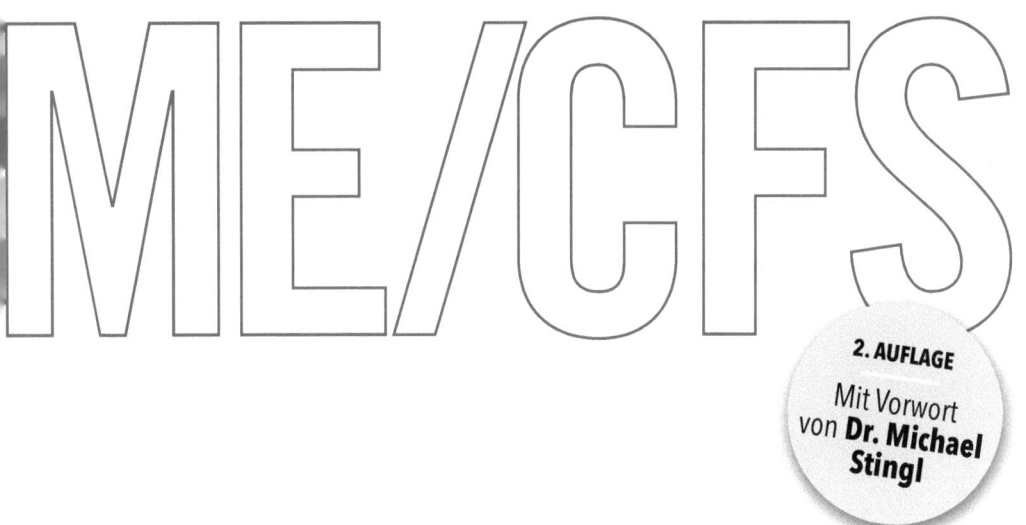

ME/CFS

2. AUFLAGE

Mit Vorwort von **Dr. Michael Stingl**

DAS MONSTER DANACH

Die neue, alte Volkskrankheit ME/CFS

Was sie mit uns macht, warum sie so viele
Covid-Genesene trifft, und was wir tun können.

NILS WINKLER & GITTA MEIER

2. Auflage, 2025
© Nils Winkler, Gitta Meier
Redaktionelle Bearbeitung und Herausgeber: Maren Winkler
Lektorat: Amancay Kappeller
Satz & Layout: DNGL Media GbR, 20457 Hamburg
Verlag: BoD · Books on Demand GmbH, Überseering 33,
22297 Hamburg, bod@bod.de
Druck: Libri Plureos GmbH, Friedensallee 273, 22763
Hamburg
ISBN: 978-3-7693-7760-6

„Das Monster danach" von Nils Winkler und Gitta Meier gab bereits in der ersten Auflage eine wertvolle Hilfe zur Selbsthilfe. Das Buch liefert eine Übersicht über Symptome von ME/CFS und Ansätze zu deren Behandlung.

Die zweite Auflage wird hoffentlich ebenso viele Betroffene dabei unterstützen, die Komplexität von ME/CFS zu meistern. An einer Verbesserung der Versorgung zu arbeiten, bleibt inzwischen auch Aufgabe von uns Ärzt*innen.

**Dr. Michael Stingl ist der führende Experte für ME/CFS
in Österreich und praktiziert in Wien.**

Inhalt

Einleitung

Wenn Sie dieses Buch in Händen halten, sind Sie vielleicht selbst betroffen und an ME/CFS erkrankt oder Sie haben den Verdacht. Vielleicht kommt es auch unter dem Namen „Chronisches Fatigue Syndrom", „Chronisches Erschöpfungs-Syndrom" oder „Chronisches Müdigkeits-Syndrom" daher – Begriffe, die wir in diesem Buch vermeiden, da sie irreführend sind. ME steht für Myalgische Enzephalomyelitis. Wir verwenden in der Folge die Bezeichnung ME/CFS, die sich international durchgesetzt hat.

Möglicherweise sind Sie Angehörige oder Angehöriger von Betroffenen. Oder Sie sind im Zusammenhang mit Post-COVID auf das Thema aufmerksam geworden.

Auch wenn viele Menschen im medizinischen Betrieb ME/CFS nicht kennen, ist es keineswegs – anders als oft behauptet – eine Mode-Erkrankung oder Verlegenheitsdiagnose, sondern wurde bereits 1969 von der Weltgesundheitsorganisation (WHO) als neurologische (also somatische / körperliche) Erkrankung anerkannt. Weltweit waren vor der Pandemie geschätzte 17–20 Millionen Menschen betroffen, allein rund 300.000 davon in Deutschland. Heute gehen Experten konservativ von einer Verdoppelung dieser Zahlen aus. Weniger konservative Zahlen sind jenseits einer Million Betroffener. Inzwischen ist auch klar, dass ME/CFS die schlimmste Form des Post-COVID Syndroms ist.

Die Symptome sind gleich. Die Betroffenen leiden genauso. Der Auslöser ist logisch nachvollziehbar die Virusinfektion – wie in den meisten Fällen von ME/CFS Viruserkrankungen am Anfang der Leidensgeschichte stehen. Auch ist längst bekannt, dass Corona-Viren ME/CFS auslösen können. In der SARS-Pandemie in den Jahren 2002 und 2003 entwickelten rund 27,1 % der Erkrankten das sogenannte „Chronic Post SARS Syndrom" – ME/CFS, wie man heute weiß. Das ist gesichertes Wissen, belegt durch eine Studie zu den Folgen der Krankheit in Hongkong. Das Virus, das damals zum Glück nicht so ansteckend war wie die heutige Variante, hieß „SARS-CoV-1" – die aktuelle Pandemie wurde ausgelöst durch das Virus „SARS-CoV-2", besser bekannt als COVID-19.

Der Gesundheitsminister Karl Lauterbach schrieb schon am 28. Mai 2020 auf Twitter: „Auch bei SARS 2002–2003 haben viele Jüngere später langfristige Schäden wie Chronic Fatigue Syndrome oder Depressionen entwickelt."

Heute ist klar, dass er damit recht hatte. Die Erkrankung macht es weder den Betroffenen noch den Ärzten leicht: Die Symptome sind vielfältig und betreffen den gesamten Organismus – von Muskel- und Gelenkschmerzen über Schlafstörungen, Kreislaufstörungen bis hin zu kognitiven Problemen wie Merkschwierigkeiten, Wahrnehmungsstörungen oder Überempfindlichkeit auf Sinnesreize.

Diese Symptome können aber auch von vielen anderen Krankheiten herrühren. Allerdings ist das Kardinalsymptom einer nicht linder-baren, körperlichen und mentalen Erschöpfung typisch für ME/CFS. Bisher gibt es keinen sogenannten „Biomarker" für ME/CFS, mit dem sich die Krankheit eindeutig belegen lässt. Es müssen für die Diagnose alle anderen möglichen Ursachen ausgeschlossen werden. Ein Aufwand, den viele Ärzte scheuen – auch, weil ME/CFS in der Ausbildung für angehende Ärzte keine Rolle spielt, viele Ärzte das Krankheitsbild daher gar nicht kennen und ähnlich ahnungslos wie die Patienten dieser Krankheit gegenüberstehen. Und auch in der Facharztausbildung kommt ME/CFS nicht vor. Mehr als die Hälfte der Betroffenen, geschätzte 60 %, sind nicht mehr arbeitsfähig. Ein Viertel kann das Haus kaum noch oder gar nicht mehr verlassen, viele sind bettlägerig und auf Pflege angewiesen. In dieser Situation sind sie oft auf sich allein gestellt. Pflege- und Krankenkassen, Versicherungen und andere Leistungsträger haben ME/CFS nicht in ihrem Katalog.

Ein Betroffener, Wilfried, schreibt in einer Selbsthilfegruppe auf Facebook:
„Ärzte, Gutachter und die Deutsche Rentenversicherung (DRV) haben mich Lebenszeit gekostet. Als jüngstes Beispiel: Der Grad der Behinderung (GdB) 50 ist durch mein Gutachten für die Rente durch. Weder im Gutachten noch im Bescheid zum GdB kommt das Wort ME/CFS überhaupt auf, obwohl ich ca. 10-fach erhöhte Autoantikörper habe. Das empfinde ich als Skandal."

Wilfried ist kein Einzelfall. Sehr oft führt ME/CFS in existenzielle Krisen, löst finanzielle Nöte und Zukunftsängste aus. Ich bin erkrankt – aber niemand will mir helfen. Das ist ein Gefühl, das die meisten an ME/CFS Erkrankten leider sehr gut kennen.

Oft wenden sich die Menschen im privaten Umfeld von den Betroffenen ab, weil sie die Krankheit nicht verstehen. Man sieht als Betroffener einigermaßen gesund aus. Da hört man Sätze von Betroffenen wie diesen: „Bei mir kann keiner etwas mit ME/CFS anfangen und Interesse ist auch nicht vorhanden", schreibt Patrick. „Dann kommen so tolle Sprüche wie ,geh arbeiten und es wird dir besser gehen'. Oder ,such dir eine Freundin, das wird dir helfen'. Es sei nur psychisch. Würde man Personen mit einer anderen Krankheit solche Dinge sagen?" Sein Fazit: „Es ist doch der totale Scheiß, dauerhaft dem Unrecht ausgeliefert zu sein."

Egal, ob es nun Post-COVID genannt wird oder ME/CFS – es ist für Betroffene, die teilweise seit Jahrzehnten mit der Erkrankung alleingelassen werden, wie für Mediziner eine echte Herausforderung. Und obwohl es nicht so sein sollte, ist es für die meisten Mediziner Neuland. Und obwohl viel Bewegung aufgekommen ist in Medizin und Forschung, ist das bei den Betroffenen auch Jahre nach Beginn der Corona-Pandemie noch nicht angekommen.

Mit diesem Buch wollen wir etwas Licht ins Dunkel bringen und Betroffenen, Angehörigen, aber auch Ärzten, die sich erstmals mit dem Thema konfrontiert sehen, erste Anhaltspunkte geben. Das Ziel ist die Unterstützung, möglichst schnell zu einer gesicherten Diagnose zu gelangen und die notwendige Hilfe durch beispielsweise Sozialversicherungsträger zu bekommen.

Dieses Buch ist kein medizinisches Fachbuch. Vielmehr haben wir zahllose seriöse Quellen ausgewertet und Informationen zusammengetragen, die den Stand der Wissenschaft zu der Erkrankung widerspiegeln. Dabei haben wir uns streng an biomedizinischen Fakten und dem Stand der Wissenschaft orientiert, auch in Abgrenzung zu vielen teils pseudomedizinischen und esoterischen Heilversprechen, die im Internet kursieren. Auf „anekdotisches Wissen" wurde bewusst verzichtet.

Wir wissen, wie schwer es sehr viele Betroffene haben, einen Arzt zu finden, der sich ihnen unvoreingenommen annimmt. Dennoch ersetzt dieses Buch nicht das vertrauensvolle Gespräch mit dem Hausarzt und weiteren behandelnden Ärzten, denn die Beschwerden und Symptome sind vielfältig und müssen individuell abgeklärt werden. Auch ersetzt das Buch keine Rechtsberatung, auch hier ist eine individuelle Betrachtung und Klärung mit Fachleuten unerlässlich. Aber was es leistet, ist Denkanstöße und Hinweise zu geben, damit diese Gespräche möglichst erfolgreich verlaufen und möglichst wenig kostbare Energie erfordern.

Dabei wissen wir auch – und das ist auch so gewollt –, dass wir nicht zu sehr in die Tiefe gehen können, damit die Informationen verständlich und nachvollziehbar bleiben. Wir wissen, dass es eine Unmenge von Versuchen gibt, die Beschwerden zu lindern – nicht auf alle können wir hier eingehen, zumal viele sehr individuell zu bewerten sind. Ebenso ist uns bewusst, dass manche zwischen ME und CFS unterscheiden. Aber das führt zu sehr in die Tiefe und würde im Rahmen dieses Buches nur verwirren. Wir bitten an dieser Stelle also um Nachsicht und hoffen, dass unsere Arbeit möglichst vielen Betroffenen hilft, Angehörigen und Freunden beim Verstehen dieser Erkrankung hilft und Anreiz für Mediziner ist, sich ernsthaft mit ME/CFS auseinanderzusetzen.

Der Wiener Neurologe und ME/CFS-Experte Michael Stingl sagte der Neuen Zürcher Zeitung sehr treffend: „Wenn ein Patient mit ME/CFS oder Post-COVID zum Arzt geht, wird er in den allermeisten Fällen sehr viel mehr über seine Erkrankung wissen als der Arzt. … Es ist vielleicht ein Paradigmenwechsel in der Medizin, dass wir nun gemeinsam mit ihnen die Forschungsfragen definieren."

GITTA MEIER   NILS WINKLER

Was ist ME/CFS?

ME/CFS ist die Abkürzung für Myalgic Encephalomyelitis (ME) beziehungsweise das Chronic Fatigue Syndrome (CFS). Der Begriff ME ist weiter verbreitet im englischen Sprachraum, während in Europa häufiger vom Chronischen Fatigue-Syndrom oder auch dem Chronischen Erschöpfungssyndrom, manchmal auch dem „Chronischen Müdigkeits-Syndrom" gesprochen wird. Wobei beide Namen ein Stück weit irreführend sind: Der Begriff ME impliziert eine Entzündung im Gehirn oder Rückenmark, die aber mit den gängigen diagnostischen Methoden oft nicht nachweisbar ist. Und beim Begriff CFS ist die Reduzierung auf das Stichwort „Erschöpfung" (Fatigue), oder schlimmer noch „Müdigkeit", ein grober Fehlgriff, denn das verniedlicht, wie schwerwiegend ME/CFS wirklich ist. Entgegen früheren Annahmen, die inzwischen widerlegt sind, ist ME/CFS eine rein körperliche, neuro-immunologische Multisystemerkrankung und nicht psychisch oder psychosomatisch bedingt.

In Deutschland waren vor der Pandemie – Betroffene durch Post-COVID (also Erkrankte, die auch zwölf Monate nach einer COVID-Infektion Symptome aufweisen, die nicht anders erklärt werden können und denen von ME/CFS gleichen) noch gar nicht mitgezählt – rund 300.000 Menschen an ME/CFS erkrankt. In den USA ging man vor der Pandemie von 2,5 Millionen Erkrankten aus. Das Center for Disease Control (CDC), die US-Gesundheitsbehörde, geht davon aus, dass von diesen Betroffenen nur rund 10 % eine Diagnose erhalten haben – und davon, dass nun in Folge der Pandemie dort rund 15 Millionen Menschen an ME/CFS erkrankt sind. In Deutschland und Europa sieht das Bild nicht anders aus. Hier wird nach neuen Zahlen von rund einer Million Betroffener ausgegangen.

Während das CDC für die USA (vor der Pandemie) von einem gesamtwirtschaftlichen Schaden durch ME/CFS in Höhe von jährlich rund 24 Milliarden Dollar durch Gesundheitskosten und verlorene Einkommen ausgeht, ist diese Zahl für Europa noch höher: 40 Milliarden Euro. Rechnet man dies auf die Bevölkerungszahl in Deutschland um, ergibt sich für Deutschland ein volkswirtschaftlicher Schaden von 7,4 Milliarden Euro im Jahr. Nochmals: diese Zahlen beziehen sich auf die Zeit vor der Pandemie. Man muss also von einem Vielfachen ausgehen.

ME/CFS ist eine Krankheit, die systematisch und andauernd von der Politik, der Forschung und auch weiten Teilen der Medizin ignoriert oder zumindest vernachlässigt wurde.

Dabei gibt es auch prominente Beispiele von ME/CFS-Erkrankten: Der Fußball-Profi Olaf Bodden von 1860 München, dem eine große Karriere in der Nationalmannschaft vorausgesagt wurde, erkrankte 1996 an Pfeifferschem Drüsenfieber, das durch das Epstein-Barr-Virus (EBV) ausgelöst wird. EBV ist bekannt, in etlichen Fällen Spätkomplikationen auszulösen – nämlich ME/CFS. Bodden hat es hart getroffen: Im Dezember 1997 musste er nach monatelanger Krankheit seine Karriere aufgeben. Heute, 25 Jahre später, ist er ein Pflegefall und weitestgehend ans Bett gefesselt. Schon 2016 sagte er der Welt: „Wenn ich wüsste, ich liege hier noch weitere 20 Jahre, mache ich das nicht mehr mit. Da wirst du doch irre. Aber noch kämpfe ich!" Dieses Gefühl der Ohnmacht, aber auch des Aufbegehrens gegen diese Krankheit, teilt er mit den meisten Betroffenen.

Auch die Publizistin und Grünen-Politikerin Marina Weisband, eine zuvor dynamische junge Frau, ist schwer an ME/CFS erkrankt. Aufmerksam wurde die Öffentlichkeit durch einen Tweet an ihrem

35. Geburtstag im Jahr 2020: „Hi, ich hatte gestern Geburtstag. Ich habe ihn an einem Tropf verbracht. Ich habe ME/CFS. Wenn ihr mir ein Geschenk machen wollt, informiert euch ein wenig über die Krankheit", schrieb sie. Marina Weisband hat eine kleine Tochter, der sie erklären muss, dass Mamas Energie für den Alltag nicht ausreicht, dass sie sie an schlechten Tagen nicht von der Kita abholen kann. In einem Interview mit dem Spiegel sagte Weisband, die Krankheit fühle sich an wie eine Dauergrippe. Sie könne zwar Dinge tun, wie ein Interview zu geben, aber danach sei sie oft tagelang ans Bett gefesselt. Weil ihre Kraft dann für nichts anderes mehr reicht.

Und so spricht die ME/CFS-Spezialistin Prof. Dr. med. Carmen Scheibenbogen vom Fatigue-Zentrum der Charité auch von einer „unterschätzten Krankheit". ME/CFS sei eine „häufige und schwer verlaufende Multisystemerkrankung mit Dysregulation des Immunsystems, des autonomen Nervensystems und des Energie-Stoffwechsels". Die Krankheit werde „oft fehlinterpretiert" und es bestehe ein „enormes Informationsdefizit, auch bei den Ärzten".

„Der Pschyrembel", das führende Nachschlagewerk für Mediziner im deutschsprachigen Raum und eine absolute Instanz, beschreibt ME/CFS so:
„Chronische neuroimmunologische Systemerkrankung unklarer Ursache. Leitsymptom ist die andauernde geistige und körperliche Erschöpfung (Fatigue) bis zur Bettlägerigkeit sowie weitere Symptome wie Kopf- und Muskelschmerzen, Lymphknotenschwellungen, neurologische Störungen." Außerdem beschreibt der Pschyrembel für ME/CFS eine „Dysregulation von Nervensystem, Immunsystem sowie Herzkreislaufsystem, auf zellulärer Ebene Störungen von Energiestoffwechsel und Ionentransport" sowie „zahlreiche Störungen auf immunologischer, neuronaler, hormoneller Ebene".

Die Liste wird fortgesetzt mit einem massiv gestörten Immunsystem, entzündlichen Prozessen im Nervensystem – also im Gehirn oder Rückenmark – und Veränderungen am Gehirn, einer verminderten Durchblutung des Stammhirns und der Hirnrinde, der Störung der Mitochondrien, einer gestörten Glucose-Aufnahme der Zellen und weiterer Probleme.

Kurz kann man zusammenfassen: Die Effekte von ME/CFS betreffen den gesamten Organismus und die Kombination von mangelnder Energieaufnahme der Zellen, gestörter Durchblutung und gestörtem Nervensystem, das alle Körperfunktionen steuert, bedeutet, dass für die Auflistung der möglichen Symptome hier der Platz nicht reicht.

Charakteristisch für ME/CFS, bei der gesamten Spannbreite aller Symptome, ist jedoch die anhaltende physische und mentale Erschöpfung, die meist auch durch Ruhepausen nicht gebessert werden kann, und vor allem eine ausgeprägte Belastungsintoleranz. Prof. Scheibenbogen: „Die Belastungsintoleranz ist dadurch gekennzeichnet, dass es nach einer körperlichen oder geistigen Anstrengung zu einer Zunahme der Symptomatik kommt, die tage- oder auch wochenlang anhalten kann. Dies wird in Fachkreisen als Postexertionelle Malaise (PEM) bezeichnet."

Postexertionale Malaise ist ein lähmender Zustand, der ME/CFS-Patienten von denen unterscheidet, die lediglich unter einfacher Müdigkeit leiden. Während Müdigkeit eine häufige Reaktion auf Überanstrengung für jeden ist, stehen ME/CFS-Patienten vor einer einzigartigen Verschlechterung der Symptome, die nach jeder Form von Anstrengung tagelang oder sogar wochenlang anhalten kann.

Auf PEM und den richtigen Umgang damit gehen wir an anderer Stelle gesondert ein.

Von ME/CFS Betroffene leiden aber nicht nur unter dem Kardinal-Symptom PEM, sondern klagen über anhaltendes, allgemeines Krankheitsgefühl, wie „eine Grippe, die nie weggeht" (Weisband), Halsschmerzen, geschwollene Lymphknoten, erhöhte Körpertemperatur, ausgeprägte Konzentrations- und Gedächtnisprobleme, Wortfindungs- und Artikulationsstörungen, Überempfindlichkeit für Licht, Gerüche oder Lärm und motorische Probleme. Häufig sind Auswirkungen auf den Kreislauf, die zu Benommenheit, Schwindel und Ohnmacht führen können – die sogenannte Orthostatische Intoleranz. Hinzu kommen Gelenk-, Muskel-, Nerven- und Kopfschmerzen und trotz der anhaltenden, bleiernen Erschöpfung schwere Schlafstörungen. Viele Betroffene leiden auch unter häufigen Infekten, die dann natürlich weiter schwächend wirken.

Häufig, so Prof. Scheibenbogen, bestehen auch Symptome einer autonomen Dysfunktion. Das macht sich durch eine Vielzahl von Beschwerden im gesamten Organismus bemerkbar:

- Tachykardie (Herzrasen)
- Orthostatische Intoleranz mit Herzrasen, Benommenheitsgefühle, Kopfschmerzen, Schwindel, Schwarzwerden vor den Augen und gelegentlich auch kurze Bewusstseinsverluste
- Sehstörungen
- Lichtempfindlichkeit
- Dyspnoe (Atemnot)
- Reizdarm (IBS)
- Reizblase
- Fehlregulierung der Körpertemperatur, Frieren und / oder Schwitzen
- Fatigue

Eine Grafik auf den Folgeseiten zeigt, welche Bereiche des Organsystems durch ME/CFS in Mitleidenschaft gezogen werden können.

Eine Grafik auf den Folgeseiten veranschaulicht die Funktion und Wirkung des autonomen Nervensystems, das regelmäßig durch ME/CFS schwer gestört ist.

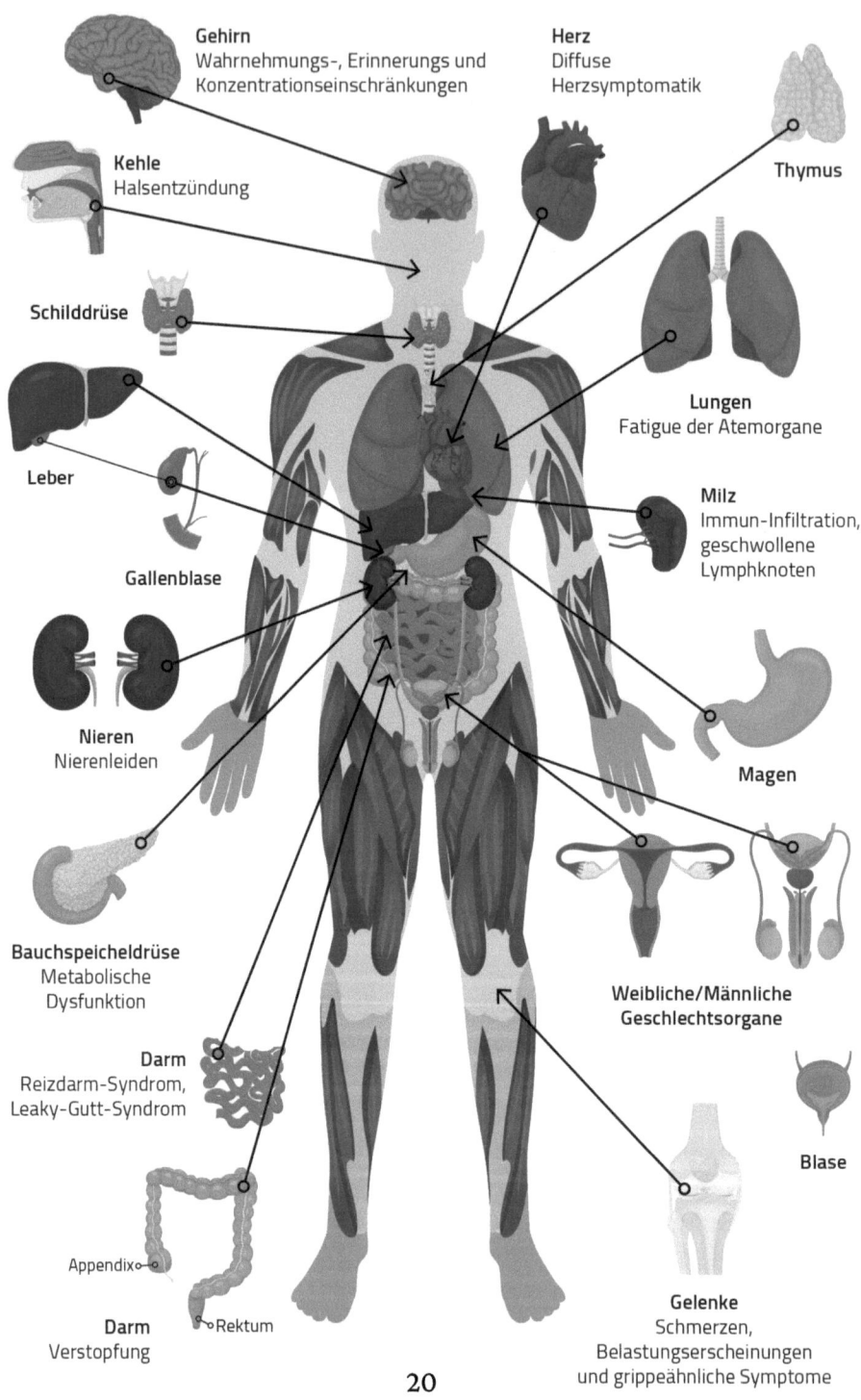

Gehirn
Wahrnehmungs-, Erinnerungs und
Konzentrationseinschränkungen

Herz
Diffuse
Herzsymptomatik

Thymus

Kehle
Halsentzündung

Schilddrüse

Lungen
Fatigue der Atemorgane

Leber

Milz
Immun-Infiltration,
geschwollene
Lymphknoten

Gallenblase

Nieren
Nierenleiden

Magen

Bauchspeicheldrüse
Metabolische
Dysfunktion

Weibliche/Männliche
Geschlechtsorgane

Darm
Reizdarm-Syndrom,
Leaky-Gutt-Syndrom

Blase

Appendix

Darm
Verstopfung

Rektum

Gelenke
Schmerzen,
Belastungserscheinungen
und grippeähnliche Symptome

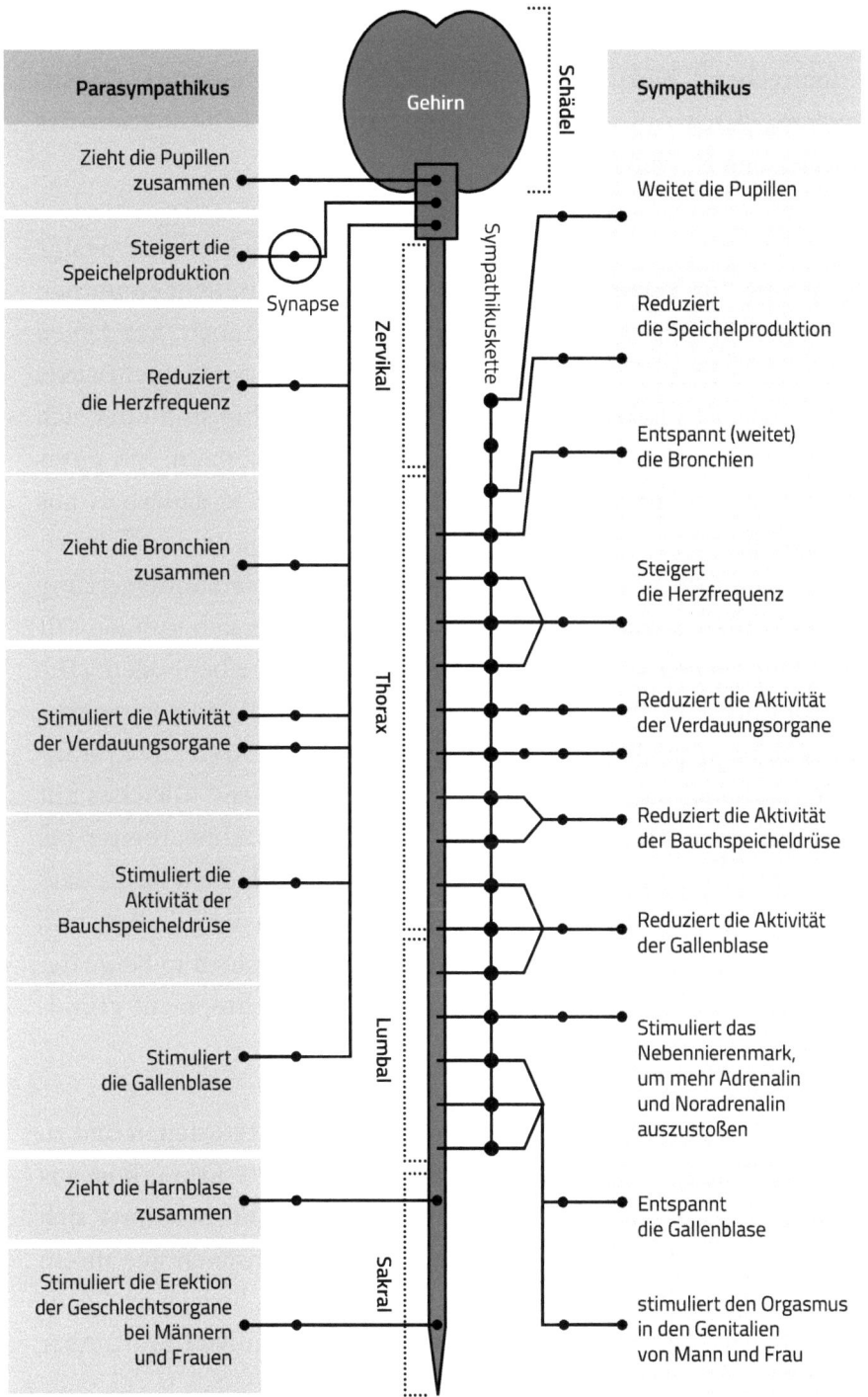

Parasympathikus

Zieht die Pupillen zusammen

Steigert die Speichelproduktion

Synapse

Reduziert die Herzfrequenz

Zieht die Bronchien zusammen

Stimuliert die Aktivität der Verdauungsorgane

Stimuliert die Aktivität der Bauchspeicheldrüse

Stimuliert die Gallenblase

Zieht die Harnblase zusammen

Stimuliert die Erektion der Geschlechtsorgane bei Männern und Frauen

Gehirn

Schädel

Zervikal

Thorax

Lumbal

Sakral

Sympathikuskette

Sympathikus

Weitet die Pupillen

Reduziert die Speichelproduktion

Entspannt (weitet) die Bronchien

Steigert die Herzfrequenz

Reduziert die Aktivität der Verdauungsorgane

Reduziert die Aktivität der Bauchspeicheldrüse

Reduziert die Aktivität der Gallenblase

Stimuliert das Nebennierenmark, um mehr Adrenalin und Noradrenalin auszustoßen

Entspannt die Gallenblase

stimuliert den Orgasmus in den Genitalien von Mann und Frau

Wirbelsäule

Entsprechend betrifft ME/CFS tatsächlich das gesamte Organ-system, durch Autoimmunprozesse und durch Fehlfunktion des autonomen Nervensystems.

Viele dieser Symptome sind einzeln betrachtet schon eine riesige Belastung für Betroffene – die Symptome zusammengenommen erlauben es sehr vielen Betroffenen aber kaum noch, am Leben teilzunehmen. So wird davon ausgegangen, dass rund zwei Drittel der an ME/CFS Erkrankten nicht mehr arbeitsfähig sind oder sich in gewohnter Weise am Sozialleben beteiligen können. Ein gutes Drittel ist zumindest vorübergehend, rund 10–15 % dauerhaft ans Bett gebunden. Dabei fallen ihnen auch die Dinge extrem schwer, die für sie enorm wichtig sind: Arztbesuche, die Auseinandersetzung mit Behörden, Sozialversicherungsträgern und Versicherungen. Oft ein Kampf gegen Windmühlen, denn, so Prof. Scheibenbogen: „Die Versorgungslage für Patienten mit ME/CFS ist bislang schwierig, da es keine spezialisierten Zentren gibt und viele Ärzte die Erkran-kung und adäquate Therapieansätze kaum kennen." Gleiches gilt auch für Gutachter und Sachverständige und Sachbearbeiter bei den verschiedenen Institutionen, was letztendlich dazu führt, dass an ME/CFS Erkrankte oft einen langen Leidensweg haben und sehr viel Unrecht erfahren. Leider hat sich daran auch in Folge der Pandemie, die viel mediale Aufmerksamkeit brachte, nicht grund-legend etwas geändert.

Die Erkrankung führt oft zur Vereinsamung der Betroffenen und zu einem „schleichenden Verschwinden" an ME/CFS-Erkrankter aus dem Leben. Sie erleben, dass frühere Freunde und Bekannte sich nicht mehr melden. Und sie sortieren aktiv Menschen aus ihrem Leben aus, die ihnen konstant mit Unverständnis begegnen. Genö-tigt zu sein, sich ständig zu erklären, erfordert zu viel Kraft. Aber sie verschwinden noch viel häufiger aus der Wahrnehmung ihres Umfeldes, weil sie die Belastung sozialer Kontakte kaum noch (beziehungsweise gar nicht mehr) meistern können. Professor Scheibenbogen erklärt dies in einer Fortbildungs-Präsentation für Ärzte auch mit einem natürlichen Krankheits-Mechanismus, den sie „biologisch sinnvoll" nennt: Energie wird durch die Erkrankung für Immunfunktionen und Temperaturerhöhung eingesetzt statt für körperliche Aktivität. Das führt zu einem Rückzug aus der Herde, damit Ansteckung vermieden wird. Hilft dieses „Einigeln" bei zeitlich begrenzten Infektionskrankheiten, von denen man sich nach gewisser Zeit wieder vollständig erholt, ist es bei chronischen Erkrankungen wie ME/CFS allerdings in einem Höchstmaß problematisch. Wichtig ist hierbei zu unterstreichen, dass ME/CFS nicht mit einer psychischen Erkrankung zu verwechseln ist.

Der häufigste Auslöser für ME/CFS sind Virusinfektionen. Sehr häufig tritt ME/CFS nach einer Infektion mit dem Epstein-Barr-Virus (EBV) auf, und zwar entweder recht zeitnah nach der Infektion oder auch Jahre später. Das EBV verbleibt, hat es sich einmal fest-gesetzt, ein Leben lang im Körper und kann durch unter-schiedliche Faktoren später wieder reaktiviert werden. Wie in der Einleitung erwähnt, gab es nach der SARS-Pandemie Anfang des Jahrhunderts eine Häufung von ME/CFS – rund 60 % der damals an SARS Erkrankten hat in der Folge ME/CFS entwickelt. Solche Ausbrüche sind in der Geschichte bereits mehrfach beob-achtet worden – auch als Folge der Spanischen Grippe zu Anfang des 20. Jahrhunderts beispielsweise. Und ganz aktuell als häufige Langzeit-Folge von COVID-19.

Die Wissenschaft war natürlich nicht so weit, aber nach heutigen Standards beurteilt zeigt sich, dass es ME/CFS vermutlich schon immer gab. So haben diverse Mediziner die Vermutung geäußert, dass Charles Darwin an der Krankheit gelitten hat. Er hat ausführliche Aufzeichnungen und Berichte hinterlassen, die kaum einen anderen Schluss zulassen. Die beschriebenen Symptome passen geradezu mustergültig zum Vollbild von ME/CFS.

Inzwischen gibt es wissenschaftliche Erkenntnisse, dass in vielen Fällen bestimmte Autoantikörper bei an ME/CFS erkrankten nachweisbar sind. So belegen diverse Studien, dass bei rund 30 % der Betroffenen solche Autoantikörper nachgewiesen werden können. Professor Carmen Scheibenbogen von der Charité in Berlin sagte dazu: „Wir haben Beweise dafür, dass ME/CFS eine Autoantikörper-vermittelte Krankheit ist, und wir haben Beweise dafür, dass die Bekämpfung von Autoantikörpern bei dieser Krankheit wirksam ist. Bisher gibt es nur wenige und unterfinanzierte klinische Studien, aber die gute Nachricht ist, dass wir vielversprechende neue Behandlungsmöglichkeiten haben".

Forschern an der Universität Würzburg um Dr. Bhupesh Prusty, der inzwischen in Lettland forscht, ist es gelungen, einen Zusammenhang zwischen Virusinfektionen, vornehmlich mit Herpesviren wie dem EBV-Virus, und ME/CFS nachzuweisen. Dabei wurde nachgewiesen, dass nach einer Infektion die Mitochondrien, die Kraftwerke in den Zellen, in Mitleidenschaft gezogen und teilweise zerstört werden. Die Forschung stehe noch am Anfang, aber bei schwer betroffenen gelingt dieser Nachweis bereits, so Prusty: „Bei schwer betroffenen ME/CFS-Patienten bekommen wir zu 100 % klare Ergebnisse".

Allerdings sind nicht in allen Fällen Virusinfektionen als Auslöser nachweisbar: So kommen in selteneren Fällen auch Veränderungen an der Halswirbelsäule beziehungsweise am Kopf-Hals-Übergang und Traumata in Frage, beispielsweise durch Unfälle, oder Umwelteinflüsse.

Dabei ist ME/CFS eine chronische und unheilbare Erkrankung mit meist „chronisch-progredientem Verlauf": Damit beschreiben Mediziner eine langanhaltende Erkrankung, bei der die Ausprägung der Symptome über Jahre hinweg zunimmt. Allerdings ist bei ME/CFS typisch, dass die Symptome wellenförmig auftreten. Betroffene beschreiben es oft so, dass in einer Phase ein Symptom im Vordergrund steht, während das nach Tagen, Wochen oder Monaten wechseln kann, das Symptom in den Hintergrund tritt und andere Beschwerden die Oberhand gewinnen. Das kann leicht als eine Besserung fehlinterpretiert werden („Gut, dass Ihnen nicht mehr schwindelig wird, dann geht es Ihnen ja besser!") – denn diese Welle schwappt meist auch wieder zurück.

Wie man nun schon vermuten kann, ist es für ME/CFS-Betroffene ein großes Problem, eine gesicherte Diagnose zu bekommen. Zum einen ist das Bewusstsein und Wissen zu ME/CFS in weiten Kreisen der Medizin kaum vorhanden. Ärzte wissen also schlicht nicht, wonach sie suchen müssen. Zum anderen sind die Symptome so diffus und vielfältig, dass zunächst der Verdacht auf andere Ursachen fällt – leider auch sehr häufig auf psychische Ursachen. So wird Betroffenen regelmäßig unterstellt, sie seien psychisch krank, Auslöser für „die Fatigue" seien Depressionen oder sonstige psychische Erkrankungen. Gerade Frauen berichten sehr häufig davon, nicht ernst genommen zu werden – sie seien wohl einfach überlastet oder gestresst und sollten sich nicht so anstellen / mal einen Gang langsamer schalten / mehr Sport machen, heißt es.

Parallel fehlt meist die Kraft, sich gegen solche Aussagen zur Wehr zu setzen und so fahren die Betroffenen von solch einem Arzttermin nach Hause und es folgt der Crash – der totale Zusammenbruch. Deswegen ist es wichtig, dass die Patienten selbst sehr gut informiert sind und sich auch auf Termine mit Ärzten, Behörden und Leistungsträgern sehr gut vorbereiten. Dazu mehr im Verlauf dieses Buches.

Die Diagnose erfolgt dann als sogenannte Ausschlussdiagnose oder auch Differentialdiagnose und anhand fester Kriterien. Dabei wird geschaut, welche Beschwerden ein Patient hat und zu welchem Krankheitsbild – oder auch welchen Krankheitsbildern – diese passen können. Für die in Frage kommenden Erkrankungen werden dann Untersuchungen ausgeführt, die zu einem Ausschluss führen sollen – also dem Nachweis, dass eine Erkrankung Ursache der Beschwerden ist oder nicht. Die Liste der Erkrankungen, die auf den ersten Blick ähnliche Symptome auslösen wie ME/CFS, ist recht lang und viele Besuche bei Fachärzten werden nötig sein, bis alle anderen Möglichkeiten ausgeschlossen wurden.

Der Grund dafür ist, dass es zwar viele jüngere Erkenntnisse und auch Forschung zu häufigen Veränderungen der Blutwerte bei Erkrankten gibt. Jüngste Forschung zeigt beispielsweise typische Blutwerte bei schwerst an ME/CFS Erkrankten. Aber bei leicht oder moderat erkrankten Menschen funktioniert das noch nicht. Es fehlt der sogenannte „Biomarker".

Sind nun die anderen möglichen Ursachen ausgeschlossen, gibt es sogenannte „Internationale Konsenskriterien" beziehungsweise „Kanadische Konsenskriterien", anhand derer die Diagnose ME/CFS gesichert gestellt werden kann. Auf diese Kriterien gehen wir im folgenden Kapitel ein.

Für die Messung des Grades der Einschränkungen, die ein Mensch durch ME/CFS erleidet, gibt es definierte Messgrößen. Hierbei handelt es sich um die sogenannte Bell-Skala. Der Mediziner David S. Bell veröffentlichte die Skala 1995 in seinem Buch „The Doctor's Guide to Chronic Fatigue Syndrome". Er ist Vorstandsmitglied der International Association of ME/CFS und war Vorsitzender der Beratungskommission zu ME/CFS des amerikanischen Gesundheitsministeriums. Die nach ihm benannte Bell-Skala ist seit Jahren die anerkannte Währung zur Einstufung des Grades der Behinderung von ME/CFS-Patienten. Auch wenn dies nach wie vor durch Gutachter und Sachverständige, die die Existenz der Krankheit viel zu oft insgesamt anzweifeln, negiert wird. Oder sie die Skala gar nicht kennen, weil Ihnen das spezifische Wissen zu ME/CFS fehlt.

Zwar gibt es in der Forschung inzwischen spannende und vielfältige Ansätze zur Heilung von ME/CFS und es ist endlich, nach vielen Jahren, Bewegung in die Forschung gekommen – aber zum gegenwärtigen Stand bleibt ME/CFS unheilbar und die Behandlung ist nur symptomatisch möglich. Sprich, es werden die Beschwerden behandelt, aber an der Ursache kann man nichts machen. Auch hierauf wird im Verlaufe des Buches ausführlich eingegangen.

In der Vergangenheit empfohlene Therapien wie die „stufenweise Aktivierung" durch Übungen und Sport gelten heute nicht nur als überholt, sondern heute weiß man, dass sie nachweislich schädlich sind und sogar gefährlich sein können. ME/CFS-Patienten beschreiben ihren Energie-Status wie den eines Handys mit defektem Akku: Der steht immer auf 30 % oder weniger, egal, wie viel er geladen wird. Und diese 30 % müssen reichen, um den Alltag zu bewältigen – wo gesunde Menschen 100 % zur Verfügung haben, und zwar in der Regel nach jeder Nacht erneut. Sport- und

Bewegungstherapien führen also dazu, dass sich Patienten dauerhaft und systematisch außerhalb ihrer Leistungsreserven bewegen. Oft sogar zunächst unbemerkt durch den gestörten Hormonhaushalt (der Körper schaufelt dann mit dem Ausstoß von Adrenalin Reserven frei). So führen diese Therapien zu einer nachhaltigen und oft andauernden Verschlechterung der Gesundheitssituation der Betroffenen.

Heute wird daher empfohlen, dass die Patienten das sogenannte Pacing lernen, nämlich, ihre Energie genau einzuteilen und zu planen, um nicht über die Reserven zu gehen. Ebenso werden Entspannungs-übungen empfohlen, um zur Ruhe zu kommen, denn der Körper befindet sich bei ME/CFS im Dauerstress. Und schließlich sollten sich Ärzte darauf konzentrieren, durch Behandlungen (u.a. Medika-mente) die einzelnen Beschwerden möglichst stark abzumildern, um Betroffenen eine verbesserte Lebensqualität zu verschaffen.

Die Zahlen und Erkenntnisse zum Krankheitsverlauf sind nicht sehr genau und so wird ein Arzt, selbst ein ausgewiesener Experte, sich mit einer Prognose zurückhalten. Meist ist die Aussage, dass man lernen muss, mit der Krankheit zu leben und mit ihr umzugehen. So wird in verschiedenen Studien von 8–63 % der Betroffenen berichtet, die bei entsprechender Behandlung eine Symptomverbesserung erleben. Ausgeblendet ist hierbei allerdings, wie stark die Symptom-verbesserung ist und ob sie nur subjektiv ist oder auch objektivierbar. Auch ist nicht erfasst, wie lange die Symptomverbesserung nach einer bestimmten Therapie anhält. Und eine Symptomverbesserung, selbst eine Remission (verschwinden von Symptomen), ist natürlich keine Heilung.

Die Wahrscheinlichkeit der sogenannten Spontanheilung, bei der die Krankheit von allein verschwindet, geht gegen null.

Die Lebenserwartung von krebskranken ME/CFS-Patienten ist im Schnitt um über 20 Jahre verkürzt – von 70 Jahren auf 47,8 Jahre. CFS-Patienten sterben bei Herzversagen 25 Jahre früher als der Durchschnitt der an Herzversagen Gestorbenen: Mit 58,7 statt mit 83,1 Jahren.

Zu je rund 20 % sind Herzversagen, Krebs und Suizid die häufigsten Todesursachen von ME/CFS-Patienten, gefolgt von Komplikationen durch ME/CFS wie Infektionen, Nierenversagen oder Atemversagen.

Der Weg von Neurasthenie zu ME/CFS in der Medizin und Wissenschaft

Die Entwicklung des Krankheitsbildes ME/CFS zeigt eindrucksvoll, wie sich medizinische Diagnosen im Laufe der Zeit verändern können und wie dies das Leben der Betroffenen beeinflusst. Bereits im 19. Jahrhundert begann man, über eine Krankheit nachzudenken, die man damals „Neurasthenie" nannte. Die Diagnose wurde vor allem bei Menschen gestellt, die über eine extreme Form der nervösen Erschöpfung klagten. Diese Betroffenen litten unter starker körperlicher und geistiger Ermüdung, selbst nach alltäglichen Tätigkeiten wie der Selbstversorgung oder einfachen beruflichen Aufgaben. Viele Ärztinnen und Ärzte konnten allerdings keine physischen Anzeichen finden, die diese Erschöpfung erklären konnten, was damals noch zu einer starken Skepsis gegenüber den Beschwerden führte. Da Neurasthenie besonders häufig bei Frauen diagnostiziert wurde, entwickelte sich die Theorie, die Ursachen könnten psychischer Natur sein – möglicherweise ausgelöst durch emotionale Konflikte oder ein „überreiztes Nervensystem".

Diese erste Einschätzung führte dazu, dass Neurasthenie in vielen Fällen eher als „Frauenleiden" abgetan wurde. Der Gedanke, dass es sich um ein psychisch bedingtes Problem handele, beeinflusste die ärztliche Sichtweise stark und sorgte dafür, dass die Betroffenen häufig nicht die notwendige medizinische Unterstützung erhielten. Der Fokus lag stattdessen auf psychologischen Erklärungen und Behandlungen, ohne die Möglichkeit einer körperlichen Ursache ernsthaft in Erwägung zu ziehen. Die gesellschaftliche Rolle der Frau, die im 19. Jahrhundert noch stark auf das Private beschränkt war, trug ebenfalls dazu bei, dass Neurasthenie als „nervöse Schwäche" abgetan wurde, die besonders die „zart besaiteten" Frauen zu betreffen schien.

In den folgenden Jahrzehnten änderte sich jedoch die wissenschaftliche Sichtweise langsam. Ab den 1930er Jahren wurden vermehrt Zusammenhänge zwischen langanhaltender Müdigkeit und Infektionskrankheiten untersucht. Ein bemerkenswerter Fall ereignete sich 1934 in den USA: Der Arzt Alexander Gilliam dokumentierte in einem Krankenhaus in Los Angeles einen Ausbruch einer rätselhaften Krankheit, die langanhaltende Symptome hinterließ. Da Polio zu dieser Zeit eine bekannte Bedrohung war, benannte Gilliam diese neue Erkrankung als „atypische Poliomyelitis". Diese Beobachtung stellte den ersten dokumentierten Fall dar, bei dem eine Verbindung zwischen einer Infektion und einer langanhaltenden Erschöpfungssymptomatik hergestellt wurde.

Weitere Ausbrüche folgten, etwa in Island in den Jahren 1946 und 1948 und im Vereinigten Königreich im Jahr 1955. Im Royal Free Hospital in London wurde diese mysteriöse Erkrankung von Ärztinnen und Ärzten als „benigne myalgische Enzephalomyelitis" (ME) bezeichnet. Mit dieser Namensgebung wollte man verdeutlichen, dass es sich um eine organische Erkrankung handelt – eine, die das Nervensystem beeinflusst und nicht bloß ein psychisches Leiden ist. Diese neue Bezeichnung bedeutete einen Meilenstein: Zum ersten Mal erkannte die medizinische Gemeinschaft, dass die Symptome, unter denen die Betroffenen litten, auf eine tatsächliche körperliche Krankheit zurückzuführen sein könnten.

In den 1980er Jahren erlangte ME/CFS in den USA durch einen weiteren Ausbruch einer postinfektiösen Erkrankung in Incline Village, Nevada, größere Bekanntheit. Im Zuge dieses Ereignisses führte man den Begriff „Chronisches Erschöpfungssyndrom" (Chronic Fatigue Syndrome, CFS) ein. Die Idee dahinter war, eine Bezeichnung zu finden, die das Hauptsymptom – die anhaltende Erschöpfung – treffend beschreibt. Doch der Name CFS stieß bei vielen Betroffenen auf Unmut: Sie empfanden ihn als verharmlosend und irreführend, da er das komplexe und schwere Krankheitsbild, das ihr Leben prägte, nicht angemessen wiedergab. „Müdigkeit" oder „Erschöpfung" als Übersetzung von „Fatigue" klang nach einer alltäglichen Erschöpfung, die man mit Schlaf oder Erholung beheben könne, was das Leiden der Betroffenen in den Augen der Öffentlichkeit zu banalisieren schien.

Ein zentrales Konzept, das in der ME/CFS-Forschung immer wieder auftaucht, ist das sogenannte „Post-Exertional Malaise" (PEM) oder „Post-Exertional Neuroimmune Exhaustion" (PENE). Hierbei handelt es sich um eine extreme Form der Erschöpfung, die nach körperlicher oder geistiger Anstrengung auftritt und sich oft erst mit Verzögerung zeigt. Die Betroffenen berichten von einem „Crash", bei dem ihre körperlichen und geistigen Fähigkeiten für Tage oder sogar Wochen beeinträchtigt sind. Melvin Ramsay, ein britischer Arzt, prägte erstmals den Begriff „epidemische Malaise", um diese belastende Symptomatik zu beschreiben. PEM ist mittlerweile ein zentrales Diagnosekriterium für ME/CFS geworden, da es eine klare Abgrenzung zu anderen Erkrankungen ermöglicht, bei denen Erschöpfung eine Rolle spielt.

In den vergangenen Jahrzehnten wurden zahlreiche Diagnose-richtlinien entwickelt, um die Krankheit besser zu erfassen und zu verstehen. Die ersten Versuche begannen in den 1980er Jahren mit den Holmes-Kriterien, gefolgt von den Oxford-Kriterien (1991) und den Fukuda-Kriterien (1994), die in der internationalen ME/CFS-Forschung häufig verwendet wurden. Diese genannten Kriterien haben aber eines gemeinsam: Eine, wie man heute weiß, mangelhafte Trennschärfe zwischen der körperlichen Erkrankung ME/CFS und psychischen Leiden, die zu einem gewissen Teil (zumindest, was die „Erschöpfung" angeht) überlappende Symptome haben. Folglich wurden durch sie Diagnose und Forschung erschwert, weil hier Krankheitsbilder vermischt wurden, die nicht zusammengehören.

Später kamen die kanadischen Konsenskriterien und die internationalen Konsenskriterien für ME hinzu, die sich besonders auf PEM und andere spezifische Symptome konzentrierten, die für ME/CFS charakteristisch sind. Inzwischen hat auch das UK National Institute for Health and Care Excellence (NICE) in Großbritannien eigene Richtlinien zur Diagnose und Behandlung von ME/CFS veröffentlicht, die stärker auf die spezifischen Beschwerden der Betroffenen eingehen.

Ein weiterer wichtiger Schritt für die Anerkennung der Krankheit war die Aufnahme von ME/CFS in die Internationale Klassifikation der Krankheiten (ICD) der Weltgesundheitsorganisation. Seit der achten Ausgabe der ICD ist ME als eigenständige Krankheit gelistet und wird seit der neuesten Fassung nicht mehr als psychische oder Verhaltensstörung eingestuft. Diese Einordnung ist ein bedeutender Fortschritt für die betroffenen Menschen und ein Zeichen dafür, dass die medizinische Gemeinschaft zunehmend die Ernsthaftigkeit und Komplexität dieser Krankheit anerkennt.

Heute hat sich die Bezeichnung ME/CFS in der internationalen Forschung und Lehre etabliert, in klarer Abgrenzung zu anderen Erkrankungen, die mit Erschöpfungszuständen einhergehen. CFS sollte allein stehend nicht mehr verwendet werden, da es, auch durch Unkenntnis vieler Ärzte, mit „Fatigue Syndromen", also anhaltenden Erschöpfungszuständen, zum Beispiel nach einer Krebstherapie oder auch aufgrund psychischer Leiden, verwechselt werden kann. Das hat dann für die Betroffenen regelmäßig schwerwiegende Konsequenzen, da es eine Fehldiagnose ist, die ebenso zu falschen Therapieempfehlungen führt. Darauf gehen wir an anderer Stelle ausführlicher ein.

Die Geschichte von ME/CFS verdeutlicht, wie langwierig der Prozess sein kann, bis eine Krankheit als reale, biologische Störung akzeptiert wird. Für die Betroffenen war und ist dieser Weg oft schmerzhaft, da sie lange Zeit missverstanden, nicht ernst genommen oder sogar als psychisch krank abgestempelt wurden. Heute wissen wir, dass ME/CFS eine reale, schwerwiegende Krankheit ist, die das Leben der Betroffenen massiv einschränkt. Die wissenschaftliche Forschung hat Fortschritte gemacht, doch die Arbeit ist noch lange nicht abgeschlossen. Doch die Aufnahme von ME/CFS in die ICD und die immer weiterentwickelten Diagnosekriterien sind Schritte in die richtige Richtung.

Quelle: „Long COVID Is Not a Functional Neurologic Disorder" von Todd E. Davenport

Namensherleitung von ME/CFS

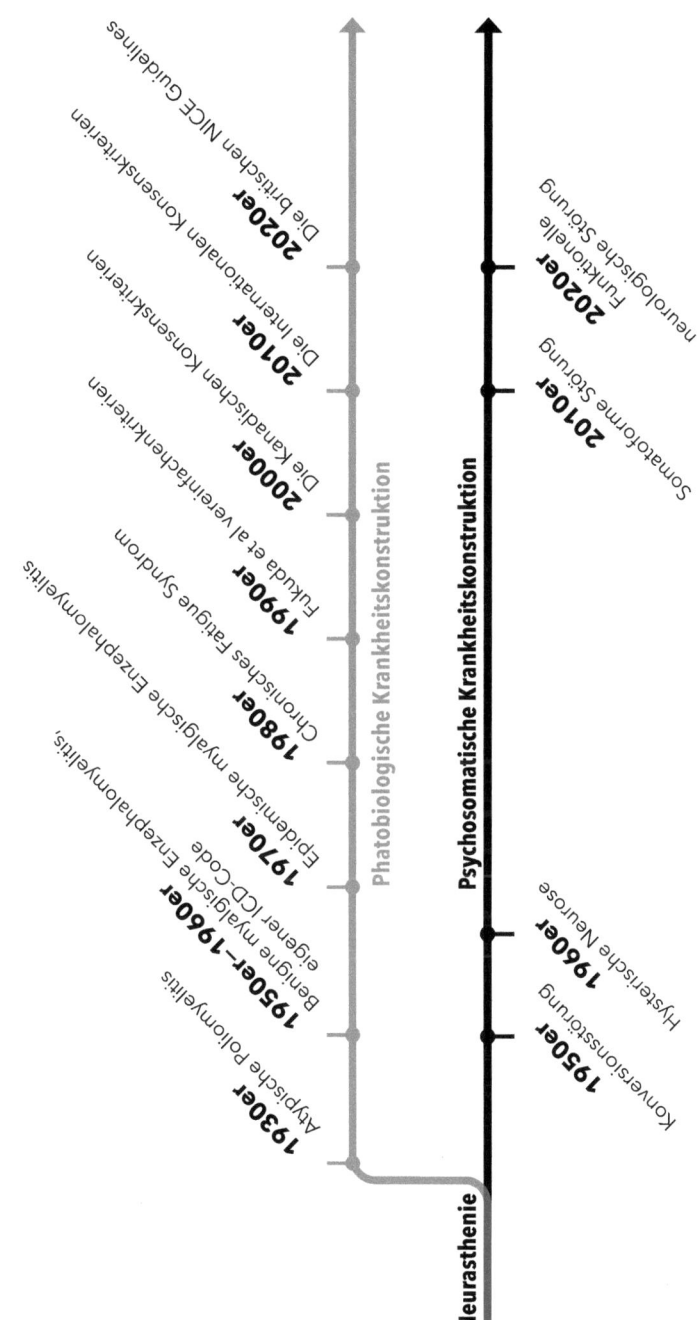

Phatobiologische Krankheitskonstruktion

- **1930er**
  Atypische Poliomyelitis
- **1950er–1960er**
  Benigne myalgische Enzephalomyelitis,
  eigener (ICD)-Code
- **1970er**
  Epidemische myalgische Enzephalomyelitis
- **1980er**
  Chronisches Fatigue Syndrom
- **1990er**
  Fukuda et al vereinfachen Kriterien
- **2000er**
  Die kanadischen Kriterien
- **2010er**
  Die internationalen Konsenskriterien
- **2020er**
  Die britischen NICE Guidelines

Psychosomatische Krankheitskonstruktion

Neurasthenie

- **1950er**
  Konversionsstörung
- **1960er**
  Hysterische Neurose
- **2010er**
  Somatoforme Störung
- **2020er**
  Funktionelle
  neurologische Störung

35

Betroffenenbericht:
Evelyn Glöß

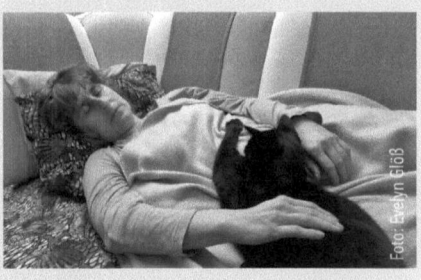

Evelyn ist 47 Jahre alt, seit 26 Jahren verheiratet und hat drei Kinder im Alter von 25, 23 und 16 Jahren. Vor der Erkrankung war sie Erzieherin und Leiterin eines evangelischen Kindergartens mit 70 Kindern und 13 Mitarbeitern und für jeden als zuverlässiger Ansprechpartner da. Nun ist sie selbst auf Hilfe angewiesen. Eine große Umstellung.

Aus dem Leben gerissen und auf einen Bell-Wert von 30 gefallen, kann sie sich nur noch im Hause langsam bewegen. Spaziergänge in ihrer bergigen Heimat sind kaum möglich und der Alltag ist von Schmerzen und vielen Symptomen geprägt.

Du hattest im November 2020 eine COVID-Infektion und seitdem steht Dein Leben auf dem Kopf. Was genau ist passiert?

Am 3. November 2020 war ich zu einer OP im Krankenhaus. Am Tag meiner Entlassung aus dem Krankenhaus rief mich die Ärztin an und teilte mir mit, dass die für mich zuständige Krankenschwester positiv auf COVID-19 getestet wurde. Am darauffolgenden Montagmorgen wurde ich ohne Geruchs- und Geschmackssinn wach und fühlte mich zunehmend kränker. Seit dem nachfolgenden positiven Testergebnis bin ich leider krankgeschrieben und in ärztlicher Behandlung – bis heute.

Besonders im November und Dezember 2020 ging es mir gesundheitlich sehr schlecht. Ich hatte Atemnot mit Druck im Brustkorb. Das wurde bei geringster Belastung schlimmer. Leider wurden diese Symptome seit Januar 2021 stets schlechter. Dazu kamen Herzrasen,

Augenflimmern, Zittern und Taubheit in verschiedenen Körperteilen. Unvorstellbar, einen halbwegs normalen Alltag bestreiten zu können. Ich möchte so gern wieder am alltäglichen Leben ohne große Einschränkungen teilnehmen können, und sei es nur ein kleines Stück spazieren gehen oder mit den Kindern sowie Mitarbeitern im Kindergarten arbeiten können.

Welche Symptome hattest Du, als Du akut erkrankt warst – und in welcher Ausprägung? Und wie hat sich das dann in ME/CFS „verwandelt"? Ging das schnell oder schleichend?

Es begann mit starken Kopf- und Gliederschmerzen, dem Verlust vom Geruchssinn und Geschmackssinn. Danach kamen Husten und Atemnot dazu.

Zwei Monate später fingen Herzprobleme an und vieles andere, immer wieder kam etwas dazu. Manchmal wollte ich gar nicht zum Arzt, denn jedes Mal kam noch etwas Neues dazu.

Dank meiner Tochter ist meine komplette Corona-Zeit in einem Zeitplan festgehalten. Ich habe Tagebuch geführt und meine Tochter hat es in eine Übersicht gepackt. Das hat mir häufig bei Arztbesuchen geholfen.

Haben sich die Symptome über das Jahr, das Du nun erkrankt bist, irgendwie verändert – also sind auch weiter neue dazugekommen oder welche verschwunden? Sind immer alle gleich stark?

Es sind nach und nach neue Symptome dazugekommen. Beispielsweise ausgeprägte Muskelschmerzen und auch der Blutsauerstoff fällt kurzzeitig und schnell ab.

Dankbarerweise hat sich die Lungenfunktion gebessert, jedoch besteht nach wie vor der gleiche Druck auf der Brust sowie Atemnot, wenn ich mich belaste. Sobald ich mich in einem neuen Crash befinde, verstärken sich die Symptome und teilweise so stark, dass kein Schmerzmittel hilft gegen die Kopfschmerzen mit Schwindel und die Muskelschmerzen.

In der Zeit bin ich zwei Mal umgefallen, also bewusstlos geworden, und ich war froh, dass ich da zuhause war und nicht irgendwo unterwegs. Im Crash liege ich mit Schüttelfrost im Bett, mein Körper hält die Organe warm und der Rest wird heruntergefahren. Mir ist kalt, mein Herz rast bei der kleinsten Bewegung. Ich bekomme wahnsinnige Schmerzen, ertrage kein grelles Licht und Geräusche. Ich möchte dann nichts sehen oder hören.

Du hast einen Ärztemarathon hinter Dir. Ich vermute, Dein Hausarzt hat Dich zu unzähligen Fachärzten geschickt? Was genau hast Du da erlebt – medizinisch, aber auch menschlich? Wurdest Du ernst genommen?

Meine Hausärztin nimmt mich zum Glück sehr ernst. Ich bin sehr froh und dankbar für ihre Hilfe und Unterstützung. Jedoch gehören zur Abklärung diverse Facharztbesuche dazu, bei denen ich wirklich einiges erlebt habe. Ein Beispiel ist ein Besuch beim Neurologen für einen Demenztest und die Bestimmung der Nervenleitgeschwindigkeit. Ergebnis: Ich solle die Reha abwarten. Und als die nach hinten los ging hieß es: „Ich kann Ihnen nicht weiterhelfen." Ein weiterer Termin sei nicht nötig. Schlimm waren Untersuchungen in der Reha. Beim Lungenfunktionstest wurde mir gesagt, ich solle mich nicht so anstellen. Ein Sechsjähriger könne das besser, ich würde es nur nicht wollen. Danach liefen bei mir die Tränen.

Ein anderer Neurologe unterstellte mir, dass ich Medikamente verweigere – nur weil ich keine Antidepressiva einnehmen wollte.

Ein Neuropsychologe sagte: „Eigentlich dürfte ich Sie gar nicht aufnehmen, dafür gibt es keinen Abrechnungscode." Und dass ich angesichts meiner schlechten Testergebnisse es ja ganz gefasst aufnehme. Hilfreich war das nicht.

Aber ich hatte auch positive Erlebnisse. Meine Hausärztin ist hier zu nennen und auch mein Kardiologe. Insgesamt wurde allerdings viel ausprobiert aus Ahnungslosigkeit und ich musste lernen, auch Nein sagen zu können.

Wie bist Du im Juli 2021 zu der Diagnose ME/CFS gekommen – hast Du das selbst festgestellt oder ein Arzt?

Ich habe mich eine Zeit davor selbst belesen und informiert. Diese Infos habe ich mit meiner Hausärztin besprochen. Woraufhin wir gemeinsam verschiedene Tests, Bewertungsbögen und Gespräche geführt haben. Dadurch konnte die Diagnose bestätigt werden. Sie hat sich auch selbst auf dem Gebiet ME/CFS weitergebildet, um eine bestmögliche Betreuung zu ermöglichen.

Wie sieht Deine Einkommenssituation aus – und was ist die Perspektive?

Ich bin seit November 2020 arbeitsunfähig und im Krankengeldbezug. Nun soll ich auf Anraten der Ärzte Erwerbsminderungsrente beantragen. Keine Ahnung, wie es weiter geht, alles ist im Moment noch offen.

Du sagst, Du stehst bei 30 auf der Bell-Skala. Wie hat sich das entwickelt – war das nach der akuten Erkrankung sofort so?

Nach meiner akuten Infektion ging es mir sehr schlecht, ich konnte nicht viel machen und habe die meiste Zeit gelegen. Durch Luftnot und die aufgetretenen Herzprobleme war Bewegung nur eingeschränkt möglich. Ab März wurde es etwas besser und ich konnte wieder ein Stück spazieren gehen. Doch überall, wo Berge und Steigungen waren, ging es leider nur im Schneckentempo voran und meine Herzfrequenz stieg sofort an.

Im Mai 2020 war ich für fünf Wochen zur stationären Reha in Heiligendamm. Dort wurde es immer schlimmer. Teilweise musste ich Angebote aussetzen, da es mir sehr schlecht ging und weil ich teilweise kurz vor der Bewusstlosigkeit stand. Seitdem häuften sich die Crashs und mit ihnen steigerten sich auch deren Dauer und Intensität.

Ab Juli 2021 besuchte ich eine ambulante Post-COVID-Reha in Chemnitz. Dort war ich mit einer der ersten Patienten und es wurde viel ausprobiert, die Termine wurden immer weiter minimiert. Am Anfang war es an fünf Tagen die Woche, jedoch musste es aufgrund meiner Situation dann auf drei Tage die Woche reduziert werden, damit ich immer einen Tag dazwischen als Ruhetag hatte. Es wurde nicht besser, und dann im September wurde es auf zwei Tage die Woche reduziert. Durch meine Muskel- und Gelenkschmerzen konnte ich vieles nicht mehr ausüben. Deswegen wurde die ambulante Reha eingestellt.

Es war ein langer Lernprozess, und jeden Tag lerne ich aufs Neue dazu. Denn es ist wie eine Berg- und Talfahrt. Ich weiß nicht, was hinter dem Berg auf mich wartet.

Du hast starke kognitive Probleme. Wie muss man sich die vorstellen? Was bewirken die Probleme im Alltag?

Seit meiner Infektion sind bei mir bestimmte „Dateien" wie gelöscht. Beispielsweise kann ich mich an Kinderlieder aus dem Kindergarten, die ich in meiner Arbeit täglich verwendet habe, kaum noch erinnern. Besonders das Rechnen bereitet mir größte Mühe. Es ist fast peinlich zu gestehen, aber rechnen ist nur durch abzählen an den Fingern bis 20 möglich. Stets werde ich belächelt oder mitleidig angeschaut, wenn ich teils länger als ein Viertklässler brauche. Anschließend kam es zu Wortfindungsstörungen. Ich muss einsehen: Mein Gedächtnis und Gehirn mit all seinen Funktionen ist leider nicht mehr das alte. Müssen sich so Menschen mit beginnender Demenz fühlen?

Stets muss ich mir vieles aufschreiben, da ich es sonst vergesse. Im Moment reicht meine Konzentration gerade einmal für Minuten. Kann ich dies nicht akzeptieren und mache weiter, verschwimmen die Buchstaben vor meinen Augen. Ich habe früher gern und vor allem viel gelesen. Das ist aktuell unvorstellbar. Ich kann und darf dadurch auch nicht selbst Auto fahren und bin immer auf einen Fahrdienst durch meine Familie oder Taxi angewiesen.

Nun war ich in der Uniklinik für neuropsychologische Tests. Es war sehr anstrengend und herausfordernd. Bei der Auswertung teilte der Arzt mit, dass er sowas noch nicht erlebt habe. Meine Symptome würden denen eines Patienten mit Schlaganfall, Schädelhirntrauma oder Kopf-OP ähneln. Somit ist mein Zustand wohl für alle noch ein gewisses Rätsel.

Wie gehen Deine Kinder – insbesondere Dein „Pubertier" – mit der Erkrankung um? Belastet es sie, bekommst Du Unterstützung?

Meine Kinder sind eine riesengroße Hilfe. Sie kaufen ein, helfen in Haus und Garten und unterstützen mich, wo sie können. Für sie ist es nicht einfach, die Mama so leiden zu sehen, aber sie sind tapfer. Bringen mir Essen und Getränke ans Bett oder Couch an den schlechten Tagen und erinnern mich an Pausen und Ruhezeiten an den besseren Tagen.

In der Zeit des Homeschoolings waren sie immer für mich als Ansprechpartner im Haus da. Das beruhigte meinen Mann und meine Eltern. Auch wenn im Studium unserer beiden Großen Online-Unterricht ansteht, sind sie lieber zu Hause und in meiner Nähe.

Wir als Familie sind durch die Krankheit noch näher zusammen-gerückt und dankbar für unsere gemeinsame Zeit.

Besonders schwierig ist es für unseren Jüngsten, er ist nun 16 Jahre, und vieles, was wir mit den Geschwistern unternehmen konnten, ist nun nicht mehr möglich. Das bedauere ich sehr und wünsche es mir gerne anders. Er schwimmt und taucht so gerne, ich auch! Ich habe manchmal das Gefühl, er verpasst so viel. Aber er sieht es anders und denkt im Moment an mich und meine Gesundheit.

Und wie sieht es mit Deinem Mann aus – versteht der, was mit Dir los ist? Hat Deine Erkrankung Auswirkungen auf Deine Ehe?

Er ist sehr verständnisvoll, einfühlsam und mitfühlend, natürlich verändert so eine Erkrankung die Beziehung. Aber wir lernen auch, andere Dinge mehr zu schätzen und zu lieben.

Vieles ist nicht mehr zusammen möglich und man muss neue Wege für sich finden. Er geht nun allein spazieren oder wandern, oder mit den Kindern. Wenn es meine Situation zulässt, fährt er mit mir zu einem flachen Gelände und wir gehen sehr langsam ein Stück mit meinem mobilen Sauerstoffgerät laufen.

Wichtig ist die Kommunikation untereinander, denn das ist ein Ausdruck der Liebe, gegenseitige Anerkennung, Hilfsbereitschaft und körperliche Berührung.

Meine Familie sagt: „Mutti, wir sind froh, dich noch zu haben!" Sie haben recht, andere haben nicht so viel Glück wie ich. Gemeinsam schaffen wir das!

Du stehst bei einem Bell-Wert von 30. Wie wirkt sich das auf Dein Leben aus?

Ich bin nur bei uns zuhause im Haus, an schlechten Tagen auf der Couch oder im Bett, und an besseren Tagen fährt mein Mann mit mir zum Spazieren ein Stück mit dem Auto dorthin, wo es flacher ist. Denn wir wohnen in einem erzgebirgischen Dorf. Da geht es hauptsächlich auf und ab, wo ich jedoch beim Laufen bereits nach wenigen Metern völlig außer Puste bin und die folgenden Tage unter Schmerzen kaum aufstehen und meine Alltagsaufgaben erledigen kann.

Jede Steigung und Treppe lässt meinen Puls auf bis zu 140 – 170 Schläge pro Minute hochschnellen. Mit der Zeit habe ich gelernt, vorausschauend zu agieren, um nicht über 120 zu kommen und so negative Folgen vermeiden zu können. Meine alltäglichen Hausarbeiten kann ich an guten Tagen mit ausreichend Pausen noch erledigen. Jedoch fällt mir auch auf, was alles nicht mehr wie früher funktioniert:

einkaufen, schwer tragen und mehreres gleichzeitig erledigen. Dafür benötige ich nun stets die Unterstützung meiner Familie.

Meine Mitarbeiter, Freunde, Eltern und Geschwister fragen, ob sie mir bzw. uns helfen können. Dies ist ein wahrer Segen und nicht selbstverständlich. Natürlich musste ich das auch erst lernen, anzunehmen.

Mir fehlen die Kinder und Mitarbeiter im Kindergarten, Essen genießen (ohne Geschmack nicht möglich), Aktivitäten in der Freizeit (Klettern, Wandern usw.) und die sozialen Kontakte. Meine Hobbys, mal ein Buch zu lesen, schwimmen, reisen und andere Kulturen kennenlernen, Paartanz mit meinem Mann, Motorrad fahren – all das ist kaum noch oder gar nicht mehr möglich.

Ich bin ein sehr positiver und optimistischer Mensch und lasse mich nicht unterkriegen. Dieses fällt besonders an den schwierigeren Tagen schwer, aber da denke ich an andere, denen es noch viel schlechter geht und die das alles allein durchhalten müssen.

Mich begleitet ein Bibelspruch die ganze Zeit: „Seid mutig und stark! Habt keine Angst, und lasst euch nicht von Ihnen einschüchtern! Der Herr, euer Gott, geht mit euch. Er hält immer zu euch und lässt euch nicht im Stich!" 5. Mose 31,6

Welche Perspektive siehst Du für Dich angesichts der Erkrankung und der Arbeitsunfähigkeit? Weißt Du, wie es weitergeht?

Im Moment stehe ich vor einer nächsten Hürde. Mein Arzt riet mir, Erwerbsminderungsrente zu beantragen, denn mein Krankengeld läuft bald aus.

Nun kam auch noch ein Schreiben der Krankenkasse, dass ich eine Reha beantragen soll, sonst werde mein Krankengeld gestrichen. Aber eine Reha ist nun einmal nicht möglich mit ME/CFS, dieses muss ich immer wieder den Behörden und auch manchen Ärzten erklären und mich verteidigen wie eine Löwin.

Die Unfallversicherung VBG des Krankenhauses, wo ich mich angesteckt habe, prüft nun schon seit April 2021, ob ich ein Anrecht habe. Ohne Worte! Die Bürokratie und das sich ewig hinziehende Prozedere ist belastend.

Der Weg zur Diagnose und zur Bewertung des Schweregrades

Die Diagnose ME/CFS ist eine Ausschlussdiagnose und zunächst müssen alle möglichen anderen potenziellen Ursachen für die Beschwerden ausgeschlossen werden. Das ist auch wichtig, weil für viele Leiden, die zunächst ähnliche Symptome verursachen, wirksame Therapien zur Verfügung stehen, für ME/CFS aber nicht. Nachdem die anderen möglichen Ursachen ausgeschlossen wurden, kann die Diagnose anhand fest definierter Kriterien gestellt werden:

Bereits im vorherigen Kapitel haben wir die sogenannten „Kanadischen Konsenskriterien" (KKK) bzw. die „Internationalen Konsenskriterien" (ICC) für die Diagnose von ME/CFS erwähnt. Außerdem gibt es die – veralteten – Fukuda-Kriterien. Die Fukuda-Kriterien von 1994 sollten heute allerdings keinesfalls angewandt werden, da sie sehr weit gefasst sind und die Abgrenzung zu anderen möglichen Erkrankungen, beispielsweise schweren Depressionen, nicht ausreichend ermöglichen. Insofern sind heute die ICC beziehungsweise KKK gängiger Maßstab für die Bewertung einer Erkrankung an ME/CFS. Der wesentliche Unterschied zwischen den beiden Kriterienkatalogen ist, dass bei den kanadischen Konsenskriterien die Beschwerden mindestens sechs Monate bestanden haben müssen, bis die Diagnose gestellt werden darf. Bei den Internationalen Konsenskriterien entfällt dies, wenn die Kriterien erfüllt sind.

Zunächst gehen wir auf die kanadischen Konsenskriterien ein, die auch bei den ME/CFS-Spezialisten der Charité und der Universitätsklinik München für die Diagnose herangezogen werden.

Dazu gibt es den Folgenden Fragebogen, zusätzlich müssen die Beschwerden mindestens seit sechs Monaten bestehen:

Erschöpfung / Fatigue und Zustandsverschlechterung nach Belastung. Hier müssen alle drei folgenden Punkte erfüllt sein:
- deutliches Ausmaß einer neu aufgetretenen, anderweitig nicht erklärbaren, andauernden körperlichen oder mentalen Erschöpfung, die zu einer erheblichen Reduktion des Aktivitätsniveaus führt
- Erschöpfung, Verstärkung des schweren Krankheitsgefühls und/oder Schmerzen nach Belastung mit einer verzögerten Erholungsphase (meist mehr als 24 Stunden, kann Tage dauern)
- Die Symptome können durch jede Art von körperlicher oder mentaler Anstrengung oder Stress verschlechtert werden

Schlafstörungen. (Zwei Kriterien erfüllt)
- Einschlafstörungen
- Durchschlafstörungen
- Veränderter Tag-Nacht-Rhythmus
- Schlaf führt nicht zur Erholung

Schmerzen. (Mindestens zwei Kriterien erfüllt)
- Gelenkschmerzen
- Muskelschmerzen
- Kopfschmerzen

Neurologische / Kognitive Manifestation.
(Mindestens zwei Kriterien erfüllt)
- Beeinträchtigung der Konzentrationsfähigkeit und des Kurzzeitgedächtnisses
- Schwierigkeiten mit der Informationsverarbeitung
- Wortfindungsstörungen
- Lesestörungen
- Wahrnehmungs- und Sinnesstörungen
- Desorientierung oder Verwirrung
- Bewegungskoordinationsstörungen
- Es kommt zu Überlastungserscheinungen (Rückfälle und/oder Ängste) durch: zu viele Informationen, zu viele Sinneseindrücke (z.b. Licht, Lärm), zu viel Stress

Autonome Manifestation. (Mindestens zwei Kriterien erfüllt)
- Schnelle Lagewechsel (v.a. Liegen zum Stehen) führen zu Schwindel und/oder „Schwarzwerden vor Augen"
- Bei Lagewechsel tritt Herzrasen auf (POTS – im weiteren Verkauf erklärt)
- Schwindel und Benommenheit
- Extreme Blässe
- Darmstörungen (diffuse Schmerzen, Brennen, Blähungen)
- Blasenstörungen
- Palpitation (Herzklopfen)
- Atemnot bei leichter Belastung

Neuroendokrine Manifestation.
(Mindestens ein Kriterium erfüllt)
- Anpassung der Körpertemperatur gestört
- Schwitzen, fiebriges Gefühl

- Hitze oder Kälte wird nicht gut vertragen
- Kalte Extremitäten (Hände oder Füße)
- Abnormaler Appetit oder Gewichtszunahme
- Gewichtsabnahme
- Stress ist schlechter zu verarbeiten, Stress führt zu einer Verstärkung der Erschöpfung und emotionaler Unsicherheit

Immunologische Manifestationen.
(Mindestens ein Kriterium erfüllt)
- Schmerzhafte Lymphknoten
- Wiederkehrende Halsschmerzen
- Neue Allergien oder Veränderung bestehender Allergien
- Grippeähnliche Symptome oder allgemeines Krankheitsgefühl
- Überempfindlichkeit, Unverträglichkeit von Nahrungsmitteln, Medikamenten, Chemikalien

Nach den Internationalen Konsenskriterien (ICC) sind die sechs Monate Wartezeit nicht notwendig, was eine frühzeitigere Diagnose möglich macht. Dies ist vor allem daran festgemacht, dass die Post-Exertional Neuroimmune Exhaustion (PENE) nachgewiesen sein muss. Nach körperlicher oder geistiger Anstrengung kommt es zu einer unverhältnismäßigen Verschlechterung der Symptome (körperliche und geistige Erschöpfung, Muskelschmerzen, Herzrhythmusstörungen etc.), die Stunden bis Tage und sogar wochenlang anhalten kann. Weder Schlaf noch Ruhe helfen dagegen. PENE (auch PEM genannt) gilt als Kardinalsymptom, das auf jeden Fall bei ME/CFS gegeben sein muss.

Für die ICC müssen außerdem die folgenden Kriterien erfüllt sein:

Neurologische Beeinträchtigungen. (Mindestens ein Symptom):

- Schmerzen
- Schlafstörungen
- Gedächtnis- und Konzentrationsstörungen
- Muskelschwäche
- Störungen der Bewegungskoordination
- Hypersensibilität gegenüber Gerüchen, Geräuschen, Berührungen oder Licht

Immunologische, gastrointestinale und urogenitale Beeinträchtigungen. (Mindestens ein Symptom):

- Chronische Atemwegsinfekte
- Erhöhte Infektanfälligkeit
- Nahrungsmittelunverträglichkeit
- Reizdarm
- Reizblase

Störung von Energieproduktion und Ionentransport. (Mindestens ein Symptom):

- Herzrhythmusstörungen
- Herzrasen
- Niedriger Blutdruck
- Schwindel
- Unfähigkeit, den Kreislauf an eine aufrechte Körperposition anzupassen (Orthostatische Intoleranz)
- Schweißausbrüche
- Kurzatmigkeit
- Unverträglichkeit von Hitze, Kälte oder Temperaturschwankungen

Natürlich lässt sich anhand der Kanadischen beziehungsweise Internationalen Konsenskriterien auch vor Abschluss der Differentialdiagnostik bereits eine Verdachtsdiagnose stellen.

Eine weitere wichtige Methode bei der Diagnostik von ME/CFS und der Beurteilung des Schweregrades ist die sogenannte Handkraftmessung (Hand Grip Sensitivity – HGS). Dabei wird im zeitlichen Abstand von einer Stunde mit einem Handdynamometer die Kraft in den Händen gemessen. Ein Handdynamometer ist wie eine Zange, die man mit der Hand zusammendrücken muss. Je stärker man sie zusammendrückt, desto größer die benötigte Kraft.

Eine Studie, an der Prof. Dr. Scheibenbogen von der Charité und Prof. Dr. Uta Behrends von der Technischen Universität in München beteiligt waren, hat eindeutige Belege dafür geliefert, dass die Muskelkraft in den Händen bei ME/CFS-Patienten weit stärker abnimmt als bei gesunden Menschen. Dafür werden zehn maximale Griffe mit einem Handdynamometer gemessen und die entsprechenden Werte vermerkt. Dies wird dann nach 60 Minuten wiederholt. Im Gegensatz zu gesunden Menschen war die Muskelkraft von ME/CFS-Patienten in der Studie beim zweiten Durchgang signifikant reduziert.
Daher kommt die Handkraftmessung heute bei ME/CFS-Spezialisten und in spezialisierten Ambulanzen regelmäßigt zum Einsatz.

Ein Formular für Ärzte, mit dem die Handkraftmessung ausgewertet werden kann, hält die Charité unter dem folgenden Link bereit: *https://cutt.ly/handkraft*

Wenn die Diagnose steht, stellt sich oft die Frage nach dem Schweregrad der Erkrankung und wie sich dieser bemisst. Schließlich ist es wichtig, auch hier einheitliche Kriterien anzuwenden, die über alle Institutionen hinweg Anerkennung finden und angewandt werden. Diese finden sich in der sogenannten Bell-Skala, die der Amerikanische Mediziner David S. Bell 1995 in seinem Buch „The Doctor's Guide to Chronic Fatigue Syndrome" veröffentlichte. Er ist Vorstandsmitglied der International Association of ME/CFS und war Vorsitzender der Beratungskommission zu ME/CFS des amerikanischen Gesundheitsministeriums.

Die Bell-Skala ist ein hervorragender Maßstab für den Grad der Behinderung durch ME/CFS. Sie gilt nur für ME/CFS und damit kann sie die spezifischen Probleme bei der Bewertung der Erkrankung berücksichtigen. Die Skala ist auch für Long-Covid-Patienten anwendbar, die vielleicht den Verdacht, aber noch keine Diagnose ME/CFS haben.

Es kann dennoch passieren, dass einzelne Betroffene sich nicht vollständig auf der Skala wiederfinden, da die Ausprägungen der Erkrankung sehr weit gefächert sein können. Ein Beispiel wären Betroffene, die unter einer stärkeren Belastungsintoleranz leiden, aber in Ruhe weniger starke Symptome zeigen.

Bei der Bell-Skala drückt der höchste Wert die größte Leistungs-fähigkeit aus. Das bedeutet, dass ein Wert von 100 auch eine Leistungsfähigkeit von 100 % ausdrückt, die eines gesunden Menschen nämlich.

100 Keine Symptome in Ruhe. Keine Symptome bei Belastung. Insgesamt ein normales Aktivitätsniveau. Ohne Schwierigkeiten in der Lage, Vollzeit zu arbeiten.

90 Keine Symptome in Ruhe. Leichte Symptome bei geistiger und körperlicher Belastung. Insgesamt normales Aktivitätsniveau. Ohne Schwierigkeiten in der Lage, Vollzeit zu arbeiten.

80 Leichte Symptome in Ruhe. Die Symptome verstärken sich durch Belastung. Nur bei Tätigkeiten, die anstrengend sind, ist eine geringe Leistungseinschränkung spürbar. Mit Schwie-rigkeiten in der Lage, an Arbeitsplätzen, die Anstrengungen erfordern, in Vollzeit zu arbeiten.

70 Leichte Symptome in Ruhe. Deutliche Begrenzung in den täglichen Aktivitäten spürbar. Der funktionelle Zustand beträgt insgesamt etwa 90 % der Norm – mit Ausnahme von Tätigkeiten, die einer Kraftanstrengung bedürfen. Mit Schwie-rigkeiten in der Lage, Vollzeit zu arbeiten.

60 Leichte Symptome in Ruhe. Deutliche Begrenzung in den tägli-chen Aktivitäten spürbar. Der funktionelle Zustand beträgt insgesamt etwa 70–90 % der Norm. Unfähig, einer Vollzeit-beschäftigung nachzugehen, wenn dort körperliche Arbeit gefordert wird, aber in der Lage, Vollzeit zu arbeiten, wenn es um leichte Arbeiten geht und die Arbeitszeit flexibel gehand-habt werden kann.

50 Mittelschwere Symptome in Ruhe, mittelschwere bis schwere Symptome bei körperlicher Belastung oder Aktivität. Der funk-tionelle Zustand ist auf 70 % der Norm reduziert. Unfähig, anstrengende Arbeiten auszuführen, aber in der Lage, leichte Arbeiten oder Schreibtischarbeit für 4–5 Stunden täglich durchzuführen, wobei Ruhepausen benötigt werden.

40 Mittelschwere Symptome in Ruhe, mittelschwere bis schwere Symptome bei Belastung oder Aktivität. Der funktionelle Zustand ist auf 50–70 % der Norm reduziert. Unfähig, anstrengende Arbeiten durchzuführen, aber in der Lage, leichte Arbeiten oder Schreibtischarbeit für 3–5 Stunden täglich durchzuführen, wobei Ruhepausen benötigt werden.

30 Mittelschwere bis schwere Symptome in Ruhe. Schwere Symptome bei jeglicher Belastung oder Aktivität. Der funktionelle Zustand ist auf 50 % der Norm reduziert. Unfähig, anstrengende Arbeiten durchzuführen, aber in der Lage, leichte Arbeiten oder Schreibtischarbeit für 2–3 Stunden pro Tag durchzuführen, wobei Ruhepausen benötigt werden.

20 Mittelschwere bis schwere Symptome in Ruhe. Schwere Symptome bei jeglicher Belastung oder Aktivität. Der funktionelle Zustand ist auf 30–50 % der Norm reduziert. Bis auf seltene Ausnahmen unfähig, das Haus zu verlassen. Den größten Teil des Tages ans Bett gefesselt. Unfähig, sich mehr als eine Stunde am Tag zu konzentrieren.

10 Schwere Symptome in Ruhe. Die meiste Zeit bettlägerig. Ein Verlassen des Hauses ist nicht möglich. Deutliche kognitive Symptome, die eine Konzentration verhindern.

0 Ständig schwere Symptome. Immer ans Bett gefesselt. Unfähig zu einfachster Körperpflege.

Heinrich Henry Andenmatten

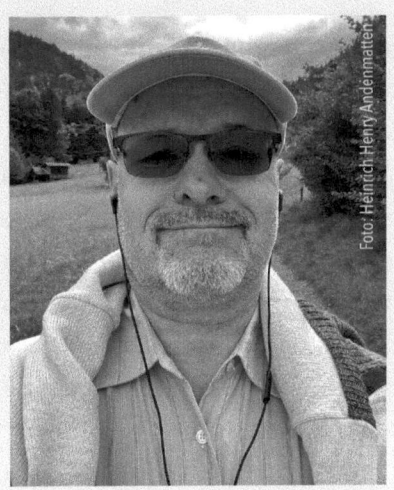

Heinrich Henry Andenmatten ist 58 Jahre alt und seit 2018 an ME/CFS erkrankt. Auslöser waren vermutlich Herpesviren. Er ist arbeitsunfähig und wegen der Erkrankung hat er die Beziehung zu seiner Freundin beendet.

Du bist seit 2018 erkrankt – sprichst von Herpesviren (EBV, Zoster) als mögliche Ursache: Warst Du damals akut erkrankt? Welche Symptome waren vorherrschend?

Ich denke, dass die Ursprünge der Erkrankung viel weiter zurückliegen. 2007 hatte ich ein Burnout, verursacht durch viel beruflichen Stress, sowie starke private Belastungen – mein Ausstieg aus dem Priesterberuf und die Neuaufnahme einer Beziehung hatte jahrelang schwerste soziale Belastungen gebracht mit viel Ablehnung, neuer Berufsausbildung mit vielen Schwierigkeiten, Kantonswechsel, um überhaupt Arbeit in der Pflege zu finden. Es folgten sieben Monate Ausfall mit Erholung – damals über Sport noch möglich. Jedoch blieb eine Grundmüdigkeit stets da.

Herpesviren hatte ich häufig, die wurden mit antiviralen Medikamenten behandelt. EBV war nie akut spürbar – die späteren Untersuchungen zeigten, dass ich eine Infektion durchgemacht habe, wohl aber mit wenig Symptomen oder falsch gedeuteten Symptomen. 2018 kam erneut ein Arbeitsausfall. Ich war überall eingeschlafen, in den Pausen, zuhause, beim Essen, hatte viel Stress im Beruf. Die Diagnose war erneut Burnout, aber ich spürte, dass es anders war als 2007. Ein Kraftaufbau mittels Sportes (ich bin viel Fahrrad gefahren) war nicht mehr möglich. Ich machte es zwar noch, aber mit monatlichen Reduktionen an Fahrstrecken – 2019 gab ich das Radfahren ganz auf. Nach sechs Monaten versuchte ich einen reduzierten Arbeitseinstieg, was ich nach 2 Monaten abbrechen musste. Es ging nicht und auch die Chefs sagten, ich sei völlig überfordert, würde sehr langsam arbeiten, sei sehr unkonzentriert und nicht mehr belastbar.

Ich wusste 2018 nichts von ME/CFS und grade darum war der Sport klar die falsche Wahl. Die Symptome damals: starke Erschöpfung, Kraftlosigkeit, Abgeschlagenheit, starke Konzentrationsstörungen, starke Vergesslichkeit, Übelkeit. Es fühlte sich wie eine Dauergrippe an.

Wie hat sich dann aus der akuten Infektion das ME/CFS entwickelt? War das ein schleichender Prozess oder haben sich einfach die akuten Symptome chronifiziert?

Dass überhaupt eine Infektion der alleinige Auslöser war, konnte mein Arzt, Dr. Rejmer, wohl DER Facharzt für ME/CFS in der Schweiz, nicht eruieren. Es könnte eine Mischung sein von EBV und den enormen Stressoren in meinem Leben. Die Krankheit schritt laufend voran, eher als schleichender Prozess.

Ich begann ab der Diagnose – ME/CFS – 2019 alle Symptome täglich festzuhalten, in einer Skala von 1–10. Besonders bei der Müdigkeit, Erschöpfung und Kraftlosigkeit, die ich anfangs noch gemeinsam erfasste, war die 10 bald erreicht, aber die Zunahme stoppte nicht. Da bin ich mittlerweile auf Stufe 41/51 angelangt.

Welchen Schweregrad der Erkrankung hast Du?

Ich bin nicht arbeitsfähig, schaffe keine Haushaltsarbeit mehr, keine Einkäufe. Was noch knapp geht ist reduzierte Körperpflege und Kochen. Ich brauche sehr viele Ruhephasen, aber noch bin ich nicht bettlägerig.

Wie ist es zu der Diagnose ME/CFS gekommen und wer hat sie gestellt? Wie viel musstest Du zu der Diagnose selbst beitragen?

Wie oben erwähnt hat Dr. Rejmer von der Seegartenklinik die Diagnose gestellt nach 4 Besuchen und je 3–4 Stunden Untersuchungen. Diese dauerten so lange, wegen meiner Darmprobleme, den Blähungen und der Übelkeit. Es wurde dabei SIBO (Anmerkung: Dünndarm-Fehlbesiedlung) zusätzlich diagnostiziert.

Mein Weg war lang. Es ging vor allem zunächst um die verstärkte Erschöpfung und starke Müdigkeit. Der Hausarzt fand nur Eisenmangel heraus, was nach der Infusion keine Besserung brachte, auch wenn die Werte gut waren. Er verwies mich zum Psychiater – der sagte aber, es sei keine psychische Diagnose, keine Depression, die zur Müdigkeit führte.

Es folgten alle möglichen Untersuchungen: Herzuntersuchung mit Belastungs-EKG, Darmspiegelung, eine Untersuchung beim Lungenspezialisten, beim Endokrinologen, beim Gastroenterologen, Schlaflaborabklärung, Hirn-MRT in Zusammenhang mit Demenzabklärung – alles ohne spezifischen Befund. Dann Demenzabklärung mit dem Befund keine Demenz, aber starke Konzentrations- und Aufmerksamkeitsstörung mit starker Vergesslichkeit.

Insgesamt hat das alles fünf Jahre gedauert. Ohne mein Suchen nach Ursachen und Spezialisten wäre ich heute noch ohne Befund und psychosomatisch abgestempelt. Mein Beruf als Pflegefachmann und meine Hartnäckigkeit brachten mich dazu, auch wenn es viel Kraft kostete.

Du bist bei 40/30 auf der Bell Skala. Was begründet Deine stärksten Einschränkungen (Symptome, Folgen)? Wie gehst Du im Alltag damit um?

Jetzt ist es klar eine 30. Zwei bis drei Stunden leichte körperliche Arbeit, mehr ist nicht mehr drin. Tendenz abnehmend. Ich habe mit Pacing angefangen und es gelingt mir immer mehr, PEM zu vermeiden. Überforderung, wie letzthin zwei dringende Zahnarztbesuche mit stündigen Behandlungen, führen dazu, dass die Erschöpfung über vier Tage stark zunahm, Schwindelgefühle sehr hoch sind, die Körperschmerzen zunehmen und ich unter einer fast unerträglichen Übelkeit (nicht Brechreiz) leide mit dem dauernden Gefühl, jeden Moment das Bewusstsein zu verlieren.

Die tägliche Übelkeit ist wohl das unerträglichste Symptom, nebst der Dauererschöpfung und der der enormen Einschränkung eines aktiven Lebens.

Der fehlerhafte Ausgleich des vegetativen Nervensystems und des Kreislaufsystems ist ebenso sehr mühsam (Orthostatische Störungen). Das zeigt sich beim Bücken und Aufstehen, bei Schuhbinden oder wenn ich etwas aus einem Schrank tief unten hervorhole. Wenn ich nicht aufpasse und sehr behutsam vorgehe, reguliert der Blutdruck nicht und mir wird schlagartig speiübel, so dass ich mich sofort hinlegen muss, um nicht ohnmächtig zu werden.

Die Körperschmerzen konnte ich mit der in Eigenregie erlernten Pohltherapie auf ein erträgliches Maß reduzieren. Ich brauche nur wenig Schmerzmittel. Schmerzen im Bereich 4–5 kann ich aushalten. Die Verdauung, die nur selten Auslöser der Übelkeit ist, aber sich in Krämpfen und starken Blähungen zeigt, konnte ich verbessern durch striktes Einhalten einer Spezialdiät (d. h. glutenfreie Ernährung, keine Kuhmilchprodukte, Verzicht auf FODMAPS).

Jegliche Handlung ist jedoch mit großer Anstrengung verbunden. Ich habe mir einen sehr klaren Tagesrhythmus erarbeitet, der nach jeder 10–15-minütigen Anstrengung mindestens eine Stunde Pause beinhaltet. Zudem ist das Smartphone mit einer ausgeklügelten Agenda meine kognitive Stütze. Disziplin ist das Ein und Alles. Und Reduktion auf das Notwendigste. Ich habe das in drei Jahren lernen müssen, was mir als sehr aktivem und perfektionistischem Menschen sehr schwerfiel.

Du bist seit vier Jahren krank und lebst wegen der Erkrankung getrennt. Was ist da passiert? Wie hat Dein Umfeld reagiert und was hat das mit Dir gemacht?

Meine erste Beziehung hielt immerhin 20 Jahre, wurde aber nach dem Burnout immer schwieriger, zumal meine Belastbarkeit abnahm. Die zweite Beziehung begann 2014. Wir wohnten aber nicht zusammen. Wir konnten viel unternehmen miteinander, gingen an Konzerte, Theater, machten Ausflüge und vieles mehr. Mit zunehmender Erkrankung (schon 2018) konnte ich körperlich immer weniger unternehmen. Das nahm 2019 drastisch ab. Auch nahe-gelegene Events waren nicht mehr möglich. Ich konnte noch 2x in der Woche zu ihr fahren (10 Minuten) und wir verbrachten den Tag mit Mittagessen, Mittagsschlaf, Spielen, Plaudern. Mehr war nicht mehr drin. 2020 reduzierte sich dies auf einmal pro Woche. Selbst die Telefonate stressten mich immer mehr. Die Partnerin vermisste die schönen aktiven Zeiten immer mehr, hatte große Mühe die Krankheit zu verstehen und litt immer mehr an der offensichtlichen Ohnmacht, nicht helfen zu können und zusehen zu müssen, wie ich sichtlich litt. Die Besuche bei ihr wurden für mich zum großen Kraftaufwand. Ich spürte, dass wir uns auseinanderlebten, zumal unsere Beziehung schon lange nur noch eine platonische Liebe war. Der organisatorische, äußerliche Rückzug verinnerlichte sich immer mehr. Ihr ausgesprochener Wunsch nach einer aktiveren Beziehung veranlasste mich, die Beziehung zu beenden. Es war für beide nur noch ein Leidensweg. Heute bin ich sehr froh darüber, da viel Stress, Verpflichtung von mir abfiel.

Die meisten Sozialkontakte habe ich abgebrochen, weil ich es irgendwann leid war, mich dauernd zu erklären, zu rechtfertigen, warum es einfach nicht ging. Besuche verstehen nicht, dass sie maximal eine Stunde bleiben können und dass ich nicht spazieren und gleichzeitig sprechen kann.

Selbst mit der Haushaltshilfe, die mir wöchentlich den Haushalt macht, musste ich klare Regelungen treffen, dass ich nicht „aktiviert" werden muss und mitzuhelfen vermag, dass ich keine Tipps und Ratschläge brauche, dass ich keine langen Gespräche während der Reinigung vertrage. Es brauchte viel Information meinerseits.

Die Sozialkontakte sind stark minimiert – WhatsApp und Facebook ist eine gute Möglichkeit zu minimalen Kontakten und kurzen Sprachnachrichten. Ich fühle mich dann nicht so allein. Zudem kommt eine Psychiatriepflegefachfrau mich alle 14 Tage besuchen. Wir besprechen meine Gefühlswelt, meine Sorgen und Nöte. Sie ist mir ein enorm wichtiges „Auffangbecken", wohl wissend, dass ich nicht psychisch krank bin.

Du bist zu 100 % arbeitsunfähig – wie lange schon? Wie ist Deine Situation?

Eigentlich schon seit Juni 2018 – damals noch wegen „Burnout" –, der zweimonatige Arbeitseinstieg Ende 2018 misslang. Seither bin ich zu 100 % krankgeschrieben und seit November 2019 definitiv staatlich anerkannt 100 % arbeitsunfähig. Vorher habe ich Krankentaggeld bekommen und anschließend Arbeitslosengelder. Seit November 2019 erhalte ich IV-Gelder (Invalidenversicherung). Ich bin einer der ganz wenigen, die mit der Diagnose ME/CFS in der Schweiz IV beziehen. Es war ein langer Kampf, den ich nur durch den 23-seitigen Bericht von Dr. Rejmer und eine taffe Anwältin errungen habe. 2018 verlangte die Taggeldversicherung eine Begutachtung – damals natürlich bei einem Psychiater, der mich zu 100 % arbeitsfähig einstufte mit der Diagnose Neurastenie.

Bei meinem Gesuch um IV-Gelder wollte man mich erneut nur psychiatrisch begutachten lassen. Ein monatelanges Seilziehen begann und meine Anwältin konnte durchsetzen, dass ich fünf Begutachtungen erhielt Rheumatologe (Schmerzen), Gastroenterologe (Verdauungsbeschwerden – Übelkeit), Neurologe (Aufmerksamkeitsstörung, Gedächtnisprobleme), Allgemeinmediziner (Orthostatische Störungen – Erschöpfung) und Psychiater. Die Untersuchungen waren in Basel (je 4 Stunden Fahrzeit, 3 Tage Abklärungen – Do/Fr/Mo, insgesamt 12 Stunden) und extrem anstrengend.

Ab Januar erhalte ich noch Ergänzungsleistungen, um die Haushaltshilfe zu bezahlen, da diese nur zum Teil von der Krankenkasse übernommen werden. So gesehen bin ich finanziell auf der glücklichen Schiene.

Welche Perspektive siehst Du für Dich – wie geht es weiter?

Angesichts der Tatsache, dass die Körperkraft ungebremst abnimmt, ist die Perspektive echt düster, selbst wenn ich ein positiv denkender Mensch bin. Die große Angst, dass ME/CFS sich bei mir bis zur Bettlägerigkeit entwickelt, ist da. Ich versuche bewusst, mich nicht jeden Tag mit der Krankheit zu beschäftigen. Total abhängig zu werden, würde mir sehr schwerfallen. Ich kämpfe im Bereich Pacing intensiv darum, den Abbau wenigstens zu stoppen. Leider ist das mir noch nicht gelungen. Zu sehen, wie Alltagsdinge wie Kochen, Duschen, Rasieren mich immer mehr an die Grenze bringen, macht mir Sorgen. Zurzeit kann ich noch malen, das Einzige, was mir das Gefühl gibt, noch produktiv zu sein. Aber ich schaffe nur noch ein Bild in 5-6 Monaten, das heißt, zwei bis drei Mal je 20-30 Minuten pro Woche. Ansonsten ist es mehr ein Dahinvegetieren, ein Durchhalten und Ausharren. Immer mehr verstehe ich, dass grade junge Menschen mit ME/CFS den Freitod wählen. Echte Perspektiven hat man nicht und die Hoffnung, dass die Forschung genug Gelder bekommt, um die Krankheit medikamentös zu stoppen oder gar zu bessern, von heilen wag ich nicht zu sprechen, ist klein, zumal die Krankheit dermaßen komplex ist und den ganzen Körper betrifft. Therapien außer Haus bringen wenig und ich kann sie nicht mehr machen, weil alles zu anstrengend ist und PEM zur Folge hat.

Alle jammerten über Corona und Quarantäne. Ich erlebe sie freiwillig jeden Tag. Mir bleiben nur schöne Erinnerungen und die Chance, dass einige Freunde durch Videoaufnahmen und Bilder mich mitnehmen auf Reisen, Wanderungen – meine Art, die Welt zu sehen. Der fast tägliche kleine Spaziergang auf immer ein und demselben Weg ist auch nicht gerade ein Highlight. Immerhin kann ich noch den Kopf „verlüften".

ME/CFS, Hormone und das autonome Nervensystem

Ohne Hormone können wir nicht leben. Sie steuern wesentliche Funktionen unseres Körpers, unwillkürlich und ohne unser aktives Zutun. Und auch ohne dass wir es groß beeinflussen könnten. Ist der Hormonhaushalt gestört, geraten auch viele andere Dinge in unserem Organismus aus den Fugen.

Vieles deutet darauf hin, dass der Hormonhaushalt bei ME/CFS massiv gestört ist. Dauerhafte Belastungen des Körpers durch beispielsweise Autoimmunprozesse, körperliche, psychische oder toxische Belastungen – teils Ursachen, teils Folgen von ME/CFS – strapazieren den Körper und versetzen ihn in einen akuten und andauernden Alarmzustand: permanenter Stress.

Solch ein Alarmzustand hat Auswirkungen und kann auf Dauer das Hormonsystem nachhaltig aus den Fugen bringen, wie es oft bei ME/CFS der Fall ist. Das sogenannte Corticotropin-Releasing Hormone (CRH) wird verstärkt vom Hypothalamus ausgeschüttet. Der Hypothalamus ist die Region des Gehirns, die maßgeblich unser autonomes Nervensystem steuert. Das vegetative (auch das autonome) Nervensystem regelt die Abläufe im Körper, die man nicht mit dem Willen steuern kann. Es ist ständig aktiv und reguliert beispielsweise Atmung, Herzschlag und Stoffwechsel.

Es wird vermutet, dass die Hypophyse und die Nebennierenrinde sich durch die starke Ausschüttung von CRH – beide reagieren auf CRH und produzieren wiederum Hormone – an die große Menge des

Stresshormons CRH gewöhnen und weniger stark darauf reagieren. Das führt dazu, dass bei ME/CFS der Cortisol-Haushalt ebenfalls gestört ist mit oft deutlich erniedrigten Werten am Morgen und ungewöhnlichen Schwankungen im Tagesverlauf. Außerdem erklärt dies einen Mangel an Noradrenalin, Dopamin, Serotonin und beta-Phenylethylamin (PEA). PEA ist ein Hormon, das motivationsfördernd und antidepressiv wirkt und einer der Gründe dafür ist, dass man Schokolade diese Wirkung zuschreibt: Kakao enthält vergleichsweise viel PEA.

Noradrenalin, eng mit Adrenalin verwandt, ist ein Stresshormon und Neurotransmitter und versetzt den Körper in Alarmbereitschaft, auch fördert es kognitive und körperliche Leistungfähigkeit, indem es die Zuckerfreisetzung aus der Leber anregt und Fettreserven abbaut: Der Blutzuckerspiegel steigt.

In Gefahrensituationen schüttet ein gesunder Körper Noradrenalin aus, um eine Flucht oder Gefahrenabwehr zu ermöglichen durch kurzfristig verstärkte Muskelkraft und geschärfte Sinne.

Auch Dopamin ist ein wichtiger Neurotransmitter und wirkt belebend und anregend auf das Nervensystem – ohne Dopamin würde das Nervensystem nicht funktionieren. Ein Beispiel: Schwer an Parkinson erkrankte Menschen, die durch die Erkrankung in eine Art Wachkoma verfallen, haben einen stark reduzierten Dopaminspiegel – die Gabe von Dopamin kann diesen Prozess verlangsamen. Eindrucksvoll wurde das in dem 1990 erschienenen Film „Zeit des Erwachens" gezeigt, der die frühe Forschung mit Dopamin bei Parkinson thematisiert: Der Film basiert auf wahren Begebenheiten, die der britische Arzt Oliver Sacks in den 1960er Jahren im New Yorker Montefiore Medical Center erlebte. Da verabreichte er durch

Parkinson „eingeschlafenen" Patienten Dopamin, was sie kurzzeitig „erwachen" ließ.

Serotonin ist ein weiterer Neurotransmitter, der auf die Signalverarbeitung im zentralen Nervensystem wirkt. Serotonin reguliert die Magen-Darm-Tätigkeit und hat Einfluss auf die Spannung der Blutgefäße und damit auf den Blutdruck.

Wenn Störungen des Hormonhaushalts bei diesen Hormonen vorliegen, hat dies gravierende Auswirkungen auf den gesamten Organismus. Das kann viele der Beschwerden von ME/CFS-Betroffenen zumindest teilweise erklären. Schwankende Werte führen auch zu schwankender Körperfunktion in den betroffenen Bereichen, mit weitreichenden Folgen, die man an den vielfältigen Symptomen von ME/CFS deutlich ablesen kann.

Für den Alltag von ME/CFS-Patienten ist vielleicht der gestörte Adrenalinhaushalt eines der erheblichsten Probleme. Üblicherweise ist der Adrenalinspiegel deutlich reduziert beziehungsweise der Körper reagiert auf Adrenalin, wie oben beschrieben. Bei ME/CFS-Patienten hingegen reagiert er nicht in der gewünschten Weise.

Gleichzeitig wird von vielen Betroffenen berichtet, dass sie kurzzeitig bei besonderen Aufgaben „funktionieren" – bei außergewöhnlichen Anforderungen im Leben wie Umzügen oder bei Arzt- und Gutachterterminen. Darauf folgt dann zeitlich versetzt ein sogenannter Crash: der Zusammenbruch, der Wochen, aber auch Monate anhalten kann. Während der Level von Stresshormonen bei ME/CFS-Patienten oft chronisch erhöht ist, wird der Körper in solchen Situationen regelrecht mit dem Fluchthormon Adrenalin geflutet – man spricht dann von einem Adrenalinstoß. Der Körper ist in erhöhter

Alarmbereitschaft. Der Blutdruck und der Puls steigen, mehr Blut und damit mehr Sauerstoff erreicht die Zellen und die Leistungsfähigkeit wird kurzfristig gesteigert. Gleichzeitig reduziert Adrenalin das Schmerzempfinden und verbessert den Stoffwechsel, außerdem wirkt es sich positiv auf die Atmung aus. Allerdings ist diese Funktion von der Natur geplant, um kurzfristig Leistungsreserven bei akuter Gefahr zu mobilisieren. Bei ME/CFS-Patienten reichen oft Belastungen im Alltag, die von gesunden Menschen als normal empfunden werden, um solch einen Adrenalinstoß auszulösen. Auch ist es „geborgte Energie", die ja nicht tatsächlich da ist – der Körper aktiviert seine Reserven. Die Folge ist tiefe Erschöpfung nach Abklingen des Adrenalinspiegels. Dies kann zu einer langanhaltenden und nachhaltigen Verschlechterung der Krankheitssymptome führen.

Der Mediziner Dr. Melvin Ramsay, der bereits in den 1950er Jahren an ME/CFS forschte, wird so zitiert: „Diese Adrenalinschübe sind ein bisschen wie eine Kreditkarte. Sie ermöglichen es den Patienten, Dinge zu tun, die sie sonst nie tun oder sich „leisten" könnten. Aber der Zinssatz ist erpresserisch, himmelhoch und ein Killer."

Die Einteilung von Energiereserven, das sogenannte Pacing, ist für ME/CFS-Patienten (siehe das entsprechende Kapitel) das wichtigste Mittel, einer Verschlechterung der Symptome vorzubeugen. Allerdings stellt sich das im Alltag als enorm schwierig heraus. Zunächst einmal ist da die Freude, wenn es einem besser geht und man wieder „mehr kann". Und selbst nach Jahren ist da meist die Hoffnung, dass es eine anhaltende Verbesserung sein könnte. Das verleitet dazu, über die Grenzen zu gehen und zu übersehen, dass das Leistungsvermögen sich eigentlich gar nicht verändert hat. Die Folge ist ein Crash. Hier reicht es bei schwerer Betroffenen oft schon, endlich wieder duschen zu können oder es zu schaffen, ohne Pause die Geschirrspülmaschine auszuräumen. Bei anderen ist es die Freude, wieder einen Spaziergang machen zu können. Diese Freude macht blind.

Ein weiterer Punkt ist, dass es vielen Betroffenen schwerfällt, aufzuhören. Wenn es einmal „gut läuft" ist es leichter, weiterzumachen und die Situation „zu nutzen". Ein Adrenalinschub setzt recht schnell ein, oft völlig unbemerkt beziehungsweise nicht als solcher erkannt (es geht einfach besser bzw. es geht etwas, was sonst nicht ging) – allerdings hört er nicht genau so schnell wieder auf, sondern kann sehr lange anhalten, bis er wieder abflacht. Wir reden hier von Tagen, Wochen oder in Extremfällen auch Monaten. Da der Körper – unbewusst! – während des Adrenalinstoßes in hoher Alarmbereitschaft ist, kann das Urteilsvermögen beeinträchtigt sein. Statt die ungesunde und ungewöhnliche Belastung sofort zu beenden, machen Patienten dann einfach weiter und „nutzen den Tag". Die Folgen sind oftmals gravierend.

Die ME/CFS-Betroffene und Gründerin der Organisation „Hummingbirds Foundation for ME", Jodi Bassett, schrieb in einem Aufsatz zu Adrenalinstößen bei ME: „Es kann verlockend sein, den Adrenalinschub ein wenig aufrechtzuerhalten, um den Absturz hinauszuzögern. Ein bisschen so, als würde man am Tag nach einer durchzechten Nacht mehr Alkohol trinken, um den unvermeidlichen, schrecklichen Kater zu vermeiden."

Leider ist ME/CFS über Jahrzehnte fehlinterpretiert und missverstanden worden. Aus einer neurologischen Erkrankung wurde eine psychische Erkrankung gemacht – Patienten wurden und werden leider nach wie vor oft belächelt und die Krankheit als Depression fehlinterpretiert, zu einem psychosomatischen Leiden erklärt oder gar zur psychischen Krankheit. Betroffenen wurde und wird gesagt, dass sie eigentlich gar nicht krank sind. Dass sie Dinge nur nicht tun können, weil sie nicht daran glauben, sie tun zu können. In all diesen Fällen wurde den Patienten stets die stufenweise Aktivierung (auch GET – Graded Exercise Therapy) empfohlen und sehr oft auch durchgesetzt, weil Betroffene es auch nicht besser wussten: Gemeint ist damit, die Beschwerden durch physisches Training zu beheben. Während dies bei vielen Formen der Fatigue tatsächlich positiv wirkt (zum Beispiel bei Fatigue aufgrund von Depressionen), hat diese Aktivierung bei ME/CFS-Betroffenen aber einen fatalen, gegenteiligen Effekt: Zwanghafte Aktivierung führt zur nachhaltigen Verschlechterung des Krankheitsbildes. Der Grund liegt angesichts der oben geschilderten Umstände auf der Hand.

Inzwischen ist GET aus den Empfehlungen der Fachleute verschwunden. Prof. Dr. Scheibenbogen von der Charité warnt vor der Überlastung von Patienten durch GET: „Patienten sollten jede Überanstrengung vermeiden, die zu einer Verschlechterung der Beschwerden führen kann." Stattdessen sollten Patienten Techniken zur Stressreduktion erlernen – beispielsweise durch Pacing. „Unter Pacing wird das Einhalten eines individuellen Belastungsniveaus verstanden, sodass keine Überlastung mit postexertioneller Exazerbation auftritt." Sprich: Patienten müssen eher weniger tun, da sie ohnehin dazu neigen, über ihre Verhältnisse zu leben – und nicht mehr, da das regelmäßig zu einer nachhaltigen Verschlechterung führt.

Es ist auch wichtig, dass das Umfeld auf Betroffene achtet. So ist es ein Anzeichen für einen gefährlichen Adrenalinschub, wenn ein ME/CFS-Patient plötzlich wieder „normal leistungsfähig" erscheint und in der Lage, mehr zu tun als sonst. Währenddessen fühlen sich

Betroffene oft aufgekratzt, aber auch unwohl, wie wenn man eine schlechte Nacht mit viel zu viel Kaffee kompensiert. Allerdings können Betroffene bei länger anhaltenden Adrenalinschüben auch ein echtes Gefühl von Wohlbefinden entwickeln.

Es ist nahezu ausgeschlossen, dass ME/CFS-Patienten spontan gesunden und wieder in der Lage sind, Dinge zu tun, die zu erledigen sie Monate oder auch jahrelang nicht mehr in der Lage waren. Hier ist davon auszugehen, dass der wahre Grund ein anhaltender Adrenalinschub ist.

Wie weiter oben erwähnt, nehmen Betroffene den Adrenalinschub oft selbst gar nicht wahr und wirken auch auf ihr Umfeld „normal" – hier sollte das Umfeld auf die Betroffenen einwirken, sich zu schonen und es nicht zu übertreiben. Ein schmaler Grat, da die Betroffenen sich oft über die vermeintlich zurückgewonnene Leistungsfähigkeit freuen.

Allerdings ist der Crash nach einem Adrenalinschub unvermeidlich und hat oft auch psychische Wirkung: Nicht nur ist die Leistungsfähigkeit wieder weg – meist sogar schlechter als zuvor. Auch platzt dann die Hoffnung, dass alles wieder besser wird.

Es gibt Fälle, in denen Betroffene von regelrechten Achterbahnfahrten berichten – insbesondere, wenn das Umfeld auf Aktivität und Normalität drängt. Es heißt so schön: „Ich tue nicht so, als wäre ich krank. In Wirklichkeit tue ich den ganzen Tag so, als wäre ich nicht krank." Das kann dazu führen, dass Betroffene, auch aus finanziellen Nöten getrieben, einen oder zwei Tage in der Woche arbeiten, aber den Rest der Woche auf dem Sofa oder im Bett verbringen. Nur: Das sieht eben niemand.

Sinkt der Adrenalinspiegel wieder, sind die Folgen auch körperlich nicht zu vermeiden. Der sinkende Adrenalinspiegel sorgt für Konzentrationsprobleme, Abgeschlagenheit, Erschöpfung und eine generell starke Reizbarkeit. Das liegt daran, dass der Blutzuckerspiegel – zuvor vom Adrenalin künstlich in die Höhe getrieben – deutlich absinkt. Heißhunger auf kohlenhydratreiche Nahrung ist die Folge und oft „unkontrolliertes Fressen", beispielsweise von Süßigkeiten.

Eine weitere Folge des sinkenden Adrenalinspiegels ist, dass Puls und Blutdruck sinken, die Durchblutung insgesamt zurückfährt. Betroffene frösteln und fühlen sich kalt, haben kalte Hände und Füße, sehen bleich aus.

Dies bedeutet, dass es kaum vermeidlich ist, dass ein Betroffener sich nach einem Adrenalinschub zunächst schlechter fühlt und auch die Symptome sich verschlechtern. Diese Phase nennt man PEM – Post Exertional Malaise (bisweilen auch PENE genannt).

Es ist sehr wichtig, dass Ärzte, Behandler, aber auch Sozialversicherungsträger und Gutachter, diesen Mechanismus bei ME/CFS-Patienten verstehen. Denn auch wenn ein Patient sehr glaubwürdig seine Symptome vorträgt, kann er in der konkreten Situation normal leistungsfähig und „wach" wirken. In der Realität führt dieser Umstand sehr oft zu einer Fehlinterpretation der Schwere der Erkrankung und zu Gutachten, die schwerstkranken Menschen eine nahezu gute Gesundheit und Leistungsfähigkeit bescheinigen.

Der Psychiater Prof. Dr. Michael Stark in Hamburg, zuvor Chefarzt eines psychiatrischen Krankenhauses, hat in seinem Arbeitsalltag dort viele Patienten erlebt, die mit psychiatrischen Diagnosen eingewiesen wurden – aber bei denen er keine psychische Ursache für ihre Leiden feststellen konnte. Das hat ihn veranlasst, sich intensiv mit den Ursachen zu befassen und schließlich ist er zu den führenden ME/CFS-Experten in Deutschland geworden. Er betreibt heute eine Privatpraxis und ein privates Forschungsinstitut in Hamburg.

Professor Stark hat gemeinsam mit Kollegen Methoden aus der Sportmedizin für die Diagnose von ME/CFS adaptiert. Denn bei Hochleistungssportlern spielt die Funktion des autonomen Nervensystems eine große Rolle, Stress-Hormone wirken leistungssteigernd.

Bei ME/CFS-Patienten kann er mit hoher Treffgenauigkeit eine mangelnde Regulierungsfähigkeit des autonomen Nervensystems messtechnisch nachweisen. Dies belegt den „Dauerstress", in dem sich das Nervensystem von Betroffenen befindet, und die völlig fehlende Regenerationsfähigkeit.

Stark geht sogar noch weiter und wendet ein Verfahren an, das zuerst an der Stanford-Universität in den USA entwickelt wurde. In einem sogenannten funktionalen MRT (fMRT) werden Veränderungen bei der Informationsverarbeitung und der Aktivierung bestimmter Gehirnregionen sichtbar. So kann er mit großer Genauigkeit nachweisen, dass das Stresszentrum im Gehirn „überreagiert" und der Körper so durch die Ausschüttung von Stresshormonen in dem beschriebenen Dauerstress-Zustand gehalten wird und aus diesem nicht herauskommt.

Stark geht davon aus, dass dies ein möglicher Biomarker ist für die Diagnose von ME/CFS und betreibt dazu Forschung. Leider nur privat finanziert, da er mit seinem kleinen privaten Institut keinen Zugang zu entsprechenden Fördermitteln hat.

Dies deckt sich mit Erkenntnissen des Sportmediziners Prof. Dr. Perikles Simon von der Universität Mainz. Er stellte fest, dass die Blutzirkulation so beeinträchtigt ist, dass die Energieversorgung der Organe und Muskeln massiv eingeschränkt ist: „Das, was wir dann sehen ist, dass leider das Blut nicht gut genug zirkuliert und dass es zu einem Defizit an Sauerstoffaufnahme ins Zielgewebe kommt."

Muskulatur, die belastet wird, wird einfach zu schlecht durchblutet oder wird fehldurchblutet: „Das Blut rauscht vorbei an diesem Muskel oder Organ, ohne dass Sauerstoff aufgenommen werden kann. und in der Folge entsteht dort ein Sauerstoffdefizit."

Bis zu 30 Sekunden könne der Stoffwechsel im anaeroben Bereich noch diese Energie-Knappheit kompensieren – aber nicht länger. „Das heißt selbst wenn Muskelpartien nicht richtig durchblutet sind, ist der Körper noch in der Lage das zu verkraften, dass 30 Sekunden lang belastet wurde. Aber über 30 Sekunden? No way, das heißt ab dem Moment entsteht ein hypoxischer Schaden an der Muskulatur, und der muss eigentlich konsequenterweise in den Tagen danach zu Beschwerden führen."

Was Prof. Peters also bestätigt ist, dass zwar Sauerstoff im Blut ausreichend vorhanden ist, aber in der Peripherie nicht an die Organe abgegeben wird. Außerdem entstehe ein Teufelskreis: Die Organe melden die Unterversorgung ans Gehirn, das daraufhin Atmung und Herzschlag steigert, um die Versorgung zu verbessern. Nun kann das aber auch isoliert auftreten: durch „Stress" nur einiger Muskelpartien. Beispielsweise, wenn man am Computer etwas schreibt und dabei die Finger bewegt, die dann folglich sehr viel Energie benötigen. Oder wenn man Brot schneidet – also Dinge, die für gesunde Menschen völlig nebensächlich sind und keine Aufmerksamkeit erfordern. Bei ME/CFS-Patienten aber meldet das Gehirn: Versorgung hochfahren. Peters dazu: „Weil jetzt zu viel Sauerstoff im System sitzt, werden die meisten anderen Körperareale viel zu stark durchblutet und vor allem viel zu stark mit Sauerstoff versorgt. Das heißt, hier wird dann die Versorgungsleistung eingeschränkt. Und wenn ich jetzt nach dem Brot schneiden einfach nur anfange zu laufen, wundere ich mich plötzlich, wie schwer mir das fällt."

Eine weitere Folge ist, dass oxidativer Stress entsteht: Es entstehen sogenannte Sauerstoffradikale, die sich wiederum auf das Immunsystem auswirken. Das führe zu einer ganzen Kaskade von Konsequenzen aus einer kurzfristigen Überlast von nur einem kleinen Bereich. Ein großes Problem sei, dass das auch bei Gehirntätigkeit erfolgt. „Das heißt, ich habe kurzfristig multimodalen Input: Ich habe sowohl akustische Signale als auch optische Signale und gleichzeitig muss ich nachdenken. In dem Moment, wo das erfolgt, sind einfach kleinere Anteile des Gehirns nicht mehr gut genug mit Sauerstoff versorgt, weil nicht alle Bereiche bedient werden können, weil die Gefäßregulation bei den Patienten gestört ist".

In der Folge gebe dadurch das Gehirn das Signal „Hyperventiliere bitte – sorge dafür, dass da wieder Sauerstoff ankommt". Der ganze Rest des Organismus ist aber wieder überversorgt, mit allen Konsequenzen. Laut Peters belege das, dass selbst kleine Überlastungen in der Folge zu massiven Auswirkungen auf das Gesamtsystem führen. Dazu gehören auch sogenannte Sauerstoffradikale, oxidativer Stress, der sich auf das Immunsystem negativ auswirkt.

Seine Empfehlung: immer unterhalb der anaeroben Schwelle von 30 Sekunden Aktivität zu bleiben. Also seine Tätigkeiten in Intervalle je 30 Sekunden zu unterteilen. Sein Beispiel: 30 Sekunden die Spülmaschine ausräumen, dann mindestens 30 Sekunden Pause machen und beispielsweise ruhig sitzen, und dann wieder 30 Sekunden die Spülmaschine ausräumen. Und so weiter. Natürlich ist das im Alltag schwer bis gar nicht realisierbar – und auch für viele schwerer von ME/CFS betroffene Menschen unrealistisch, denn für sie reicht schon der Gang zum Klo oder Zähneputzen, um sie lange Zeit außer Gefecht zu setzen.

Anfang 2024 veröffentlichten Forscher um Avindra Nath eine kleine, aber in ihrer Art bisher einmalige Studie zu ME/CFS. Es war eine der teuersten ME/CFS-Studien, die je durchgeführt wurden. Die Idee stammte von dem ehemaligen NIH-Direktor Francis Collins, und die ungewöhnliche Studie war darauf ausgerichtet, dem NIH eine solide Grundlage zu bieten, um in einer umstrittenen Krankheit voranzukommen.

Die Studie wurde nicht entworfen, um die Ursache von ME/CFS zu bestimmen. Stattdessen war die 8 Millionen Dollar teure Studie mit ihrem akribisch rigorosen Auswahlverfahren für Patienten darauf ausgerichtet, eine sehr breite Palette von Faktoren zu untersuchen und solide Ansätze für zukünftige Forschung zu entwickeln.

Diese Aussicht schien in Zweifel zu geraten, als das NIH die Studie während der Pandemie einstellte und nie wieder eröffnete, sodass sie etwa 50 % unter ihrem ursprünglichen Ziel von 80 Teilnehmern blieb. Avindra Nath, der Leiter des Projekts, an dem schließlich über 75 Forscher beteiligt waren, sagte, es sei leicht das komplexeste Projekt gewesen, das er je geleitet habe. Nancy Klimas sagte, es sei „eine so gründliche Bewertung, wie sie jemals in einer klinischen Studie in irgendeiner Krankheit durchgeführt wurde".

Die Autoren gaben an, dass die Teilnehmer umfangreiche neuropsychologische Tests durchliefen, die darauf hinwiesen, „dass ihre Symptome zuverlässig waren und eine wahre Darstellung ihrer Krank-heit darstellten", und kamen zu dem Schluss, dass „psychiatrische Störungen in dieser Kohorte keine Hauptmerkmale waren und nicht für die Schwere ihrer Symptome verantwortlich waren". Tests des autonomen Nervensystems zeigten eine Zunahme der sympathischen und eine Abnahme der parasympathischen Aktivität bei ME/CFS, die nicht auf Depressionen oder Angstzustände zurückzuführen sind, was mit früheren Beobachtungen übereinstimmt. Gefunden wurden auch Auffälligkeiten in der Hirnfunktion, die dies begründen.

Da die Studie ein Durchbruch ist in der ME/CFS-Forschung und sicher zu weiteren Erkenntnissen führen wird, verlinken wir sie hier: *https://cutt.ly/Rw8haYQ9*

Es gibt aber auch einen weiteren neueren Ansatz, um den Krankheits-mechanismus zu erklären – der durchaus auch ergänzend mit der vorbeschriebenen Erklärung zusammenpasst.

Seit geraumer Zeit arbeiten Prof. Carmen Scheibenbogen (Charité) und Prof. Klaus Wirth (Goethe Universität Frankfurt) an einem Ansatz, um die Krankheit besser zu erklären und auch Wirkmechanismen für Medikamente zu finden.

Bei der Fachtagung des Fatigatio e.V. im September 2024 stellte Wirth die Ergebnisse der Arbeit vor und sprach von einer veränderten

Pathophysiologie „von einer kapillären hin zu einer mitochondrialen Dysfunktion". Der Auslöser der Erkrankung, eine Virusinfektion, verliere an Bedeutung, da ME/CFS sich selbst erhalte.

Die Kardinalmerkmale der Erkrankung sind, wie beschrieben, eine ausgeprägte Belastungsintoleranz und Post Exertionelle Malaise (PEM). Laut Wirth sind diese Symptome auf eine gestörte Mikrozirkulation (also gestörte Durchblutung der Kapillargefäße) zurückzuführen, die besonders die Muskulatur und das Gehirn betrifft.

Unter normalen Umständen würde die Muskulatur bei Belastung die Durchblutung um das 30-fache erhöhen, das Herz um das 4-fache. Bei ME/CFS sei dies aber aufgrund der gestörten Gefäße nicht möglich, was zu einer Minderdurchblutung und damit zu einer Störung des Muskelstoffwechsels führe.

Bei Durchblutungsstörungen wird der sogenannte Natrium-Protonen-Austauscher (NHE-1) aktiviert, auch „Natriumpumpe" genannt. Das führt zu einem Anstieg des intrazellulären Natriums in den Muskelzellen. Dies löst weitere Effekte aus. So beeinträchtigt die Natriumüberladung die sogenannte Natrium-Kalium-ATPase. Diese Funktion ist für den Ionenhaushalt wichtig und benötigt viel ATP. Wird sie nicht ausreichend aktiviert, verschlechtert dies die Muskelfunktion.

Ein weiterer von Wirth und Scheibenbogen beschriebener Punkt ist die Dysfunktion der Beta-Rezeptoren in den Zellen, die durch Adrenalin aktiviert werden. Diese Rezeptoren sind wichtig, um die Aktivität der Natrium-Kalium-ATPase zu stimulieren. Bei einem Anteil der ME/CFS-Betroffenen sind allerdings GPCR-Autoantikörper vorhanden, zu denen auch Beta-Autoantikörper gehören, die sich an den Beta-Rezeptoren in den Zellen fest andocken. Sie sind damit blockiert und können ihre normale Funktion nicht mehr erfüllen.

Die mangelnde hormonelle Stimulation der Natriumpumpe hat aber auch noch andere Auswirkungen. So betrifft sie die feinsten Nervenfasern, die „Small Fibers". Die Folge ist eine Small-Fiber-Neuropathie, die ebenfalls häufig bei ME/CFS diagnostiziert wird.

Normalerweise produzieren die Small Fibers CGRP (Calcitonin Gene-Related Peptide), ein Neuropeptid, das ebenfalls für die Aktivierung der Natriumpumpe wichtig ist. Sind die Small Fibers beschädigt und produzieren kein CGRP, verschlechtert das also die Fähigkeit des Körpers, auf Belastungen angemessen zu reagieren.

Und es gibt einen weiteren kritischen Punkt, nämlich eine Calciumüberladung der Muskelzellen. Normalerweise wird Calcium durch den Natrium-Calcium-Austauscher (NCX) aus den Zellen transportiert. Wenn jedoch in den Zellen zu viel Natrium vorhanden ist, kehrt sich dieser Effekt um und Calcium wird nicht aus der Zelle hinaus, sondern in sie hinein transportiert. Zusätzlich zur Natriumüberladung kommt es auch zu einer Calciumüberladung in den Muskelzellen, die die Mitochondrien (die Kraftwerke der Zellen) schädigen kann. Die Mitochondrien wiederum produzieren ATP und damit die Energie, die für die Muskelfunktion benötigt wird. Wird also zu wenig ATP produziert, wird die Belastungsintoleranz verstärkt. Das trägt zur Chronifizierung der Krankheit bei und führt zu einem Teufelskreis.

Die Natriumüberladung führt zur Calciumüberladung, was fortlaufend die Mitochondrien schädigt und die ATP-Produktion reduziert. Durch den Mangel an ATP funktioniert die Natrium-Kalium-ATPase nicht richtig und es geht von vorne los.

Gleichzeitig wird durch die Schädigung der Mitochondrien ROS produziert – reaktive Sauerstoffspezies. ROS behindert die Natriumpumpe und schädigt die Gefäße. Was dann wiederum zu weiteren Durchblutungsstörungen führt.

Dieser Teufelskreis ist selbsterhaltend und erklärt, warum die Krankheit sich in so vielen Fällen chronisch verschlechtert.

Wirth berichtete in der ME/CFS-Fachtagung auch, dass er an einem Medikament arbeite, um diesen Teufelskreis zu durchbrechen. Allerdings stecke die Medikamentenentwicklung noch in den Anfängen und es brauche noch viel Zeit und Geld. Der normale Horizont für so eine Medikamentenentwicklung sei in etwa sieben Jahre. Finanzierung vorausgesetzt.

Betroffenenbericht: **Lisa Weis**

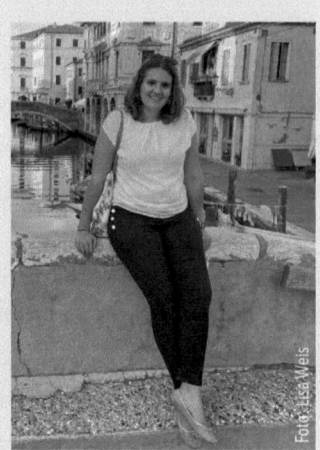

Lisa Weis aus Südtirol ist 22 Jahre alt und die Hälfte ihres Lebens an ME/CFS erkrankt – seit elf Jahren. Erst 2021 erhielt sie ihre Diagnose. Auslöser war bei ihr vermutlich das Epstein-Barr-Virus.

Du bist 22 Jahre jung und bereits seit 11 Jahren erkrankt. Wie fing es an – warst Du akut erkrankt? Oder eher unbemerkt?

Alles fing mit einer EBV-Infektion im Jahr 2011 an. Über Wochen lag ich mit Fieber, Kopfschmerzen, Müdigkeit und Halsschmerzen im Bett. Als die Infektion vorbei zu sein schien, die Blutwerte wieder im Normalbereich waren und ich wieder bereit für die Schule war, habe ich es nicht aus dem Bett geschafft. Jeder Schritt war schwer und bei der kleinsten Anstrengung kam das Fieber zurück.

Wie war der Krankheitsverlauf für Dich – direkt seit der akuten Erkrankung gleichbleibend oder eher schleichend? Wie hat sich das über die Jahre entwickelt?

Die ersten sechs Jahre der Krankheit waren sehr schwer. Ich habe viele verschiedene Diagnosen bekommen und bei jeder waren sich die Ärzte sicher, dass mit der richtigen Behandlung die Symptome verschwinden und ich wieder ein normales Leben führen könnte.

Als erstes bekam ich Anfang 2013 die Diagnose „Hashimoto" und auch „chronisch aktive Chlamydien-Pneumoniae-Infektion", die mit „Doxycyclin" behandelt wurde. Dieses Antibiotikum hätte auch bei einer noch bestehenden „Borreliose" geholfen, die 2004 zwar behandelt wurde – aber es gab noch den Verdacht, dass die Borreliose vielleicht auch ein Grund meiner Beschwerden war.

Im Jahr 2014 kam dann noch die Diagnose „Rheuma" dazu. Von dem Tag an habe ich wochenweise in der Kinder-Jugend-Rheumaklinik in Garmisch verbracht.

Ich wurde neben Medikamenten hauptsächlich mit Physio- und Ergo-Therapien, Massagen und mit Sport behandelt, was dazu geführt hat, dass ich nach jedem Aufenthalt einen langen Crash hatte. Das hat dann dazu geführt, dass mich meine Ärztin wieder in die Klinik schickte, weil sie dachte, es wäre das Beste.

Der Teufelskreis ging drei Jahre lang so weiter, bis ich die Behandlungen abgebrochen habe. Ich habe gelernt, mit Rheuma zu leben – trotzdem habe ich nie verstanden, warum ich nach kürzester Anstrengung wieder einige Tage mit Fieber im Bett verbringen musste.

Zwischen 2018 und 2020 ging es mir einigermaßen gut. Ich habe mein Abi gemacht, habe angefangen zu studieren und auch, wenn ich bei weitem nicht so belastbar war wie meine Klassenkameraden und Freunde, hatte ich fast so etwas wie ein normales Leben. Das Blatt hat sich aber so schnell gewendet, wie schon einmal, als ich nach dem Pfeifferschen Drüsenfieber zu schwach war, das Bett zu verlassen.

Es war Januar 2020 und ich gerade in meiner ersten Prüfungsphase im Studium, als ich plötzlich, während des Lernens in der Uni-Bibliothek, das altbekannte Fiebergefühl hatte. Mir war kalt, ich hatte Kopfschmerzen und konnte mich nicht konzentrieren. Nur wenige Stunden später saß ich in der Prüfung – der Raum war mir zu hell und mir war schwindelig und dann habe ich die Prüfung einfach abgebrochen. Ab diesem Moment wusste ich, es war wieder da – welche Krankheit auch immer „es" war.

Du hast die Diagnose erst vor kurzem gestellt bekommen. Von wem? Wie kam es dazu? Hast Du dazu etwas beigetragen, beispielsweise den Arzt informiert?

Die Diagnose habe ich im August 2021 vom Neurologen, Herrn Doktor Stingl aus Wien, bekommen. Durch Zufall habe ich im TV eine kurze Doku über ME/CFS gesehen. Mir kamen die Tränen, als ich gemerkt habe, dass ich seit Jahren die gleichen Symptome hatte und immer mit wahrscheinlich falschen Diagnosen gelebt habe.

Ich habe mich also schnell auf die Suche nach einem Arzt in meiner Nähe gemacht. Die Suche war leider erfolglos, aber ich habe dann beschlossen, mein Glück bei Dr. Stingl zu versuchen, auch wenn ich wusste, dass die 6-Stunden-Fahrt sehr kräftezehrend werden wird. Vier Wochen später saß ich also in seinem Arztzimmer und wusste, dass ich hier richtig bin und endlich Hilfe bekomme.

Wie hast Du die Ärzte erlebt in den Jahren – wurdest Du unterstützt? Die Zeit war für mich sehr schlimm. Vor allem als Jugendliche war es fast unerträglich, von Ärzten als Hypochonder abgestempelt und in Schubladen gesteckt zu werden. Unter den weit über hundert Ärzten, die ich in dieser Zeit aufgesucht habe, waren nicht mal eine Hand voll darunter, die mir versucht haben, wirklich zu helfen.

Dann kam es so weit, dass der Direktor der 6. Klasse uns um ein gemeinsames Gespräch mit meiner Kinderärztin bat – und obwohl meine Eltern den beiden erklärten, dass ich es wirklich nicht schaffe, in die Schule zu kommen, obwohl ich gerne lernen würde, hatte der Direktor verlangt, dass wir jeden Tag die Kinderärztin aufsuchen müssten, damit sie mich „krank" oder „nicht krank" schreiben könne. Wir hatten weiter vereinbart, dass ich mich, wenn es mir an einem Tag besser gehen sollte, mit „nur" drei Freundinnen beziehungsweise Mitschülerinnen – während der Schulstunden – in der Schulbibliothek für ein bis zwei Stunden treffen könnte, um wenigsten ein bisschen „am Schulleben" teilhaben zu können. Ein paar Wochen hatten wir das so probiert, aber es wurde zu anstrengend.

Spätestens in diesem Moment habe ich angefangen, an mir und meinen Symptomen zu zweifeln.

Zum Glück habe ich aber eine Psychologin gefunden, mit der ich alles aufarbeiten konnte – das hat mir persönlich sehr geholfen, die ganzen Traumata, die ich bei Ärzten erfahren hatte, hinter mir zu lassen.

Wie sieht es mit Deinen Freunden und Deinen Eltern aus. Hast Du Unterstützung? Wie gehen sie mit der Erkrankung um? Teile gern auch „Geschichten".

Von meinen Eltern bin ich von Anfang an unterstützt worden und auch heute noch machen sie alles, um mir zu helfen. Freunde habe ich, vor allem in den ersten Jahren der Erkrankung, viele verloren. Es war immer ein Kommen und Gehen, weil keiner mit der Krankheit, für die ich nicht einmal einen Namen hatte, umgehen konnte.

Schlimm wurde es 2015, als ich in der neuen Schule zwei Jahre lang gemobbt wurde, weil ich durch Klinikaufenthalte und Fieberschübe wochenlang gefehlt habe.

Mittlerweile habe ich zwei gute Freunde, die für mich da sind und sich auch in die Krankheit eingelesen haben.

Jana (Beste Freundin):

„ME/CFS ist nicht einfach nur eine Krankheit. Es raubt einem schleichend immer mehr Lebensqualität. Oft weiß ich nicht, was ich Lisa raten soll, geschweige denn, wie ich sie bestmöglich unterstützen kann. Ich habe Angst um meine Freundin."

Du bist 22 und bei Bell 40. Was macht das mit Dir? Wie gehst Du mit der Situation um?

Im Großen und Ganzen ist es für mich sehr schwer mit „Bell 40" zu leben, aber ich nutze jeden „guten Tag", um einen „schönen Tag" daraus zu machen.

Meistens sind es nur Kleinigkeiten, die für einen „normalen" Menschen selbstverständlich sind, wie beispielsweise in der Stadt einen Kaffee trinken zu gehen, einzukaufen oder einen kleinen Spaziergang mit meinem Hund zu machen.

Aber es gibt, durch meine derzeitige Medikation, auch die „sehr guten Tage", an denen ich auch mal einen Tagesausflug schaffe oder, was noch viel wichtiger für mich ist, einfach nur die unbeschwerte Zeit mit meinem Pferd zu genießen.

Es gibt aber genügend Tage, an denen ich einfach nur wütend bin, weil ich es nicht aus dem Bett schaffe – weil ich sehe, wie alle in meinem Alter ihr Leben leben, und meines am Tag der Erkrankung aufgehört hat.

Ich kann also nicht sagen, ich komme mit der Situation klar oder nicht, aber ich mache das Beste daraus und hoffe immer, dass der „schlechte Tag" am nächsten Morgen wieder zu einem „guten" wird.

Welche Symptome beeinträchtigen Dich am meisten?

Zurzeit ist es tatsächlich die Müdigkeit, die die Krankheit schwer macht – und der Schwindel durch den rasenden Puls. Dazu kommt die Konzentrationsunfähigkeit, „Brain Fog", Schwindel, Kopfschmerzen, Bauchkrämpfe – nach kurzer Anstrengung lassen die motorischen Fähigkeiten nach und ich liege stundenlang wach, ohne schlafen zu können. Aber auch die Tage „ohne Schmerzen" in den Gelenken und Muskeln werden immer weniger.

Du bist arbeitsunfähig, hoffst aber, Dein Studium bald fortsetzen zu können. Also hast Du Dein Studium krankheitsbedingt unterbrochen?

Im November 2020 wurde mir, inmitten einer Onlineprüfung, klar, dass ich das Studium, so wie ich es angefangen und geplant habe, nicht mehr fortsetzen kann. Zum Glück war damals der komplette Unterricht an der Uni „online" – trotzdem habe ich mich schweren Herzens dafür entschieden, nur mehr zwei von den fünf vorgesehenen Seminaren zu besuchen.

Am Ende des 3. Semesters, im Januar 2021, bekam ich zum wiederholten Mal eine Lungenentzündung – und als ich die bis Ende der Semesterferien auskuriert hatte, musste ich mir eingestehen, dass nun auch nur mehr zwei Seminare mein Energie-Level sprengen.

Am frühen Morgen aufzustehen und sich dann 1,5 Stunden am Stück zu konzentrieren, im schlimmsten Fall auch noch mitschreiben zu müssen, was der Professor hinter dem Bildschirm erklärt, war ab diesem Moment nicht mehr möglich.

Ich habe mir dann in dieser Zeit, zum wiederholten Male, Hilfe bei meiner Psychologin gesucht. Gemeinsam mit ihr habe ich beschlossen, mir ein Semester Auszeit zu nehmen und mich in dieser Zeit nach einer Fern-Uni umzuschauen.

Es hat nicht lange gedauert und ich habe „meine" Uni gefunden – ich kann das Gleiche studieren, habe aber keine fixen Vorlesungszeiten, sondern kann mir die Zeit einteilen, wie ich will.

Einen Tag nach meinem 22. Geburtstag habe ich gemerkt, dass die Krankheit von Woche zu Woche schlimmer wurde und ich immer noch keine Diagnose hatte – also habe ich die „Einschreibung für die neue Uni" trotzdem abgeschickt. Und auch, wenn ich es seit diesem Tag noch kein einziges Mal geschafft habe, in die Unterlagen zu schauen, ist es ein gutes Gefühl, jederzeit die Möglichkeit zu haben, weiter zu studieren.

Welche Perspektive siehst Du für Dich – wie geht es weiter?

Diese Frage finde ich sehr schwer. ME/CFS hat „Träumen fast unmöglich gemacht".

Wie geht's weiter? Diese Frage stelle ich mir jeden Tag zweimal.

Einmal am Morgen nach dem Aufstehen und einmal vor dem Schlafengehen, und jedes Mal sieht meine Perspektive anders aus. Das Wichtigste ist aber, dass ich kämpfen werde – nicht nur für mich, sondern auch für „Millions missing", die nicht mehr die Kraft dazu haben, aber die Chance auf ein Leben verdienen. Die Uni abzuschließen, wird immer mein großer Traum sein – und den werde ich versuchen, zu verwirklichen. Und wenn ich erst mit Ende 20 den Bachelor in den Händen halte, dann ist es eben so – denn auch, wenn es vielleicht nicht viele verstehen: Ich werde dann das Studium unter anderen Voraussetzungen fortgeführt haben als ein gesunder Mensch.

Schlussendlich wäre mir wichtig, dass Menschen ME/CFS nicht als psychisch abstempeln, ohne eine Ahnung zu haben, was die Krankheit wirklich bedeutet.

Ich habe keine Kraft mehr, jedem zu erklären, dass die Krankheit nicht nur „ein bisschen müde" bedeutet, sondern große Schmerzen und einen täglichen Kampf. Deswegen wünsche ich mir auch von der Politik, dass die Krankheit mehr Aufmerksamkeit bekommt und die Forschung endlich der Unbekannten auf die Spur kommt und wir wieder unser Leben zurückbekommen.

ME/CFS bei Kindern und Jugendlichen

Lange Zeit wurde ME/CFS als ausschließliches Problem für Erwachsene angesehen, doch Forschungsergebnisse zeigen ein anderes Bild auf: Kinder sind nicht immun gegen ME/CFS. Diese Erkenntnis wirft nicht nur ein Licht auf die Herausforderungen der Kindermedizin, sondern auch auf die dringende Notwendigkeit einer besseren Aufklärung und Erforschung dieser oft übersehenen Erkrankung.

Die Häufigkeit von ME/CFS bei Kindern und Jugendlichen weltweit wird mit 0,1 bis 0,5 % angegeben. Auf Deutschland bezogen wären das mindestens 40.000 Betroffene im Alter unter 18 Jahren, wobei Mädchen häufiger erkranken. Verlässliche Daten sind allerdings nicht vorhanden, auch aufgrund der hohen Dunkelziffer und vieler Fehldiagnosen.

ME/CFS bei Kindern ist eine komplexe und oft übersehene Realität. Obwohl die Symptome, denen bei Erwachsenen ähneln, treten sie bei Kindern teilweise anders auf und können schwerwiegender sein. So tritt bei Kindern, häufiger als bei Erwachsenen, eine orthostatische Intoleranz (POTS) auf. Das bedeutet, dass sie Symptome wie Schwindel, Benommenheit und Ohnmacht beim Aufstehen oder Ändern der Position erleben. Oft führt dies dazu, dass sie alles vermeiden müssen, was eine aufrechte Haltung erfordert. Das bedeutet, dass betroffene Kinder ihr Leben hauptsächlich liegend verbringen.

Eine der größten Herausforderungen bei ME/CFS bei Kindern ist die Diagnose. Dabei ist zu bemerken, dass die Krankheit bei Kindern meist spontan auftritt, in der Regel nach einer vorangegangenen Virusinfektion (zum Beispiel häufig mit dem Epstein-Barr-Virus EBV, das Pfeiffersches Drüsenfieber auslöst). Im Gegensatz dazu beginnt die Krankheit bei Erwachsenen meist eher schleichend und entwickelt sich über einen längeren Zeitraum. Aufgrund des Mangels an spezifischen diagnostischen Tests und der Tatsache, dass die Symptome oft mit anderen Erkrankungen verwechselt werden, können Kinder lange Zeit unbehandelt bleiben. Dies führt nicht nur zu einem Leidensweg für das betroffene Kind, sondern auch zu Frustration und Hilflosigkeit für die Eltern, die nicht verstehen, was mit ihrem Kind nicht stimmt. Kinderärzte kennen sich mit ME/CFS nicht aus und es gibt nur sehr wenige Anlaufstellen.

Die Herausforderungen sind dabei abhängig von Alter und Entwicklung der Kinder. So geht ME/CFS oft mit Schlafstörungen einher – doch auch die Pubertät führt zu einem sich ändernden Schlafrhythmus. Bei Kindern sind diffuse Kopf- und Bauchschmerzen in Folge ME/CFS häufig, aber es fällt ihnen oft schwer, diese ausreichend gut zu beschreiben. Und so werden auch Bauchschmerzen oft als Ausdruck psychischer Belastung fehlinterpretiert.

Kinder drücken sich häufig so aus, dass Erwachsene sie nicht verstehen. Oft haben sie Probleme, ihre Beschwerden klar zu benennen und einzuordnen. So berichten Eltern von „mürrischen" Kindern, die die „Lust verlieren", sich mit Freunden zu treffen. Konzentrationsprobleme haben, aggressiv reagieren oder Vermeidungsstrategien (zum Beispiel den Sportunterricht zu vermeiden) werden häufig geschildert. Auch, dass Kinder beim Spielen oder in der Schule nicht mehr mit anderen mithalten können. Diese Signale müssen erst mal verstanden und von anderen „normalen" alltags- und altersüblichen Phasen und Stimmungen unterschieden werden.

Natürlich können die Kinder nicht einschätzen, was da grade mit ihnen passiert – genauso wenig wie die Eltern und leider in den meisten Fällen auch die behandelnden Ärzte.

Und so werden Kinder oft zunächst fälschlicherweise mit Depressionen diagnostiziert, da ihre anhaltende Müdigkeit und Erschöpfung als psychisches Problem angesehen wird. Auch werden oft „Probleme im Elternhaus" oder „schulische Probleme" fälschlich und vorschnell als Ursache ausgemacht. So wird nicht selten den Eltern die Schuld an der Krankheit ihrer Kinder gegeben, mit bisweilen schrecklichen Folgen. So gibt es etliche bekannte Fälle, in denen Ämter Eltern ihre Kinder wegnehmen wollten, weil sie sie für die Krankheit ihrer Kinder verantwortlich machen. Auch Zwangs-einweisungen in psychiatrische Einrichtungen hat es gegeben. Aber auch erzwungenen Schulbesuch oder Zwang zu schädlichen Therapien.

Eltern werden abqualifiziert: Ihnen wird unterstellt, ihre Kinder zu vernachlässigen, sie zu schädigen und zu missbrauchen, oder sie werden als „Helikoptereltern" oder durch Unterstellung des „Münch-hausen-by-proxy-Syndroms" herabgesetzt und diffamiert, was sowohl die Eltern, als auch die betroffenen Kinder, schwer traumatisiert.

So kommt zu der enormen Belastung durch ein schwer krankes Kind noch der Kampf um Anerkennung und Hilfe hinzu. Oft kommt es zu dem Paradox, dass die Eltern umso mehr angezweifelt werden, je schwerwiegender die Symptome ihrer Kinder sind. Dies kann gerade für Familien mit schwer erkrankten Kindern zu massiven sozialrechtlichen Problemen führen. Im Gegensatz zu anderen Erkrankungen erhalten bei ME/CFS die schwer und schwerst Betroffenen am wenigsten medizinische und soziale Versorgung. Es ist beispielsweise nicht ungewöhnlich, dass Hausbesuche bei der Diagnose verweigert werden und sie keine ärztliche Betreuung erhalten. Es ist der Regelfall, dass mindestens ein Elternteil gezwungen ist zuhause zu bleiben, um sich in Vollzeit um das erkrankte Kind zu kümmern.

Schulische und soziale Probleme sind oft Folge von ME/CFS bei Kindern – und eben nicht Ursache. Da Kinder einen Großteil ihres Tages in der Schule verbringen, kann ME/CFS erhebliche Auswirkungen auf ihre schulische Leistung haben. Die chronische Erschöpfung und die damit verbundenen Symptome können es für Kinder schwierig machen, am Unterricht teilzunehmen, Hausaufgaben zu erledigen und Prüfungen zu schreiben. Dies führt nicht selten zu Schulabbrüchen, schlechten Noten und einer Verschlechterung des akademischen Fortschritts.

Dabei ist es bei Kindern meist ähnlich wie bei Erwachsenen: ME/CFS-Betroffene wollen, aber können nicht. Betroffene Kinder sind meist hoch motiviert und möchten am Unterricht teilnehmen. Das sollte es Ärzten eigentlich besonders einfach machen, Depressionen und psychische Leiden auszuschließen – weil diese meist zum Gegenteil führen, nämlich mangelnder Motivation und Rückzug.

Dennoch geht vielen der betroffenen Kinder mit der Zeit die für den Schulbesuch notwendige Energie verloren. Die Teilnahme am Unterricht ist dann oft nicht mehr oder nur noch eingeschränkt möglich. Das kann, ähnlich wie bei Erwachsenen, innerhalb eines Tages, einer Woche oder längerer Zeitabschnitte schwankend auftreten.

Das macht es sehr wichtig, dass die Schule und alle Lehrkräfte und begleitende Personen über die Krankheit und ihre Auswirkungen gut informiert sind und mithelfen, Lösungen zu finden, wie das Kind trotz seiner Einschränkungen weiterhin an der Schule teilnehmen kann.

Neben den physischen Symptomen kann die Erkrankung auch zu emotionalen und sozialen Belastungen führen. Kinder mit ME/CFS fühlen sich oft isoliert, da sie nicht in der Lage sind, an den Aktivitäten teilzunehmen, die für ihre Altersgruppe typisch sind. Dies kann zu Depressionen, Angstzuständen und einem Gefühl der Verlorenheit führen, dass das Selbstwertgefühl und die Lebensfreude des Kindes beeinträchtigt. Auch wenn die psychischen Probleme hier nicht Ursache, sondern Auswirkung der Erkrankung sind, werden sie oft als Grund für die Probleme angesehen. Weitere Diagnostik unterbleibt und damit fehlt dann auch die Diagnose.

Ein weiteres Problem ist eine häufige Verzögerung der körperlichen und geistigen Entwicklung betroffener Kinder. Die Krankheit kann dazu führen, dass Kinder bestimmte Meilensteine in ihrer Entwicklung verzögern oder verpassen, wie zum Beispiel das Erlernen neuer Fähigkeiten, das Eingehen sozialer Beziehungen oder das Erreichen von körperlichen Entwicklungszielen. Denn der soziale Kontakt mit Gleichaltrigen ist für die Entwicklung natürlich sehr wichtig.

Allerdings ist es auch so, dass die Heilungschancen bei ME/CFS im Kindesalter weit besser sind, als bei Erwachsenen. Eine australische Verlaufsbeobachtung von 700 jungen Patienten hat ergeben, dass mehr als die Hälfte der begleiteten Kinder über eine Remission der Erkrankung berichteten. Die mittlere Krankheitsdauer lag bei fünf (1–15) Jahren. Nach zehn Jahren waren weniger als 5 % der Befragten noch schwer krank.

Claudia Kühweg

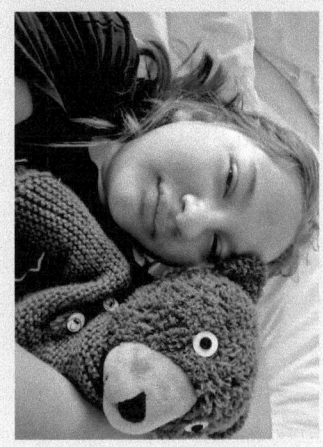

Claudia Kühweg ist die Mutter einer schwer von ME/CFS betroffenen Tochter. Die Erkrankung begann im Kindergartenalter. Claudia sagt, die Krankheit und insbesondere die langanhaltenden Crashs haben ihrer Tochter ihre Kindheit genommen. Die Tochter lebt mit einem Bell-Wert von 10 und einem Pflegegrad 5 und es stellen sich schwierigste Fragen, die eine Mutter nicht gestellt bekommen möchte.

Du sagst, dass die Krankheit bei Deiner Tochter im Kindergartenalter begann. Woran hast Du gemerkt, dass etwas nicht stimmt?

Emilie war fünf Jahre alt, da erkrankte sie an dem Pfeifferschen Drüsenfieber, dem Epstein-Barr-Virus, und seither war alles anders. Der Virus streckte sie so sehr nieder, dass sie, um den Infekt zu überstehen, sechs Wochen im Bett verbringen musste. Emi war seither nie ein Kind wie all die anderen. Allein zu Hause mit Schleich-Pferden zu spielen ging noch gut, aber schon der alltägliche Kindergartenbesuch erschöpfte Emi zusehends und brachte sie an ihre Grenzen.

Kleine Ausflüge oder Spaziergänge ließen sie resigniert zurück, ihr fehlte einfach die Kraft für Kleinigkeiten. Wenn andere Kinder erst richtig Gas geben, Verstecken spielen, rennen, mit dem Roller fahren, einfach dem Leben freien Lauf lassen ... Leben, Toben, Lachen, all das ist Emilie verwehrt geblieben.

Ein Kind, welches infolge von Erziehern, Ärzten und auch Kindern in Frage gestellt, ausgegrenzt und gemobbt wurde. Wie aber kann sich ein Kind mit fünf oder sechs Jahren Symptome wie Pudding in den Beinen, Herzrasen, schwarz vor Augen, unendliche, bleierne Schmerzen in Rücken und Beinen und migräneartige Kopfschmerzen aussuchen? Nur, um nicht am Leben und Spiel teilzuhaben müssen? Aus der Sicht einer Mutter: wohl kaum!

Sie konnte die Beschwerden selbst kaum einordnen, aber sie wusste, dass es ihr nicht gut ging. Dieses schwere, beängstigende, kaum nachzuvollziehende Gefühl in der Herzgegend und dieses Flimmern vor den Augen, machten meiner Tochter nicht nur Angst, sondern ließen sie insgeheim auch ein Stück weit mutlos werden.

Die vielen Krankenhausaufenthalte und Arztbesuche ließen nicht nur Emilie, sondern auch mich oft voller Wut, Unverständnis und Traurigkeit zurück. Behandelt zu werden wie ein Simulant, als könnte ein Kind nicht Kind sein wollen, um einfach Spaß zu haben, eben einfach spielen ...

Das Unheil nahm seinen Lauf. Fünf Mal hatte sie Corona in der Grund- und Oberschule und das bescherte uns den Supergau ...

Inzwischen ist Deine Tochter 13 und ihr Zustand hat sich über die Jahre verschlechtert. Wie war der Verlauf?

Emilie wurde ein Jahr im Kindergarten zurückgestellt, also erst mit 7 Jahren eingeschult, da sie für ihr Alter einfach zu langsam war, so könnte man es nennen. Im Grundschulalter waren die körperlichen Beeinträchtigungen nach drei Mal Corona schon massiv.

An Wandertagen konnte sie nicht mehr mithalten und musste von mir abgeholt werden. Aber vor allem im Sportunterricht, so ab der zweiten Klasse, bekam Emi vom Sportarzt des Schulamtes eine Dauersportbefreiung, da allein der Sportunterricht zum körperlichen Zusammenbruch führte. Der Rucksack war zu schwer, das Stockwerk in der Schule zu hoch. Die Diagnose lautete nach wie vor Migräne.

Später dann hatte Emi die Bildungsempfehlung fürs Gymnasium, was aber für uns zu keiner Zeit in Frage kam. Ich wusste, dass Emi diesem Leistungsdruck in keiner Weise hätte gerecht werden oder standhalten können.

Zusehends schlichen sich nach zwei weiteren Coronainfektionen Konzentrationsschwierigkeiten, Brain Fog und tagelange Migräne-Attacken hinzu. Nach dem Wochenende schaffte es Emi maximal bis Mittwoch zur Schule zu gehen, man könnte es eher schleppen nennen. Mit unbändigem Willen versucht sie, mit den anderen Kindern mitzuhalten und sich zu integrieren.

Aber das Mobbing, welches mittlerweile nicht nur von den Mitschülern ausging, sondern auch von den Lehrern, rissen selbst mir als Mutter fast das Herz heraus. Ein Lehrer in der 5. Klasse ist mir besonders in Erinnerung geblieben. Er schürte dieses Mobbing noch, indem er meine Tochter immer wieder bloßstellte. Es stellte sich heraus, er war im zweiten Beruf Rettungssanitäter. Er sagte mir in einem Lehrer/Eltern Gespräch, dass man es mit Ibuprofen schon wieder richten könne.

Auf Grund dieses geschürten, abartigen Mobbings, anders kann man es nicht nennen, mussten wir dann gezwungenermaßen die

Schule wechseln. Zwar kamen wir vom Regen in die Traufe, aber zumindest hatten wir das Mobbing los, in der neuen Schule wurden diese „Probleme" lediglich totgeschwiegen.

Wandertage waren dann gar nicht mehr möglich. Ich erinnere mich an einen Wandertag in der fünften Klasse, an dem ich als Mutti teilhaben durfte, damit sich Emi sicherer fühlte. Sie kämpfte und quälte sich wieder bis zuletzt, das heißt, nach der Hälfte der Strecke brach sie regelrecht zusammen. Wir hatten das Glück, dass in der Nähe ein Eiscafé war, wo Emi sich ausruhen konnte. Den Wandertag mussten wir abbrechen und mit dem Taxi nach Hause fahren.

Zusammenfassend kann man sagen, Emi schleppte sich mit eisernem Willen durch fünf Jahre Schule, belohnt wurde sie mit Mobbing und Ausgrenzung, um dann kurz vor dem finalen Zusammenbruch zurückzubleiben.

Wir hatten das Glück, bis heute, dass wir von einer Mitarbeiterin des Schulamtes, welches mit Herz und Verstand hinter Emilie steht, betreut werden, dafür sind wir unendlich dankbar. Denn auch der Versuch des Onlineunterrichts und des Hausunterrichtes scheiterte kläglich.

Grade bei kleinen Kindern sind die Symptome meist sehr schwer einzuschätzen. Wie sind Eure Ärzte damit umgegangen?

Unsere Kinderärztin verwies uns des Sprechzimmers, da Emilie mit ihren Beschwerden kein akuter Fall sei. Sie hätte in den letzten Tagen einen akuten Fall gehabt, da sei ein kleiner Junge in das Sprechzimmer gekommen, welcher sich gekrümmt hätte. Dieser wurde in die Notaufnahme eingeliefert, eben ein Notfall. Hier, bei

Emi, handelte es sich lediglich um Kopfschmerzen und diffuse Beschwerden.

Auf der Suche nach einem neuen Kinderarzt wurden wir sieben Mal abgewiesen. In diversen Kliniken, ebenso der Uniklinik Leipzig, konnte keine Diagnose gestellt werden. Erst im letzten, als Emilie inzwischen 13 war, wurde endlich die Diagnose ME/CFS von der Chefärztin der Neuropädiatrie in Plauen gestellt.

Wie lange hat es gedauert, bis die Diagnose ME/CFS endlich feststand?

Insgesamt dauerte dieser lange, traurige, extrem kräftezehrende, emotionale und sehr steinige Weg bis zur Diagnose ME/CFS acht Jahre. Das sind, bei ehrlicher, sehr trauriger Betrachtungsweise, fast 3000 Tage, an denen ich mit meinem Kind an der Hand durch eine Hölle ohne Ende gegangen bin.

Deine Tochter hat aktuell Pflegegrad 5. War der Umgang mit der Pflegekasse einfach – oder welche Herausforderungen hattest Du zu meistern?

Der Weg mit der Pflegekasse begann vor über einem Jahr, damals im Februar 2023. Emilie konnte zu diesem Zeitpunkt die Schule schon nicht mehr besuchen. Trotz dieses Umstands stellte die Pflegegutachterin bei Emilie lediglich Pflegegrad 1 fest. Daraufhin ging ich in Widerspruch und im Mai 2023 bekam Emilie dann Pflegegrad 3 zugestanden. Zu diesem Zeitpunkt war Emi allerdings bereits bettlägerig. Seit November 2023 werden wir vom Kinderhospiz in Chemnitz betreut. Hier legte man uns eine Wiederbegutachtung nahe, bei der der Gutachter Pflegegrad 5 feststellte.

Rückblickend kann man sagen, dass die Pflegebegutachtung sich über ein Jahr hingezogen hat und man fühlte sich wie auf dem Basar. Einen Gutachter zu bekommen, welcher sich mit ME/CFS bei Kindern auskennt, scheint einem Glücksspiel gleich.

Grade ein krankes Kind ist für die Eltern eine unbeschreibliche Belastung. Wie gehst Du mit der Erkrankung Deiner Tochter um? Was bedeutet sie für Dich?

Was macht die Erkrankung von Emilie mit mir? Seit nunmehr acht Jahren begleite ich meine Tochter durch alle Höhen und Tiefen ihres Kinderlebens. Ein Kinderleben oder zumindest das, was davon übriggeblieben ist.

Meine Tochter hat ihr Kinderleben verloren oder verpasst. Ich musste mir eingestehen, dass ihre Kindheit an der Kinderzimmertür endet.

Sie hat sich ihr kleines Universum geschaffen – was für sie oft akzeptabel oder auch nicht akzeptabel ist, das muss auch ich so akzeptieren. Ich sehe, dass ihr der alltägliche Kampf mit der Zahnbürste sehr weh tut. Oder die Versuche, die Gabel selbst zum Mund zu führen ...

Dem „Ladekabel des Akkus" meiner Tochter ist an der Zimmertür der Stecker gezogen worden, die Steckdose zum Aufladen haben wir noch nicht gefunden.

Ihre Kindheit hat Emi unwiederbringlich verpasst. Was bleibt, ist die Hoffnung auf ein Stück Jugend. Ein kleines Stückchen würde uns reichen ... Oft weine ich insgeheim, für mich ganz allein, und verbeiße mir in ihrer Gegenwart die Tränen und hoffe auf ein Wunder, welches noch keiner gefunden hat. Viele Freunde und Verwandte haben uns verlassen, eigentlich alle. Letztendlich muss ich mir eingestehen, dass uns niemand mehr geblieben ist. Emis größter Wunsch ist, noch einmal ihre Geschwister zu sehen, aber erwarten kann man es nicht, um es mit ihren Worten zu sagen.

Um ehrlich zu sein, muss ich alle kleinen Dienstleistungen oder Gefälligkeiten bezahlen, einen Weggefährten, der mir bei Emis Erkrankung zur Seite stehen würde, ist lediglich noch das Hospiz.

Du hast ein Kind, das grade 13 Jahre alt ist, und das Hospizversorgung erhält. Was macht das mit Dir?

Hätte mir bei Emilies Geburt jemand gesagt, dass mein Kind durch einen Virus einmal schwer krank werden würde, mit Pflegegrad 5 und Betreuung durch das Hospiz, ich hätte es nicht geglaubt. Eigentlich kommt es mir jetzt auch oft so vor, wie in einer surrealen Welt zu sein, in der man nichts anderes machen kann, als zu funktionieren. Dass dies hätte ihr passieren können, an einer Krankheit wie ME/CFS zu erkranken? Ganz klar, NEIN!

Dann kam schleichend der Punkt, an dem ich mich entscheiden musste, aufzugeben oder zu kämpfen – und das jeden Tag und jede Nacht! Jede Mutter weiß, dass es dafür eigentlich nur eine Option gibt.

Die Liebe zu meinem Kind treibt mich an und ich hoffe auf ein Wunder. Die Frau vom Hospiz hat mich oft gefragt, Frau Kühweg, können Sie loslassen, wenn der Tag X kommt? Ich weiß es nicht, welche Mutter kann diese Frage schon beantworten?

Und so kämpfe ich jeden Tag, jede Minute und jede Sekunde gegen ME/CFS, das Monster danach ...

Du sagst, dass die Krankheit Deiner Tochter die Kindheit genommen hat. Wie geht Deine Tochter damit um?

ME/CFS hat Emi nicht nur die Kindheit genommen, sondern auch den Beginn ihrer Jugend. Während andere Mädchen im ihrem Alter Klamotten shoppen gehen, sich schminken und die Kosmetikabteilung im dm unsicher machen oder sich das erste Mal verlieben, liegt Emi in ihrem Bett und das Gedankenkarusell übermannt sie regelrecht.

Und so kommen immer wieder Fragen auf, auf welche ich keine Antwort finden kann, um meinem Kind doch diese erdrückende Angst nehmen zu können. So stellen sich Fragen, ob es überhaupt je möglich ist, einen Schulabschluss zu machen oder gar einen Beruf zu erlernen? Oder ob die Gründung einer Familie möglich ist, mit Mann und Kind? Von kleinen Fragen nach der Möglichkeit einer Urlaubsreise oder tiefgründig, was mal aus ihr wird, wenn ich mal nicht mehr da bin, ganz zu schweigen. Es ist einfach traurig zu sehen, dass selbst die Planung eines gemeinsamen Essens oder zusammen einen Film zu schauen, nicht möglich ist.

Bell 10 bedeutet, dass kaum noch etwas geht und alles eine Tortur ist. Als Eltern hat man immer Hoffnung – wie sieht das mit Deiner Tochter aus?

Mittlerweile ist Emi bei Bell 10 und was sich ein Außenstehender kaum vorstellen kann, ist hier gelebte Realität. Emi hatte hüftlange, schöne Haare, ihr Markenzeichen. Leider wurde allein das Kämmen der Haare derart zur Tortur, dass sie sich schließlich, mit Tränen in den Augen, von dieser Pracht verabschieden musste. Ebenso ist ihre notwendige Brille, Emi ist weitsichtig, nicht mehr tragbar, da selbst diese eine Belastung ist.

Der längste sogenannte Crash dauerte fast 8 Wochen, für Menschen, welche dieses Monster von Krankheit nicht kennen, überhaupt nicht vorstellbar. Aber um es kurz zu verdeutlichen, was meiner Tochter tagtäglich die Kraft raubt, sind unendliche Schmerzen an den Gliedmaßen, als hingen Gewichte an einem, dazu laufen wie unter Wasser, natürlich gegen den Strom, das Gefühl einer schweren Grippe on top. Dazu Licht- und Lärmempfindlichkeit, mit Herzrasen und einem Ruhepuls bis 170. Das lässt jede Bewegung, jeden gesprochenen Satz zum Marathon werden.

Fakt ist: Ganz normale Dinge, die für andere Menschen eben alltäglich, selbstverständlich sind, bedürfen oft mehrere Anläufe, manchmal Tage, manchmal auch Wochen. Dazu gehört zum Beispiel zu duschen und auch Haare zu waschen. Von einem lebenshungrigen kleinen Mädchen ist nicht mehr übrig geblieben als eine reglose Hülle.

Schon für Erwachsene ist die Krankheit schwer zu bewältigen und das Umfeld wendet sich oft ab. Wie ist das für Euch? Wie geht Euer Umfeld mit der Erkrankung Deiner Tochter um?

Lange habe ich versucht, diese Lüge aufrecht zu erhalten, dass wir nicht alleine sind, aber wir sind es, zumindest fast. Unser komplettes Umfeld hat mit Flucht reagiert. Ich weiß nun, wie es sich anfühlt geghostet zu werden. Die Stelle, an der ich für andere irgendwann mal da war, haben viele leider vergessen.

Vielleicht kann man es auch nicht erwarten und es ist auch die Angst davor, ich könnte direkt um Hilfe bitten. Andererseits gab es am absoluten Tiefpunkt auch Menschen, die uns unkompliziert und großzügig unter die Arme gegriffen haben, dafür bin ich unheimlich dankbar. Menschen, von denen ich bis heute nicht wirklich weiß, wer sie wirklich sind, bei so viel bedingungsloser Hilfe fehlten dann auch mir kurz die Worte. An der Stelle ein herzliches Dankeschön an Krissi und ihre Familie und an Anja.

Viele wollten helfen und wurden herb von ihrer Umwelt enttäuscht, denn der an den Tag gelegte Enthusiasmus, mit dem man ungebremst dann doch gegen eine Wand von Interessenlosigkeit ihrer Mitmenschen gefahren ist, kann unheimlich enttäuschend sein. Diese Erfahrung hätte ich manch einem dann doch gern erspart.

So wurden zum Beispiel für unsere Spendenaktion, um Emilie eine Immunadsorption zu ermöglichen, 2000 Flyer gedruckt und verteilt, leider mit einem Erfolg gen Null.

Innerfamiliär wurde uns Hilfe nur unter der Prämisse angeboten, dass ich dann explizit darum betteln müsse. Aber ich bin nach wie vor der Meinung: Wer helfen will, tut dies aus freiem Herzen und unkompliziert, eben für Emi.

Wenn man Deine Tochter und Dich nach der Zukunft fragt, woran denkt Ihr dann?
Ja, wenn man uns nach der Zukunft fragt? So hoffen wir auf ein Wunder! Ein Wunder, dass wir eine lebenswerte, glückliche Zukunft als Familie haben, die unbeschwert das Leben genießen kann. Fernab von Schmerzen, Isoliertheit und Hoffnungslosigkeit. Eben einfach leben, lieben, lachen, glücklich sein ...

Was ist PEM – und warum Pacing die aktuell beste Medizin ist

Post-Exertional Malaise (PEM), zu Deutsch etwa „Verschlechterung nach Belastung", ist ein zentrales und belastendes Symptom. Für ME/CFS ist es das Kardinalsymptom, ohne das eine Diagnose nicht möglich ist.

PEM beschreibt eine extreme, anhaltende Erschöpfung und Verschlimmerung von Symptomen nach körperlicher oder geistiger Anstrengung, die nicht im Verhältnis zur ausgeübten Aktivität steht. Im Gegensatz zur normalen Erschöpfung, die nach Ruhe oder Schlaf nachlässt, kann sich PEM über Tage oder Wochen hinziehen und lässt sich durch Ruhe nicht beheben. Es handelt sich um eine komplexe physiologische Reaktion, die mehrere Körpersysteme stört. Laut der CDC (Center for Disease Control in den USA) ist PEM die Verschlechterung der Symptome nach selbst geringfügiger körperlicher oder geistiger Anstrengung, wobei die Symptome in der Regel 12 bis 48 Stunden nach der Aktivität schlimmer werden und tagelang oder sogar wochenlang anhalten. Dies bedeutet, dass ein scheinbar harmloses Training oder ein kurzer Stressausbruch eine Kaskade von immuno- und neurologischen Dysfunktionen auslösen kann, die Patienten dazu bringen, für eine längere Zeit nicht mehr normal zu funktionieren.

Auch besteht bei Belastungen immer das Risiko, dass die durch PEM verstärkten Symptome dauerhaft bestehen, es durch Belastung außerhalb der engen Energiereserven von Betroffenen also zu einer anhaltenden Verschlechterung kommt.

PEM setzt oft erst zeitversetzt nach einer Belastung ein. Das ist auch der wichtige Punkt für Ärzte: Während ein gesunder Mensch sich nach Belastung schnell wieder erholt und bei Wiederholung einer Übung am nächsten Tag meist sogar etwas leistungsfähiger ist, benötigen ME/CFS-Betroffene für die Erholung mindestens zwei Wochen. Eine Wiederholung einer Übung am nächsten Tag verdeutlicht dies durch einen massiven Leistungseinbruch. Die an anderer Stelle beschriebene Handkraftmessung im Abstand einer Stunde macht diesen Effekt bereits deutlich und wird daher beispielsweise von der Charité zur Diagnose eingesetzt.

Eine normale Belastungsintoleranz setzt in der Regel auch sofort ein, noch während einer Belastung. ME/CFS-Patienten können aber häufig während der Belastung, Adrenalin sei Dank, noch ganz gut funktionieren. Erst durch die Wiederholung wird der Effekt deutlich und die Symptomverschlechterung setzt meist Stunden bis Tage nach der Belastung ein. Das macht es für Mediziner oft schwer greifbar. Wenn der Patient in der Praxis ist, geht es ja – und den Crash im Anschluss sieht er nicht. Richtiger wäre vermutlich auch, Post-Excertional Malaise nicht als „Belastungsintoleranz" zu übersetzen, sondern als dysregulierte (fehlregulierte) post-exertionelle Erholung. Es führt auch oft zu Unverständnis Seitens Medizinern, wenn die Wiederholung nicht durchgeführt wird und der Effekt von PEM damit nicht sichtbar wird. Dann wird den Patienten häufig nicht geglaubt oder ihnen gesagt, sie würden sich anstellen.

BELASTUNGSINTOLERANZ UND PEM VERSTEHEN

REAKTION

BELASTUNG

Dauerhafte
Belastungs-
Intoleranz

Akuter Effekt

ERHOLUNG

Dysregulierte
Erholung
(PEM, PENE „Crash")

Post-akute Effekte

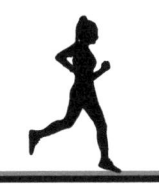

< 1 - 1 h   > 1 - 2 h   14 h

BELASTUNGSINTOLERANZ

- mangelnde körperliche Belastbarkeit
- inadäquate körperliche Reaktion auf Belastung
- z. B. Dyspnoe, überschießende Tachykardie, Leistungsdefizit
- Oft zusammen mit osthatischer Intoleranz (Symptomverschlimmerung beim Aufrichten, POTS)

DYSREGULIERTE ERHOLUNG

- anstrengungsinduzierte Symptomexazerbation (PEM, PENE)
- oft verzögert
- Dauer: < 14 h leicht, > 14 h schwer (ME/CFS)
- Erfassung: DSQ-PEM (Behrends et al 2021)
- Häufig bei post-akuten Infektionssyndromen
- Nach physischer, mentaler, kognitiver Belastung

Die genauen Ursachen von Post-Exertional Malaise sind noch nicht vollständig verstanden, doch viele Forscher vermuten, dass eine gestörte Reaktion des Immunsystems und des Energiestoffwechsels eine zentrale Rolle spielt.

Forscher arbeiten noch daran, die Mechanismen hinter PEM vollständig zu verstehen. Es ist jedoch klar, dass das Immunsystem eine zentrale Rolle spielt. Forschungen des NIH (National Institute of Health in den USA) haben gezeigt, dass Immunzellen bei CFS-Patienten oft Anzeichen einer chronischen Aktivierung und Dysfunktion zeigen, was zu der entzündlichen Reaktion beiträgt, die PEM antreibt. Diese Immunfehlfunktion kann zu einer Vielzahl von Symptomen führen, von kognitiver Trübung bis hin zu schweren Schmerzen, abhängig von den spezifischen Auslösern und Verwundbarkeiten des Einzelnen.

Studien deuten auch darauf hin, dass Menschen mit ME/CFS nach körperlicher oder mentaler Belastung eine abnormale Reaktion des Körpers zeigen, die zu einer Überlastung von Systemen führt, die normalerweise Energie produzieren und verbrauchen. Eine Hypothese besagt, dass die Zellen bei Betroffenen nach Belastung nicht in der Lage sind, ausreichend Energie bereitzustellen, was zu einer Art „energetischem Zusammenbruch" führt.

Diese energetischen Störungen scheinen auf eine Fehlregulation der Mitochondrien hinzudeuten – den „Kraftwerken" der Zellen. Mitochondrien sind für die Umwandlung von Nährstoffen in Energie verantwortlich, und bei Menschen mit PEM scheint dieser Prozess gestört zu sein, was die dramatische Verschlechterung nach Aktivität erklären könnte. Weitere mögliche Faktoren, die mit PEM in Zusammenhang gebracht werden, umfassen Entzündungen im

Gehirn, ein unausgeglichenes autonomes Nervensystem (die Balance zwischen Sympathikus und Parasympathikus), sowie abnormale Immunantworten. Darauf gehen wir an anderer Stelle gesondert ein.

Die Diagnose von PEM beruht auf der Erkennung des charakteristischen Symptommusters, das nach Anstrengung auftritt. Die Richtlinien der CDC legen nahe, nach der Ursache für Verschlechterung der Symptome zu suchen, die mindestens 24 Stunden nach der Anstrengung anhalten. Darauf sollte man dann entsprechend reagieren und seinen Tagesablauf anpassen.

PEM äußert sich nicht nur in Erschöpfung, sondern kann ein breites Spektrum an Symptomen hervorrufen, die sich deutlich verstärken. Dazu gehören unter anderem:

1. **Extreme Erschöpfung:** Menschen mit PEM berichten häufig von einer lähmenden Erschöpfung, die weit über das hinausgeht, was gesunde Menschen nach einer anstrengenden Aktivität erleben. Diese Erschöpfung tritt oft verzögert auf, das heißt die Betroffenen fühlen sich zunächst vielleicht nur etwas erschöpft, doch Stunden oder sogar Tage nach der Belastung schlägt die Erschöpfung mit voller Wucht zu. Betroffene beschreiben das so, als ob statt Blut flüssiges Blei durch die Adern gepumpt wird. Auch ist diese Erschöpfung etwas ganz anderes als Müdigkeit im Sinne von Schläfrigkeit.

2. **Kognitive Beeinträchtigungen:** Oft als „Brain Fog" bezeichnet, erleben viele Menschen mit PEM Schwierigkeiten, klar zu denken, sich zu konzentrieren oder Informationen zu verarbeiten. Selbst einfache mentale Aufgaben können überwältigend wirken, und die kognitiven Symptome können ebenso lange anhalten wie die körperliche Erschöpfung.

3. **Schlafstörungen:** Trotz intensiver Erschöpfung leiden viele Betroffene an Schlafstörungen. Dies kann in Form von Schlaflosigkeit, unruhigem Schlaf oder dem Gefühl auftreten, nach dem Schlaf nicht erholt zu sein.

4. **Schmerzen:** PEM kann bestehende Schmerzen verstärken, einschließlich Muskelschmerzen, Gelenkschmerzen oder Kopfschmerzen. Diese Schmerzen können sehr intensiv sein und sind oft schwer zu lindern.

5. **Grippeähnliche Symptome:** Manche Betroffene berichten von grippeähnlichen Symptomen nach Belastung, darunter Fieber, Schüttelfrost, Halsschmerzen oder geschwollene Lymphknoten. Dies könnte ein Hinweis auf eine abnorme Immunreaktion sein.

6. **Kreislaufprobleme:** Menschen mit PEM erleben oft ein Gefühl der Benommenheit, Schwindel oder Herzrasen, insbesondere wenn sie stehen oder sich bewegen. Dies könnte mit der Dysregulation des autonomen Nervensystems zusammenhängen.

Das wohl charakteristischste Merkmal von PEM ist die verzögerte Reaktion. Diese Verzögerung macht es für Betroffene schwierig, den Zusammenhang zwischen Aktivität und Verschlechterung zu erkennen, was das Management der Erkrankung weiter erschwert.

Ein weiteres wichtiges Merkmal von PEM ist, dass selbst geringe und geringste Anstrengungen wie Körperhygiene oder leichte Hausarbeit zu einer erheblichen Verschlechterung führen können. Dinge, die für gesunde Menschen trivial erscheinen – wie ein kurzer Spaziergang, eine einfache Besorgung oder auch ein kurzes Gespräch mit einer Freundin – können bei Menschen mit PEM eine schwere Reaktion auslösen.

Deswegen empfehlen Experten sogenanntes Pacing.

Pacing ist das vielleicht wichtigste Mittel zur besseren Bewältigung der Symptome von ME/CFS und wird bei vielen chronischen Krankheiten eingesetzt. Bei ME/CFS ist es von zentraler Bedeutung wegen des Kardinalsymptoms PEM (oder PENE).

Pacing ist eine Strategie, bei der Betroffene ihr Aktivitätsniveau sorgfältig mit Ruhephasen ausbalancieren, um Symptome zu vermeiden und ihre Energievorräte effektiv zu verwalten. Dabei werden Aufgaben in kleinere, überschaubare Segmente unterteilt und über den Tag verteilt, durchsetzt mit ausreichenden Ruhepausen. Das Ziel des Pacing ist es, Überanstrengung zu verhindern und die anschließenden Zusammenbrüche, sogenannte Crashs, zu vermeiden, die häufig bei ME/CFS auftreten.

Durch das Pacing sollen Aktivitäten so gestaltet werden, dass ein stabileres Energieniveau aufrechterhalten, Symptomschübe reduziert und im Idealfall im Laufe der Zeit allmählich eine Toleranz gegenüber Anstrengung aufgebaut wird. Das soll dazu führen, die Lebensqualität mit der Krankheit insgesamt zu verbessern. Eine Heilung kann Pacing nicht bringen, aber je nach Schweregrad doch deutliche Verbesserungen.

Innerhalb der individuellen Energiegrenzen zu leben, reduziert PEM und hilft Betroffenen daher, Ihre Symptome besser zu bewältigen.

Pacing ist kein Einheitskonzept, sondern eine anpassbare Strategie, die es ME/CFS-Patienten ermöglicht, ihre Aktivitäten an ihre individuellen Energiemengen und Bedürfnisse anzupassen. Neben den grundlegenden Prinzipien, realistische Ziele zu setzen, auf den Körper zu hören und Routinen zu etablieren, gibt es zahlreiche Beispiele für effektive Pacing-Techniken, die Patienten in ihren Alltag integrieren können.

Ein solches Beispiel ist die Aktivitätsmodifikation, bei der Aufgaben in kleinere, überschaubare Segmente aufgeteilt werden, die über den Tag verteilt sind. Anstatt zum Beispiel das gesamte Haus auf einmal zu reinigen, könnte ein Patient bestimmte Aufgaben zu verschiedenen Tageszeiten planen und sie mit Ruhephasen unterbrechen, um PEM zu vermeiden.

Häufig wird dabei von der Löffel-Technik gesprochen. Betroffene nennen sich dann manchmal „Spoonies" (Spoon = Löffel), weil sie beobachten, wie viel Energie sie für jede einzelne Aktivität benötigen. Stellen Sie sich vor, alles, was Sie tun, kostet „Löffel voller Energie".

Zu duschen kostet einen Löffel. Die Spülmaschine ausräumen kostet zwei Löffel. Sich eine Stunde mit einer Freundin zu unterhalten, kostet vier Löffel – und so weiter. Das ist natürlich hochgradig individuell und man muss sich selbst beobachten, um die eigene Menge an Löffeln für die einzelnen Aktivitäten einschätzen zu können. ME/CFS Betroffene haben nur eine begrenzte Zahl von Löffeln, um durch den Tag zu kommen, während die verfügbare Zahl von Löffeln für gesunde Menschen unbegrenzt ist.

Wenn man also lernt, dass die Gesamtmenge von Löffeln am Tag auf zehn begrenzt ist, aber man deutlich darüber hinaus geht – zum Beispiel auf 20 Löffel – muss man mit dem Auftreten von PEM rechnen.

Eine weitere effektive Pacing-Technik ist die Nutzung von Hilfsmitteln, um den Energieverbrauch zu reduzieren. Einfache Anpassungen wie die Verwendung eines Duschstuhls oder die Nutzung von Hilfsmitteln zur Mobilität können dabei helfen, Energie zu sparen und die Belastung bei täglichen Aktivitäten zu reduzieren. Ebenso können ergonomische Arbeitsplätze und die Verwendung von Hilfsmitteln wie Sprach-zu-Text-Software die geistige Anstrengung bei konzentrativen Aufgaben minimieren.

Darüber hinaus können die Integration von regenerativen Aktivitäten in das Pacing-Regime helfen, die Energiereserven aufzufüllen. Achtsamkeitspraktiken wie Meditation oder Atemübungen können Entspannung fördern und Stress reduzieren, während Hobbys und Freizeitaktivitäten Möglichkeiten für Genuss und Erholung ohne Überanstrengung bieten.

Hilfreich kann es sein, solche Übungen im Liegen und ohne weitere externe Reize durchzuführen. Denn im Liegen ist auch der Kreislauf entlastet (aufrecht muss der Kreislauf die Schwerkraft überwinden). Vielen hilft schon im abgedunkelten Raum liegend entspannende Musik, Meeresrauschen oder zum Beispiel ein Hörbuch zu hören.

Darüber hinaus erstreckt sich Pacing über physische Aktivitäten hinaus auf geistige und emotionale Anstrengungen. Das Gehirn ist das Organ des Körpers, das die meiste Energie verbraucht. Kognitive Pacing beinhaltet das Management mentaler Aufgaben auf eine Weise, die geistige Ermüdung minimiert. Dies könnte das Priorisieren von Aufgaben basierend auf ihrem kognitiven Aufwand und das Einlegen von Pausen während mental anstrengender Aktivitäten. Auch Time Boxing, also sich eine zeitliche Begrenzung vorzunehmen, ist hilfreich. Beispielsweise kann man sich mit seinen

Freunden treffen, aber diese Treffen auf maximal eine Stunde begrenzen. Auch wenn man dann vielleicht dann abbrechen muss, wenn es am schönsten ist. Auch das Vermeiden zu vieler Reize (Licht, Temperatur, Geräusche, zu viele Menschen auf einmal) kann eine Strategie sein.

Effektive Kommunikation und das Setzen von Grenzen sind wesentliche Bestandteile des Pacing, insbesondere im sozialen und beruflichen Kontext. Offen und ehrlich mit Freunden, Familie und Kollegen über die eigenen Grenzen und Bedürfnisse zu sprechen, kann Druck mindern und Überforderung verhindern. Das Lernen, „Nein" zu nicht notwendigen Aktivitäten zu sagen oder Aufgaben zu delegieren, wenn möglich, kann ebenfalls helfen, Energie für Aktivitäten zu bewahren, die wirklich wichtig und notwendig sind. Schließlich (siehe auch das Kapitel über das autonome Nervensystem) kann es während einer Aktivität (zum Beispiel ein Treffen mit Freunden) so sein, dass man seine Grenze durch einen Adrenalinschub nicht mehr merkt. Deswegen kann es helfen, gleich zu Beginn um Hilfe zu bitten: „Bitte pass auf mich auf und lass uns nach einer Stunde abbrechen, sonst geht es mir anschließend dreckig".

Im Kern umfasst Pacing also eine vielfältige Palette von Techniken und Strategien, die darauf abzielen, Energie zu sparen, Symptome zu vermeiden und das allgemeine Wohlbefinden von ME/CFS-Patienten zu fördern. Indem sie eine Kombination aus Aktivitätsmodifikation, regenerativen Praktiken, kognitivem Pacing und effektiver Kommunikation integrieren, können Betroffene ein personalisiertes Pacing-Regime entwickeln, das es ihnen ermöglicht, den Alltag mit leichter und mit weniger negativen Krankheitsfolgen zu bewältigen.

So einfach und logisch sich das anhört, so kompliziert ist es doch. Denn mit ME/CFS schwankt die Tagesform enorm und wenn es Betroffenen mal besser geht, wollen sie dies auch nutzen für die Dinge, die sie sonst nicht tun können. Deswegen ist auch die Aussage richtig, dass man ME/CFS Betroffene nur in ihren guten Momenten überhaupt sieht – weil sie in den schlechten Momenten zuhause bleiben und niemanden sehen können (selbst wenn sie wollen).

Für gesunde Menschen ist es wichtig, sich in die Situation des Erkrankten zu versetzen und nicht von sich selbst auszugehen. Denn gesunde Menschen haben unbegrenzte Energie und wenn sie sich mal übernehmen, hilft eine Nacht guten Schlafs. Das gilt für ME/CFS Betroffene nicht. Für sie sind selbst kleinste, für gesunde völlig normale Aufgaben, über die sich gesunde nicht einmal Gedanken machen würden (Körperhygiene, einfachste Hausarbeit) bereits Anstrengungen, die das tägliche Leben massiv einschränken.

Betroffenenbericht:
Ute Hafner

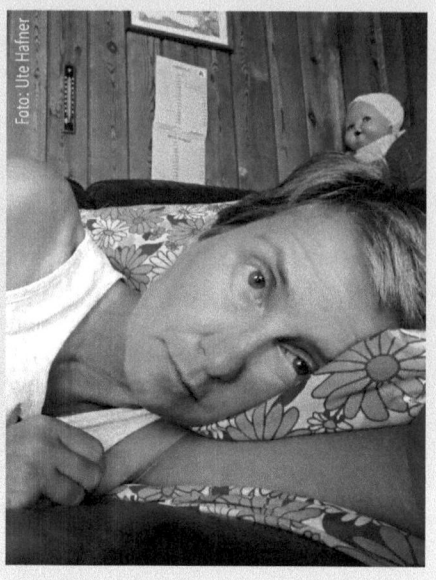

Ute Hafner ist Jahrgang 1959 und erkrankte mit zwanzig Jahren an ME/CFS. Sie hatte eine aktive Kindheit, nahm an DDR-Sportmeisterschaften teil. Nach langem Kampf wurde die Erwerbsunfähigkeitsrente anerkannt, nun geht der Kampf weiter um eine Pflegestufe. Sie ist verheiratet und hat zwei Söhne.

Du bist bereits seit 1979 erkrankt. Die Diagnose wurde aber erst 2015 gestellt. Das klingt nach einem sehr langen Weg. Wie kann man sich den vorstellen?

Alles begann mit einer „schweren Grippe" in der Abi Zeit. Heute denke ich, dass das eher eine EBV-Infektion war, ich habe auch Antikörper. Nach dieser Grippe habe ich nie mehr meinen alten Fitnesszustand erreicht.

Am Anfang fiel mir auf, dass ich mich nicht mehr konzentrieren konnte. Nach und nach kamen alle möglichen Dinge dazu: massive Schlafprobleme, Allergien, starke Infektanfälligkeit. Dann kamen Gelenkprobleme, der Rücken wurde zur Tortur. Zeitweise konnte ich wegen der Schmerzen kaum laufen. Auch die Knie und Hüften schmerzten immer wieder.

114

Die Ärzte machten alle möglichen Untersuchungen, aber das Ergebnis war, dass „alles in bester Ordnung" sei. Ich wusste, dass das nicht stimmt, aber den Zusammenhang zu der „Grippe" im Jahr 1979 habe ich damals noch nicht hergestellt.

Die Erkrankung hat sich also mit der Zeit entwickelt. Wie war diese Zeit für Dich?

Ich habe versucht, irgendwie damit klarzukommen. Ich habe mein Studium durch Aufwendung aller Kraft geschafft, habe geheiratet und angefangen, als Entwicklungsingenieur / Konstrukteur zu arbeiten. 1984 kam unser erster Sohn und 1986 der zweite.

Mir fehlten meine Sportfreunde, Sport und Fitness. Aus Unwissenheit habe ich nach der „Weisheit" gehandelt, dass körperliche und geistige Fitness nur durch Training erreicht werden kann. Ich bin schwimmen gegangen und habe Badminton gespielt. Aber ich habe mich auch ständig krank gefühlt, hatte immer wieder erhöhte Temperatur, sah Doppelbilder und konnte den Blick nicht fixieren.

Schließlich war 1991 ein EEG auffällig und es wurde durch eine Lumbalpunktion Multiple Sklerose ausgeschlossen. Die war auch auffällig. Das Nervenwasser war verfärbt und das IgM (Anmerkung: Antikörper) war utopisch hoch. Aber nach fünf Wochen im Krankenhaus war dafür keine Diagnose gefunden worden und ich wurde mit dem bewährten „alles bestens" entlassen. Wenn ich nicht schlafen könne, solle ich einfach mal ein Sektchen trinken, zum Entspannen. Jahr für Jahr fiel es mir schwerer, Arbeit und Haushalt zu schaffen. Zeit und Kraft, mich mit den Kindern wirklich zu beschäftigen, hatte ich kaum.

Wie hat sich das denn dann auf Dein Arbeitsleben ausgewirkt?

2003 war es damit vorbei. Ich konnte Gelesenes nicht mehr verstehen und wurde arbeitslos. Ich hatte eine Nasen-OP, um besser Luft zu bekommen, und Bandscheiben-OPs, und habe mich von diesen nur ganz schwer wieder erholt, konnte kaum mehr 100 Meter laufen. Die ständigen Schmerzen waren unerträglich. Und ich entwickelte ein Restless Legs Syndrom.

Ich stellte einen Rentenantrag, aber kein Arzt unterstützte mich. Ich gab das also auf und lebte vom Geld meines Mannes – kaum zu finanzieren und kein Dauerzustand.

Für mich gab es nur zwei Wege, wie es finanziell weiter gehen konnte: Entweder es geschieht ein Wunder, oder ich halte die Jahre irgendwie durch, die es braucht, um die Bedingungen für einen neuen Rentenantrag weiter zu erfüllen.

2009 ignorierte ich meine schlechte gesundheitliche Verfassung und nahm wieder meine Arbeit als Konstrukteur auf, um sozialversichert zu sein. Es war die Hölle. Ich brauchte ständig verschiedene Schmerzmittel, auch Opiate, aber es war trotzdem unerträglich. Ich hatte immer wieder über Tage Migräne, schlief überall ein und konnte trotz unendlicher Müdigkeit nachts nicht schlafen. Ich verringerte meine Stundenzahl, aber es half nichts. Ich konnte nicht mehr denken, schlief überall ein – auch beim Autofahren.

Meine Hausärztin hat mich nicht krankgeschrieben und mir nicht geholfen. Stattdessen hat sie mich an eine Neurologin und Psychiaterin überwiesen, und die diagnostizierte eine „somatoforme Störung" und Depression. Jahrelang versuchte ich nun ein Antidepressivum nach dem anderen, aber ich war ja nicht depressiv. Das wusste ich, doch es hieß, es würde auch gegen Schmerzen und schlechten Schlaf helfen, so habe ich alles versucht. Es wurde immer schlimmer, mein BMI war nur noch bei 17.

Die Neurologin kannte ME/CFS nicht, aber hat versucht, zu helfen. 2013 ging gar nichts mehr und ich war bettlägerig, da empfahl sie einen neuen Rentenantrag. Alle Antidepressiva wurden abgesetzt und ich fühlte mich besser, war wieder ich selbst.

Bei Internetrecherchen fand ich ME/CFS-Betroffene und sah erstmals die Parallelen.

2015 folgte dann die Diagnose „postvirales Chronisches Fatigue Syndrom" von der Immundefektambulanz der Charité. Ich war erleichtert. Nicht ich liege falsch, sondern alle bisherigen Ärzte ... Ich hoffte endlich auf eine Möglichkeit, zielgerichtet etwas zu verbessern.

Hat sich dadurch grundlegend etwas für Dich verändert?

An der medizinischen Betreuung änderte sich leider nicht viel. Meine damalige Hausärztin behauptete zwar, sie kenne CFS – aber sie kannte wohl nur Fatigue. Seitdem habe ich keine Hausärztin mehr. Die Neurologin hat sich zwar bemüht, aber ich musste die Informationen sammeln.

Das Sozialgericht lehnte die Erwerbsunfähigkeitsrente wieder ab. Ein Psychiatrischer Gutachter hatte behauptet, CFS sei nur eine Gefälligkeitsdiagnose. Er schrieb im Gutachten, ich hätte „keine schwerwiegenden psychischen Probleme" und deswegen seien meine körperlichen Beschwerden nicht nachvollziehbar. Ich würde meine Befindlichkeiten übertreiben. Dieses Gutachten war so anstrengend, dass es mir ein Jahr Bettlägerigkeit einbrachte.

Gleichzeitig hat das Gericht ein Gutachten einer Hämatologin, einer ehemaligen Mitarbeiterin der Immundefektambulanz der Charité, Prof. Scheibenbogen, in dem bewiesen wurde, dass ich nicht mehr arbeitsfähig bin, als angeblich unwissenschaftlich zurückgewiesen.

Ich musste also in Berufung gehen. Mit Hilfe meiner Neurologin und Informationen aus Selbsthilfegruppen machte ich weitere Tests, um Nachweise für meine Beschwerden zu haben. Im Berufungs-verfahren wurden die Beschwerden dann als glaubwürdig eingestuft und die Erwerbsminderungsrente endlich befürwortet.

Wie geht es jetzt weiter?

Seit vielen Jahren benötige ich Hilfe, doch die Kraft, um eine Pflege-stufe zu kämpfen, hatte ich nach den vielen schlechten Erfahrungen bisher noch nicht. Inzwischen habe ich den Antrag gestellt und warte auf den Medizinischen Dienst. Ich hoffe, es geht diesmal gerecht zu.

Differentialdiagnostik – was es sonst noch sein könnte

ME/CFS gilt trotz der rund 300.000 Betroffenen und der zusätzlichen unzähligen Fälle in Folge einer COVID-Infektion nach wie vor als „seltene Krankheit" und die Diagnose ist schwer, weil kein eindeutiger Biomarker (also Blutwert) bekannt ist, mit dem die Diagnose sicherzustellen wäre. Es handelt sich um eine sogenannte Ausschlussdiagnose, zu der man Mittels Differentialdiagnostik gelangt. Das bedeutet, dass die Symptome betrachtet werden und man der Reihe nach, mit der größten Wahrscheinlichkeit beginnend, andere Krankheiten ausschließt.

Für von ME/CFS Betroffene ist dies leider ein sehr problematisches Verfahren, da Kardinalsymptom die mangelnde Belastbarkeit ist. Die Differentialdiagnose aber erfordert viel Zeit, Geduld und leider auch sehr viele Besuche beim Hausarzt und bei Fachärzten – und entsprechend viele Untersuchungen.

Hier ist ein wesentlicher Punkt anzumerken: Einige Ärzte, vornehmlich Neurologen, die sich nicht mit dem aktuellen Stand der Wissenschaft zu ME/CFS befassen, negieren die Existenz der Erkrankung mit der Begründung, es gäbe ja keinen Biomarker und keine klaren Kriterien für die Diagnose und deswegen sei sie allenfalls psychisch oder psychosomatisch einzuschätzen. Diese Ansicht ist so überholt wie falsch. Tatsächlich gibt es eine ganze Reihe von Erkrankungen, für die es keine klaren Biomarker gibt und die nach einer Differentialdiagnose anhand fester Kriterien zweifelsfrei diagnostiziert werden können. Das ist die alltägliche Arbeit von Medizinern und nichts Besonderes im medizinischen Alltag. Warum das ausgerechnet bei ME/CFS anders sein soll, bleibt ein Rätsel.

Vielleicht liegt es daran, dass die Differentialdiagnose mühsam und zeitaufwändig ist. Aber sie ist wichtig. Während ME/CFS zum heutigen Stand nicht heilbar ist und es keine zugelassene Therapie und allenfalls symptomatische Behandlungsmöglichkeiten gibt, gibt es für viele andere Leiden, die zumindest teilweise ähnliche Symptome auslösen können, konkrete Behandlungsansätze. Auch sind einige der Erkrankungen, die auszuschließen sind, sehr gefährlich – an erster Stelle wäre hier sicher Krebs zu nennen. Insofern ist man als mutmaßlich von ME/CFS Betroffener gut beraten, die Diagnostik konsequent und aktiv mitzumachen. Wie man dabei sinnvoll vorgehen kann, ist im Kapitel „Gut vorbereitet zum Arzt" beschrieben.

Wir haben uns in diesem Kapitel an der von der Charité in Berlin genannten Liste der auszuschließenden Erkrankungen orientiert, die wir in der Folge erläutern.

Dabei ist wichtig zu wissen, dass einige dieser Erkrankungen – beispielsweise das Reizdarm-Syndrom – sowohl als primärer Grund für die Beschwerden in Frage kommen als auch häufige Begleiterkrankung von ME/CFS sind. Anhand der Symptome – wenn diese beispielsweise über die typischen Beschwerden für eines der Krankheitsbilder hinausgehen – wird der Hausarzt feststellen, ob eine Primärerkrankung oder eine Sekundärerkrankung (Begleiterkrankung) vorliegt. Das ist auch der Grund, aus dem einige Erkrankungen auch im folgenden Kapitel zu häufigen Begleiterkrankungen auftauchen.

Generell ist anzumerken, dass natürlich nicht alle aufgeführten Krankheiten bei jedem Patienten getestet und ausgeschlossen werden müssen. Die behandelnden Ärzte müssen die Symptome bewerten und dann die naheliegenden Kandidaten von der Liste streichen. Sind ansonsten die Kriterien für ME/CFS erfüllt und liegt das Kardinalsymptom PEM / PENE vor, kann jeder Hausarzt ohne Probleme die Diagnose stellen.

Für ME/CFS-Betroffene heißt es am Ball zu bleiben, denn Ärzte bezeichnen den Grund der Erkrankung oftmals als „idiopathisch" – aus Unkenntnis, wegen der Seltenheit der Erkrankung und ganz sicher ohne böse Absicht. Idiopathisch bedeutet, dass die Ursache unbekannt ist. Wenn der Hausarzt also von idiopathischen Symptomen spricht, kann es sein, dass er ganz einfach mit seinem Latein am Ende ist.

Rheumatologie

Undifferenzierte Kollagenose

Hierbei handelt es sich um ein Syndrom, bei dem Betroffene Zeichen für die rheumatologische Autoimmunerkrankung Kollagenose mindestens für drei Jahre aufweisen, aber ansonsten die Diagnosekriterien nicht erfüllen. Ganz überwiegend sind Frauen ab 30 Jahren betroffen. Die Ursache ist nicht bekannt, aber für Kollagenosen allgemein wird ein Einfluss von weiblichen Geschlechtshormonen angenommen sowie Umwelteinflüsse und Infektionen.

Die Symptome bestehen meist aus gefühlten Gelenkschmerzen, wobei tatsächlich die beweglichen Muskelansätze an den Gelenken betroffen sind. Schonhaltung führt dabei oft auch zu Schmerzen in anderen Körperregionen, die dann überlastet sind. Ebenso ist ein Hinweis das Raynaud-Syndrom (Durchblutungsstörungen der Hände), Schäden an Haut oder Schleimhaut und Sicca-Beschwerden (juckende, brennende oder gerötete Augen, das Gefühl von müden Augen, verschwommenes Sehen oder ein Fremdkörpergefühl).

Die Diagnose erfolgt über den Nachweis bestimmter Antikörper. Die Behandlung erfolgt symptomatisch.

PMR

Polymyalgia rheumatica ist eine entzündliche, rheumatische Erkrankung, die recht häufig und vornehmlich bei Menschen über 50 Jahren auftritt, meist aber in noch höherem Alter. Anzeichen sind Muskelschmerzen, allgemeines Krankheitsgefühl und Entzündungen. Ebenso treten Nachtschweiß, Appetitlosigkeit und Gewichtsabnahme auf. Die Schmerzen betreffen meist die Schultern oder den Beckengürtel. Begleitend kann es zu Entzündungen der Blutgefäße kommen.

Als Ursache werden Autoimmunprozesse angenommen. Die Diagnose erfolgt durch Blutuntersuchung und Ultraschall-Untersuchungen der betroffenen Regionen und der Arterien am Kopf und in den Achselhöhlen, um eine Entzündung der Arterien (Riesenzellarteriitis) auszuschließen.

Steht die Diagnose, ist die Behandlung einfach und effektiv mit Cortison und anderen Medikamenten möglich, bis hin zur vollständigen Heilung.

Sjögren Syndrom

Der Verdacht eines Sjögren-Syndroms kommt auf, wenn ein Patient unter sogenannten Sicca-Symptomen leidet. Dies sind durch

Augentrockenheit ausgelöste Doppelbilder oder Augenschmerzen und brennende Augen. Hintergrund ist, dass das Sjögren-Syndrom, eine Autoimmunerkrankung, die Tränen- und Speicheldrüsen in Mitleidenschaft zieht. Das führt dazu, dass die Drüsen ihre Arbeit reduzieren und weniger Speichel oder Tränenflüssigkeit gebildet wird. Häufige Bindehautentzündungen können auftreten, aber auch alle anderen Schleimhäute des Körpers können betroffen sein durch starke Trockenheit. Das Sjögren-Syndrom wirkt auf den gesamten Organismus. Weitere Symptome können Gelenk- und Muskelschmerzen und starke Erschöpfungszustände (Fatigue), aber auch Durchblutungsstörungen der Finger und Schlafstörungen sein. An dieser Stelle besteht auch viel Überschneidung mit ME/CFS.

Warum sich das Immunsystem beim Sjögren-Syndrom gegen den Körper richtet, ist unbekannt. Allerdings werden als Ursache Infektionen, Stress und Störungen des Hormonhaushalts vermutet.

Da die anfänglichen Symptome „trockene Augen" und „trockener Mund" sehr vielfältige Ursachen haben können, bleibt das Sjögren-Syndrom oft sehr lange unentdeckt und undiagnostiziert. Durch die Messung der Menge von Speichel- und Tränenflüssigkeit kann der Verdacht erhärtet werden, wenn beides reduziert ist. Dann wird die Speicheldrüse untersucht (zum Beispiel mit Ultraschall oder einer Tomographie) und erhärtet sich der Verdacht, erfolgt in der Regel eine Biopsie. Dabei wird ein kleines Hautstück aus der Lippe untersucht, das kleinste Speicheldrüsen enthält.

Außerdem sind in einem Bluttest für das Sjögren-Syndrom typische Antikörper zu finden.

Eine Heilung oder spezifische Behandlung für das Sjögren-Syndrom gibt es nicht, allerdings können die Symptome mit verschiedenen Medikamenten sehr gut gelindert werden.

Fibromyalgie

Fibromyalgie ist eine häufig auftretende chronische Schmerzerkrankung der Muskeln, meist entlang der Wirbelsäule und der Gelenke. Als Faktoren für die Erkrankung gelten beispielsweise Stress und psychische Belastung, auch Traumata aus der Vergangenheit, Rauchen und Übergewicht – der genaue Auslöser der Fibromyalgie ist aber nach wie vor unbekannt.

Aktuell gibt es Forschung in die Richtung, ob biochemische oder neurologische Störungen als Auslöser der Erkrankung in Frage kommen. Das wäre eine Erklärung, warum Fibromyalgie häufig als Sekundärerkrankung zu ME/CFS auftritt.

Eine Besonderheit der Fibromyalgie ist der langsame, schleichende Verlauf – mit chronischen Schmerzen, die oft über Monate anhalten. Meist gehen die Schmerzen von der Wirbelsäule aus und ziehen von dort in die Extremitäten. Gelenke selbst betrifft die Krankheit nicht – aber die Muskeln um die Gelenke, was subjektiv zu Gelenkschmerzen führt.

Weitere Symptome der Fibromyalgie sind häufig Erschöpfung und übermäßige Müdigkeit, aber auch eine starke Sensibilität auf äußere Reize. Beschwerden betreffen außerdem den Magen-Darm-Bereich, es kann zu Kopfschmerzen, Missempfindungen in Händen und Füßen, aber auch Herzrasen, Menstruationsstörungen, Gedächtnis- und Konzentrationsschwierigkeiten und allgemein einer erhöhten Schmerzempfindlichkeit kommen.

Leider ist auch die Fibromyalgie, wie ME/CFS, nicht durch eindeutige Biomarker im Blut nachweisbar und zudem recht unbekannt. Entsprechend ist es für Patienten oft eine Odyssee, bis endlich eine Diagnose gestellt wird. Bei Verdacht empfiehlt sich daher eine Abklärung durch einen erfahrenen Rheumatologen.

Medikamente, die für die Behandlung der Fibromyalgie in Frage kommen, weisen häufig Nebenwirkungen auf. Alternativ führt der Weg zur Besserung in der Regel über Physiotherapie, Muskelaufbau und Bewegung – damit sollten an ME/CFS Erkrankte allerdings ausgesprochen zurückhaltend sein aufgrund ihrer begrenzten Energiereserven.

Morbus Bechterew
Morbus Bechterew ist eine besondere Form entzündlichen Rheumas, die sich in erster Linie durch starke Rückenschmerzen im Bereich der Lendenwirbelsäule bemerkbar macht. Sie fängt häufig mit Entzündungen in den Iliosakralgelenken an. Das sind die zwei beweglichen Beckengelenke, die die Beckenknochen mit dem Kreuzbein verbinden. Schreitet die Erkrankung voran, weitet sie sich auf die gesamte Wirbelsäule aus und versteift diese durch Knochenwucherungen.

Morbus Bechterew ist eine Autoimmunkrankheit, die schätzungsweise 0,5–1 % der Bevölkerung betrifft. Früher wurde die Krankheit meist erst im Spätstadium und als Männerkrankheit diagnostiziert – heute funktioniert die Früherkennung viel besser und man weiß, dass Männer und Frauen gleichermaßen an ihr erkranken. Da Frauen oft einen anderen Verlauf zeigen (z.B. periphere Gelenke eher betroffen sind), gibt es wahrscheinlich eine höhere Dunkelziffer bei Frauen.

Während die genaue Ursache unbekannt ist, weiß man, dass ein Gendefekt die Erkrankung begünstigt, der bei rund 95 % der Betroffenen nachgewiesen werden kann.

Da die Erkrankung beispielsweise auch Müdigkeit, Erschöpfung, Gelenkschmerzen Darmkrämpfe, Verdauungsprobleme und Gewichtsverlust verursachen kann und zunächst die Rückenbeschwerden diffus sind, ist die Diagnose nicht leicht. Es wird geschätzt, dass nur etwa ein Viertel der Betroffenen die Diagnose gestellt bekommen haben.

Wichtigster Anhaltspunkt bei der Diagnose sind Sie als Patient selbst, wenn Sie ausführlich über Ihre Beschwerden berichten. Besteht der Verdacht, kann beispielsweise mit einem MRT (Magnetresonanz-Tomographie, ein bildgebendes Verfahren) die Erkrankung bereits im Anfangsstadium sichtbar gemacht werden. Konkrete Bluttests für die Diagnose gibt es nicht, allerdings gelten bestimmte Blutwerte (HLA-B27 positiv) im Zusammenhang mit Rückenschmerzen als sehr starker Hinweis.

Wer den Verdacht hat, erkrankt zu sein, kann auf der Webseite der „Schweizerischen Vereinigung Morbus Bechterew" einen einfachen Diagnosetest machen:
https://cutt.ly/bechterew

Morbus Bechterew ist unheilbar. Steht die Diagnose, können aber mit Rheuma-Medikamenten die Entzündungsprozesse gebremst werden. In Einzelfällen kann eine Operation zur Entfernung der Knochenwucherungen helfen. Des Weiteren werden Schmerztherapien angewandt sowie Physiotherapie und Bewegung.

Psoriasis-Arthritis

Psoriasis ist der medizinische Begriff für die Schuppenflechte, eine rheumatische Autoimmunerkrankung. Sie macht sich vor allem durch rötliche, schuppende Hautveränderungen bemerkbar, die jucken können. Die Erkrankung ist nicht ansteckend. Bei einer Psoriasis-Arthritis befällt die Erkrankung die Gelenke und verursacht in ihnen chronische, schmerzhafte Entzündungen.

Die Erkrankung ist recht häufig. Von rund drei Millionen Menschen, die in Deutschland an Schuppenflechte leiden, entwickelt rund ein Drittel auch die Arthritis.

Die Ursache für die Erkrankung ist unbekannt, es wird aber vermutet, dass Infektionen mit Viren oder Bakterien als Auslöser in Frage kommen. Die Krankheit selbst wird nicht vererbt, bestimmte Risikomerkmale allerdings schon. Hat jemand in der Familie die Diagnose Psoriasis-Arthritis, erhöht sich das Erkrankungsrisiko deutlich.

Da es keine Laboruntersuchung gibt und gerade im Anfangsstadium auch bildgebende Verfahren nur bedingt Klarheit bringen, wird der Arzt eine Erkrankung an Schuppenflechte berücksichtigen und den Verlauf kontrollieren. Steht die Diagnose, können Medikamente sehr gut helfen. Sehr viele Betroffene werden durch die Therapie praktisch beschwerdefrei.

Endokrinologie / Gynäkologie

Hashimoto-Thyreoiditis

Hierbei handelt es sich um eine entzündliche Autoimmunerkrankung. Bei Hashimoto-Thyreoiditis ist die Schilddrüse chronisch entzündet und produziert weniger der wichtigen Schilddrüsenhormone. Dies kann unterschiedlichste Beschwerden verursachen wie beispielsweise Müdigkeit und deutliche Hautveränderungen. Allerdings haben Schilddrüsenhormone Einfluss auf unterschiedlichste Funktionen des Körpers. Entsprechend vielfältig können die Beschwerden sein.

Für die Diagnose wird die Schilddrüse (oft per Ultraschall) untersucht. Bluttests zur Messung der Schilddrüsenwerte bringen ein eindeutiges Ergebnis. Es ist bekannt, dass Hashimoto auch häufig zusammen mit anderen Autoimmunerkrankungen auftritt – hier könnte die Verbindung zu ME/CFS bestehen.

Die Behandlung erfolgt durch die Gabe der fehlenden Schilddrüsenhormone. Damit ist die Erkrankung gut behandelbar. Die Behandlung ist ausgesprochen wichtig, da ein Mangel an Schilddrüsenhormonen auf Dauer erhebliche Gesundheitsrisiken mit sich bringt, beispielsweise für gravierende Herz-Kreislauf-Erkrankungen oder auch Schilddrüsenkrebs.

Endometriose
Die Endometriose ist eine häufige Unterleibserkrankung bei Frauen. Hierbei bildet sich Schleimhautgewebe, das dem der Gebärmutter ähnelt, in anderen Orten in der Bauchhöhle. Beispielsweise wachsen – oft entzündliche – Zysten an den Eierstöcken, dem Darm oder der Bauchdecke.

Die Ursache für Endometriose ist noch unklar, allerdings gibt es Vermutungen, dass Gewebebestandteile aus der Gebärmutter im Bauchraum wandern und sich festsetzen. Dies könnte durch Autoimmunprozesse oder auch einen gestörten Hormonhaushalt ausgelöst werden.

Betroffene Frauen berichten oft (aber nicht immer!) von sehr starken Schmerzen – meist auch sehr starken Regelschmerzen. Die entzündlichen Wucherungen sind auch nicht ungefährlich, da sie Blutungen in der Bauchhöhle verursachen können. Durch die Verwachsungen können auch noch eine Vielzahl weiterer Probleme entstehen. Bei einem großen Teil der Frauen, die ungewollt kinderlos sind, ist Endometriose die Ursache.

Der Gynäkologe wird in der Regel zur Diagnose Tas-Untersuchungen vornehmen und eine Ultraschall-Untersuchung durchführen. Bei konkretem Verdacht wird er eine Bauchspiegelung vorschlagen.

Wegen der vielen möglichen Symptome dauert es aber oft sehr lange, sogar mehrere Jahre, bis eine Diagnose gestellt wird, und es kommt auch häufig zu Fehldiagnosen.

Da die genaue Ursache unbekannt ist und die Endometriose bei Betroffenen immer wieder auftreten kann, gibt es auch keine Heilung. Allerdings können Wucherungen und Zysten operativ entfernt werden, meist auch mit gutem Erfolg. Begleitet wird dies oft von Hormongaben (um die Bildung der Gebärmutterschleimhaut zu regulieren) und einer Schmerztherapie.

Hämatologie / Onkologie

Tumor-Fatigue

Wenn eine anhaltende Erschöpfung im Zusammenhang mit einer Krebserkrankung auftritt, nennt man das eine Tumor-assoziierte Fatigue oder auch kurz Tumorfatigue. Typisch für Fatigue sind eine ausgeprägte Müdigkeit, Kraftlosigkeit, Erschöpfung und verminderte Leistungsfähigkeit.

Bei Fatigue – insbesondere im Zusammenhang mit Krebs – wirken viele Faktoren zusammen. Der Tumor selbst kann eine Fatigue auslösen, aber auch aggressive Krebstherapien belasten den Stoffwechsel und stören den Hormonhaushalt, was wiederum Fatigue auslösen kann. Weitere Faktoren sind die erhebliche psychische Belastung durch die Krebsdiagnose und die Krebstherapie, aber auch die Auswirkungen auf die Lebensumstände. Die Diagnose stellt viele Menschen vor existenzielle Probleme jenseits der Erkrankung, führt zu familiären Spannungen und häufig wenden sich Teile des persönlichen Umfelds von an Krebs erkrankten Menschen ab. Es greifen also die unterschiedlichsten Faktoren ineinander und führen im Endergebnis zu den genannten Beschwerden. Jedoch lassen sich bestimmte Faktoren, wenn sie bekannt sind, behandeln, wodurch sich Fatigue-Beschwerden oft wesentlich bessern. Es ist deshalb notwendig, den jeweiligen Ursachen so gut wie möglich auf den Grund zu gehen.

Im klaren Gegensatz zur Fatigue bei ME/CFS ist Sport und körperliche Aktivität bei tumorbedingter Fatigue nachweislich erfolgreich, sofern das an die persönliche Leistungsfähigkeit angepasst ist und der Patient sich nicht überanstrengt. Besonders geeignet ist leichtes Ausdauer- und Krafttraining. Unterstützend wirken Entspannungsübungen und Massagen, aber auch eine psychosoziale Begleitung, um den Betroffenen dabei zu helfen, die Folgen der Erkrankung zu verarbeiten.

Infektionen

Chronische Hepatitis

Eine Hepatitis ist eine Entzündung der Leber, die durch Hepatitis-Viren ausgelöst wird. Es gibt aber auch die Autoimmun-Hepatitis, die eine Autoimmunerkrankung ist. Auch Alkoholmissbrauch kann zu Hepatitis führen. Besteht diese länger als sechs Monate, spricht man von einer chronischen Erkrankung.

Langfristig führt die Erkrankung zu einer Lebervernarbung, die wiederum eine Zerstörung der Leber und den Verlust der Organfunktion zur Folge haben kann. Dann spricht man im fortgeschrittenen Stadium von einer Leberzirrhose, die den Körper gravierend schädigen kann.

Da man die Entzündung der Leber nicht fühlt und meist über längere Zeit keine Symptome auftreten, bleiben Erkrankungen oft jahrelang unentdeckt. Selbst wenn bereits eine Leberzirrhose besteht, löst dies häufig noch keine (erheblichen) Symptome aus und bleibt unentdeckt.

Wenn die Symptome allerdings auftreten, sind sie oft dramatisch: Wasseransammlungen im Gewebe (Ödeme) oder Wasser im Bauchraum. Blutungen und Gerinnungsstörungen. Mangelzustände, Probleme mit der Entgiftung des Körpers (und damit eine schleichende Vergiftung). Gelbsucht und eine deutlich erhöhte Infektanfälligkeit. Auch die Nieren können Schaden nehmen. Es kommt zu Muskel- und Knochenabbau und neurologischen Ausfällen.

Für die Diagnose wird die Leber mit bildgebenden Verfahren untersucht und oft eine Biopsie entnommen, anhand derer man klare Anhaltspunkte für den Grad der Erkrankung erhält. Blutuntersuchungen helfen dabei, die Ursache einzugrenzen und sind besonders wichtig, da es sich bei viraler Hepatitis um eine ansteckende Infektionskrankheit handelt, die schlimme Folgen haben kann.

Sobald die Diagnose steht und die Ursache geklärt ist, lässt sich Hepatitis inzwischen recht gut behandeln. Bei Virusinfektionen durch antivirale Medikamente, aber beispielsweise auch durch immunsuppressive Therapien, also Therapien, die das Immunsystem unterdrücken.

Lyme-Borreliose

Die Lyme-Borreliose ist eine durch Zecken übertragene Infektionskrankheit, die durch sogenannte Borrelien ausgelöst wird. Das sind Bakterien, die bei einem Zeckenbiss in den Körper gelangen können. Typisches Frühsymptom ist eine Hautrötung an der Stichstelle, die sich langsam ausbreitet (Wanderröte). Allerdings tritt sie nicht in allen Fällen auf.

Eine Borreliose kann schwerwiegende Folgen haben, weswegen nach einem Zeckenbiss wichtig ist, die Einstichstelle zu beobachten. Rötet sie sich, sollte man den Hausarzt aufsuchen, der einen Bluttest machen wird. Typisch bei der Rötung ist eine kreisrunde Ausbreitung von der Stichstelle ausgehend, die sich stetig erweitert und am Körper entlangwandert – daher kommt auch der Begriff der Wanderröte. Die Rötung kann aber auch anders aussehen oder ganz ausbleiben (in ca. 10 % der Fälle).

Hat sich die Borreliose im Körper festgesetzt, kann sie schwerwiegende neurologische und damit auch diffuse Symptome am gesamten Körper auslösen. Dazu gehören Lähmungen, Nervenschmerzen, Taubheitsgefühl oder Seh- und Hörstörungen. Selten führt der Befall mit Borrelien zu einer Entzündung des Herzens (Karditis), die sich vor allem mit Herzrhythmusstörungen bemerkbar machen kann. Eine späte (lange verschleppte) Borreliose kann sich durch chronische Entzündungen von Haut, Gelenken und Nerven zeigen. Auch eine Entzündung des

Gehirns oder Rückenmarks kommt vor. Häufig werden spastische Lähmungen mit Gangstörung und Blasenstörung beobachtet.

Die Diagnose erfolgt über Labortests, die allerdings nicht sehr genau sind. Daher bietet sich an, bei konkretem Verdacht und negativem Ergebnis eines Tests, einen weiteren Test zu machen. Damit können dann Antikörper gegen Borrelien nachgewiesen werden. Neurologische Beschwerden wie Kopfschmerzen oder Lähmungen und Missempfindungen deuten auf einen Befall der Nerven hin. In diesem Fall wird in der Regel auch das Nervenwasser (Liquor) untersucht.

Die Behandlung der Borreliose erfolgt mit hochdosierten Antibiotika. Bei fortgeschrittenem Verlauf können auch Reha Maßnahmen und weitere Therapien wegen der Spätfolgen notwendig sein.

Toxoplasmose

Menschen mit einem gesunden Immunsystem merken meist gar nicht, wenn sie sich mit den Parasiten infizieren, die die Toxoplasmose auslösen. Etwa 70 % der Bevölkerung infizieren sich im Laufe ihres Lebens mit den Parasiten. Das kann durch rohes Fleisch passieren, und Toxoplasmose ist eine Katzenerkrankung, wodurch Katzenhalter öfter betroffen sind. Bei Menschen mit geschwächtem Immunsystem und Schwangeren kann die Toxoplasmose jedoch erhebliche Folgen haben, die teilweise auch den Symptomen von ME/CFS ähneln. Dazu gehören grippeähnliche Symptome, aber auch geschwollene Lymphknoten, Abgeschlagenheit, Kopf- und Gliederschmerzen sowie ausgeprägte Müdigkeit. Für die Diagnose wird eine Probe entnommen, um den Erreger selbst oder DNA des Erregers nachzuweisen, da Antikörpertests unzuverlässig sein können. Toxoplasmose lässt sich mit verschiedenen Medikamenten gut behandeln.

Gastroenterologie

Zöliakie

Bei der Zöliakie ruft das Klebeeiweiß des Getreides, das sogenannte Gluten, chronische Entzündungen im Darm hervor. Auch wenn die Zöliakie einer Allergie oder Nahrungsmittelunverträglichkeit ähnelt, handelt es sich doch um eine Autoimmunerkrankung. Die Ursachen sind weiterhin unbekannt.

Nimmt ein Betroffener Gluten zu sich, führt dies zu Übelkeit, Bauchschmerzen und Blähungen, allgemeinem Unwohlsein und chronischen Durchfällen. Auch die Fettverdauung kann gestört sein. Außerdem kommt es durch die gestörte Verdauung und mangelhafte Aufnahme von Nährstoffen durch den entzündeten Darm zu Mangelerscheinungen. Dies kann zu Eisenmangel und Blutarmut (Anämie), Vitamin- oder Mineralstoffmangel, Zahnschmelzveränderungen oder Abbau der Knochenmasse mit erhöhter Knochenbrüchigkeit (Osteoporose) führen. Begleitend werden oft auch unspezifische Symptome beobachtet wie Müdigkeit, Abgeschlagenheit, Konzentrationsstörungen und Muskel- oder Gelenkschmerzen. Hier besteht die Verwechslungsgefahr mit ME/CFS.

Beim Verdacht auf Zöliakie können über Bluttests bestimmte Antikörper nachgewiesen werden. Auch eine Biopsie betroffener Darmregionen kann Klarheit bringen. Außerdem ist eine Genanalyse aufschlussreich, da fast nur Menschen mit einem bestimmten Gendefekt an Zöliakie erkranken.

Die einzige Behandlungsmöglichkeit für Zöliakie ist eine strenge, konsequente und lebenslange Diät, die alle Produkte meidet, die Gluten enthalten. Das sind viele Getreidesorten, aber auch verarbeitete Produkte, die das Eiweiß enthalten. Heute ist eine glutenfreie Ernährung deutlich leichter geworden als in früheren Jahren, da sie fast schon zum Lifestyle gehört und entsprechende Produkte in Vielzahl im Supermarkt zu finden sind. Nach einigen Monaten bilden sich bei konsequenter Diät die Entzündungen zurück und die Antikörperwerte sinken.

CED
Bei CED handelt es sich um einen Sammelbegriff für chronisch-entzündliche Darmerkrankungen.

Reizdarm-Syndrom
In jüngerer Zeit genießt das Reizdarm-Syndrom eine höhere Aufmerksamkeit – nicht zuletzt durch sehr intensive Fernseh-werbung für Medikamente.

Das Reizdarm-Syndrom führt zu Bauchschmerzen, Blähungen, Durchfällen und Verstopfung und ist sehr unangenehm und belastend, aber nicht gefährlich. Gleichzeitig berichten Betroffene vom Gefühl, dass der Darm sich nicht entleert, und auch von Völle-gefühl. Bisweilen sieht der Stuhl aus, als sei er von einer Schleim-schicht überzogen. Diese Symptome können einzeln oder auch in Kombination auftreten, was die Diagnose etwas erschwert.

Es ist wichtig, dass die Symptome von einem Arzt abgeklärt werden, da sich dahinter auch deutlich schlimmere Erkrankungen verbergen können, die es auszuschließen gilt.

Die Ursachen und Auslöser für das Reizdarm-Syndrom sind bisher weitgehend unbekannt, aber es gibt Anhaltspunkte: So vermuten Forscher, dass das sogenannte „Bauchhirn" gestört ist – das ist ein separates Nervensystem, das in der Darmwand verläuft und die sogenannte Peristaltik steuert, also die Darmbewegung, die die Nahrung im Darm weiter transportiert. Es deutet einiges darauf hin, dass diese Funktion beim Reizdarm-Syndrom gestört ist. Das kann dazu führen, dass die Muskelbewegungen zu langsam, zu schnell oder zu stark sind. Eine zu langsame Bewegung bedeutet, dass der Darm dem Nahrungsbrei zu viel Wasser entzieht – es kommt zur Verstopfung. Andersherum ist es, wenn der Darm zu schnell arbeitet. Es ist dann noch zu viel Wasser im Nahrungsbrei, was sich dann in Form von Durchfall äußert.

Eine weitere mögliche Ursache für einen Reizdarm kann das sogenannte Leaky Gut Syndrom sein. Dabei ist die Darmschleimhaut geschädigt und zu durchlässig für Fremdstoffe oder auch Krankheitserreger, die aus dem Nahrungsbrei durch die Darmschleimhaut dann ins Blutsystem gelangen können. So lassen sich häufig bei Reizdarm-Patienten Immunprozesse in der Darmschleimhaut nachweisen. Andersherum kann das Leaky Gut Syndrom auch eine Folge des Reizdarms sein, wenn durch entzündliche Prozesse die natürlichen Schutzbarrieren der Darmschleimhaut zerstört werden. Weitere Ursachen können eine gestörte Darmflora sein, das heißt eine unvorteilhafte Zusammensetzung der Bakterien im Darm, die bei der Verdauung helfen, Vitamine produzieren und die für Autoimmunerkrankungen verantwortlich gemacht werden. Ebenso können bakterielle Infektionen des Magen-Darm-Traktes ein Auslöser sein. Insofern bietet sich bei anhaltenden Symptomen dringend an, einen Gastroenterologen aufzusuchen.

Die Behandlungsmöglichkeiten sind stark abhängig von den Ursachen, und so sollte an erster Stelle der Arztbesuch stehen und nicht die Selbstmedikation mit frei verkäuflichen Mitteln.

PBC/PSC

Die primär sklerosierende Cholangitis (PSC) und die primär biliäre Cholangitis (PBC) sind seltene chronische Autoimmunerkrankungen der Leber. Als Ursache werden Erbfaktoren und Umwelteinflüsse angenommen, die genaue Ursache ist allerdings unklar.

Die PSC löst eine chronische Entzündung der innerhalb und außerhalb der Leber gelegenen Gallenwege aus und führt zu deren Vernarbung und Verengungen, wodurch der Galleabfluss behindert wird. Dies begünstigt bakterielle Gallengangsinfektionen, so dass die Betroffenen bei fortgeschrittener Erkrankung häufig unter Fieberschüben leiden. Ein Großteil der Betroffenen leidet außerdem an entzündlichen Darmerkrankungen. Zu den Symptomen gehören Müdigkeit, Abgeschlagenheit, Juckreiz und Druckgefühl oder Schmerzen im rechten Oberbauch. Wirksame Medikamente gegen PCS gibt es noch nicht. Linderung bringen operative Verfahren. Eine Heilung ist nur durch eine Lebertransplantation möglich.

Die PBC ist eine chronisch-entzündliche Lebererkrankung der kleinen Gallenwege, an der ganz überwiegend Frauen mittleren Alters leiden. PBC tritt häufig zusammen mit anderen Autoimmunerkrankungen wie dem Sjögren-Syndrom auf. Zu den Symptomen gehören ein oft quälender Juckreiz und eine belastende Fatigue.

PBC kann mit speziellen Blutuntersuchungen nachgewiesen werden und es stehen Medikamente zur Verfügung, die bei gutem Erfolg eine normale Lebenserwartung versprechen.

Neurologie

HWS-Instabilität

Die Halswirbelsäule ist hoch komplex aufgebaut. Ein Zusammenspiel aus Bandscheiben, Bändern, Sehnen und Muskeln sorgt dafür, dass sie den Kopf stabil trägt und ihn beweglich hält. An jeder Stelle dieses Systems können Störungen auftreten, die zu vielfältigen Symptomen führen können. Eine Instabilität besteht, wenn Halswirbel verrutschen oder sich sogar in einer falschen Position verklemmen. Zu den Ursachen gehören genetische Defekte wie das Ehlers-Danlos-Syndrom (siehe oben), entzündliche (rheumatische) Erkrankungen oder auch chronische Infektionen wie Borreliose oder Tuberkulose. Auch Krebs kann eine Ursache sein.

Die durch eine HWS-Instabilität ausgelösten Symptome sind vielfältig. Das beinhaltet alle Formen von Verspannungsschmerzen im Bereich des gesamten Rückens, der Schultern und entlang der Wirbelsäule. Aber auch neurologische Symptome (durch eingeklemmte Nerven etwa) wie Taubheit und Lähmungserscheinungen oder alle möglichen Augenprobleme (Fokussierung, Schielen), eine gestörte Feinmotorik, Zittern. Es können Hörprobleme auftauchen, aber auch ein gestörtes Körpergefühl und auch vielfältige vegetative Symptome wie Übelkeit oder Hitzewallungen. Und dies sind nur einige Beispiele – es kann das gesamte System betroffen sein.

Zur Diagnose werden bildgebende Verfahren genutzt (MRT, Röntgen). Auch werden Untersuchungen der Funktion des autonomen Nervensystems vorgenommen. Erster Ansprechpartner bei Verdacht sollte der Hausarzt sein. Je nach Symptomen wird er weitere Fachärzte hinzuziehen, zum Beispiel Neurologen, Augenärzte, Ohrenärzte und Orthopäden.

Steht die Diagnose einer HWS-Instabilität fest, gibt es zahlreiche Behandlungsmöglichkeiten, die von der individuellen Situation abhängig sind. Dazu gehören orthopädische Maßnahmen, Physiotherapie aber auch Operationsmöglichkeiten.

Die HWS-Instabilität ist allerdings keine echte Differentialdiagnose von ME/CFS, sondern gilt als eine mögliche Ursache. Für diese Vermutung gibt es vernünftige Studien und Hypothesen-Papiere und sie ist Gegenstand aktueller Forschung.

Myasthenia gravis
Die seltene, chronische neurologische Autoimmunerkrankung wird auch kürzer Myasthenie genannt. Der Zusatz „gravis" bezeichnet die schwere Ausprägung der Krankheit. Myasthenie schädigt das Gewebe und stört damit die Impulsübertragung zwischen Nerven und Muskeln. Das macht sich in der Folge als Muskelschwäche bemerkbar. Nur geschätzte 100 – 200 Menschen von einer Million erkranken an Myasthenie, damit zählt sie zu den seltenen Erkrankungen.

Durch die geschwächten Muskeln werden eine Vielzahl zunächst diffuser Symptome verursacht, die eine Diagnose oft erschweren. Dazu gehören Doppelbilder, hängende Augenlider, Schwierigkeiten beim Sprechen oder Kauen und dabei auch oft Verschlucken oder Schluckbeschwerden. Außerdem Schwierigkeiten, den Kopf zu halten und ausgeprägte Erschöpfung und Müdigkeit, Atembeschwerden und ein allgemeines Gefühl der Muskelschwäche. In den meisten Fällen macht sich Myasthenie zunächst bei der Augenmuskulatur bemerkbar. Häufig verschlechtern sich Symptome im Laufe des Tages und erschweren einfache tägliche Tätigkeiten wie Zähneputzen, Kämmen und Essen. Treten die Symptome trotz Behandlung weiterhin auf, sprechen Fachkräfte von einer refraktären Myasthenia gravis.

Die Diagnose erfolgt durch den Nachweis spezifischer Antikörper im Blut sowie weiterer Untersuchungen. Sofern die Diagnose gesichert ist, stehen gute medikamentöse Behandlungsmöglichkeiten zur Verfügung.

Antikörper gegen nikotinerge Acetylcholin-Rezeptoren (die bei Myasthenie erhöht sind), finden sich auch bei manchen ME/CFS-Patienten. Deswegen haben einige bereits probeweise Mestinon genommen – mit unterschiedlichem Erfolg. Mestinon ist ein Medikament, dass bei gewissen Regulationsstörungen des vegetativen Nervensystems verordnet werden kann.

Multiple Sklerose
Die Multiple Sklerose (MS) wird auch die Krankheit der 1000 Gesichter genannt, weil sie auf sehr unterschiedliche Weise auftreten kann und bei jedem Betroffenen anders verläuft. MS ist eine Autoimmunerkrankung des zentralen Nervensystems, die Entzündungsherde im Gehirn und Rückenmark verursacht. Dies zerstört im Verlauf die Nervenfasern und führt zur Verhärtung und Vernarbung der Nerven. Daher auch der Name: „sklerosis" kommt aus dem Lateinischen und bedeutet „Verhärtung".

In der Folge ist die Leitfähigkeit der Nerven gestört, so dass Informationen nur noch schlecht vom Gehirn in die Körperregionen gelangen und umgekehrt. Häufig kommt es dabei zu Bewegungs- und Empfindungsstörungen. Aber letztlich betreffen die Schädigungen des Nervensystems den gesamten Organismus und können daher eine Vielzahl verschiedenster Symptome auslösen. Typisch ist dabei, dass MS in Schüben verläuft und dass zwischen diesen Schüben lange Pausen bestehen können.

Da MS sich auf so vielfältige Weise zeigen kann, ist die Diagnose zunächst schwierig und der Arzt wird zunächst andere, näherliegende Ursachen ausschließen. Anhand standardisierter Skalen wird dann eine Ausschlussdiagnose vorgenommen. Wenn neurologische Symptome festgestellt und andere Erkrankungen ausgeschlossen wurden, erlauben die McDonald-Kriterien eine schnelle und relativ sichere MS-Diagnose. Dazu sind MRTs und eventuell Laboruntersuchungen der Nervenflüssigkeit notwendig.

MS ist unheilbar, allerdings gibt es heute vielfältige Therapiemöglichkeiten, um den Verlauf der Krankheit zu bremsen und die Symptome zu behandeln.

Spinalstenose (HWS)

Bei einer Spinalstenose ist der Wirbelkanal, in dem Nervenbahnen verlaufen, stark verengt – man spricht auch vom Kneifzangeneffekt. Wie dieses Bild schon verdeutlicht, ist nicht der gesamte Wirbelkanal verengt, sondern nur bestimmte und stark belastete Bereiche der Wirbelsäule, insbesondere an den Wirbelgelenken.

Durch das „Abkneifen" der Nerven entstehen an ihnen Druckschäden, die sich mit vielfältigen Symptomen bemerkbar machen. Ist die Halswirbelsäule (HWS) betroffen, führt dies zu Symptomen, die sich mit ME/CFS überschneiden können: Schwindel und Kopfschmerz, Lähmungen und Gefühlsstörungen an Händen und Beinen, aber auch Schmerzen in der Schulter oder den Händen.

Zur Diagnose wird eine orthopädische und eine neurologische Untersuchung durchgeführt, um andere Erkrankungen auszuschließen. In der Regel wird bei erhärtetem Verdacht ein MRT angefertigt, auf dem sich die Spinalstenose in der Regel sehr gut erkennen lässt.

Die Behandlung der Spinalstenosen erfolgt durch Operation.

Die ME/CFS Clinical Coalition in den USA, ein Zusammenschluss von Spezialisten für ME/CFS in den USA, hat die Liste der Ausschluss-diagnosen und eine ausführliche Liste mit durchzuführenden Tests bei Verdacht auf ME/CFS für behandelnde Ärzte veröffentlicht.

Eine Übersetzung ins Deutsche, die man gut als Ausdruck zu seinem Arzt mitnehmen kann, ist unter folgendem Link zu finden: *https://cutt.ly/ausschlussdiagnosen*

Das amerikanische Original findet sich hier: *https://cutt.ly/ausschlussdiagnosen_usa*

Betroffenenbericht: **Philipp Winterfeld**

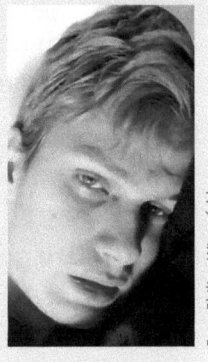

Philipp ist 23 Jahre und leidet an verschiedenen Krankheiten wie chronischer Borreliose, ME/CFS und Fibromyalgie. Seine Lebensqualität wurde durch diese Erkrankungen massiv eingeschränkt.

Bei Dir wurde ME/CFS mutmaßlich durch Borreliose, einen Zeckenbiss, ausgelöst. Wie lange hat es gedauert die Diagnose ME/CFS zu bekommen und wie sah der Weg dahin aus? Wie wurde Neuroborreliose ausgeschlossen?

Die Diagnose ME/CFS hatte ich nach gut eineinhalb Jahren. Zuvor wurde nach etwa einem Jahr Fibromyalgie diagnostiziert. Davor wusste ich die ganze Zeit gar nicht, was mit meinem Körper los ist. Ich habe gesucht und gesucht und Sachen gelesen. Neuroborreliose wurde zu keinem Zeitpunkt ausgeschlossen, aber ich bin mir nicht ganz sicher nach dem, was ich heute weiß. Denn selbst die teuren, aufwändigen Borreliose-Tests sind nicht 100 % aussagekräftig.

Wobei ist der Zeckenbiss passiert?

Ich kann mich offen gesagt nicht an einen Zeckenbiss erinnern, aber die Testergebnisse wiesen auf Borreliose. Ob das am Ende wirklich der Auslöser war, weiß keiner.

Wie sahen Dein Leben und Alltag vor der Erkrankung aus?
Ich war im Begriff, eine Ausbildung zu beginnen als Mediengestalter, weil meine große Leidenschaft die Musik ist, Musik selbst zu machen. Ich mache auch weiter Musik, aber das ist in den vier Jahren

Krankheit immer weniger geworden und es geht kaum noch. Meine zweite große Leidenschaft war Sport. Ich habe sehr viel Kraftsport gemacht. Das musste ich komplett aufgeben.

Du bist 24 und seit vier Jahren erkrankt – das heißt, die Schule konntest Du abschließen, aber seitdem wohl nicht viel mehr?

Die Schule konnte ich abschließen, ich habe einen Realschulabschluss – das ist ja schon acht Jahre her. Danach hatte ich eine schwere Depression, die mich viel Zeit gekostet hat, die ich aber überwunden habe. Ich wollte später noch ein Fachabitur machen, aber das kann ich mir abschreiben, weil ich an ME/CFS erkrankte. Seit ich so krank bin, geht gar nichts mehr. Ich bin arbeitsunfähig und die Erwerbsunfähigkeit wird noch geprüft. Wie es so ist, bekommt man das ja nicht so einfach durch mit ME/CFS, auch wenn es nicht anders geht.

Wie war der ME/CFS-Krankheitsverlauf in den vier Jahren für Dich?

Insgesamt war der Krankheitsverlauf langsam und schleichend, aber es gab auch bereits im ersten Jahr Phasen, in denen es richtig, richtig schlecht war. Insgesamt kann man sagen, abgesehen von diesen Phasen, dass es progressiv bergab ging über die Jahre. Immer weiter deutlich schlechter. Vielleicht war ich daran auch ein Stück weit schuld, weil ich meine Leidenschaften nicht aufgeben konnte und wollte und meine Restenergie genutzt habe, meine Leidenschaften auszuleben. Das hat sich negativ ausgewirkt. Von PEM, PENE und Pacing hatte ich zu dem Zeitpunkt natürlich noch nichts gewusst.

Hast Du Ärzte, die Dich unterstützen?

Ich habe einen Hausarzt, der mich in der Weise unterstützt, dass er mir symptomlindernde Medikamente verschreibt und mich krankschreibt. Aber er hat von ME/CFS keine Ahnung. Also ja, er unterstützt mich – im Rahmen seiner Möglichkeiten. Aber ich habe keine echte Hilfe, um die muss ich mich selbst kümmern, beispielsweise für viel, viel Geld über Privatärzte. Ein Psychiater hat mir experimentell Abilify verschrieben, zumindest etwas.

Wie sieht heute Dein Alltag aus? Was kannst Du noch machen?

Ich liege viel im Bett. Ich bin nicht durchgehend bettlägerig, aber schon so 70 Prozent im Bett. Den Rest der Zeit bin ich am Bildschirm. Wenn ich einen guten Tag habe, treffe ich mich kurz mit Freunden. Aber ich weiß dann immer schon vorher, dass ich es hinterher für ein paar Tage büßen werde. Das ist auch typisch für die Krankheit.

Wie gehen Deine Freunde und Deine Angehörigen mit Deiner Erkrankung um?

Meine Mutter unterstützt mich super. Sie hat es die ersten Jahre natürlich auch nicht verstanden, was mit mir los ist – kann man ja auch nicht. Grade, weil ich als Jugendlicher die schwere Depression hatte, wurde natürlich zuerst darauf geschaut: Ist die Depression wieder da? Aber die Depression wurde längst ausgeschlossen und auch meine Mutter hat das verstanden. Meine Freunde verstehen es teilweise. Aber so richtig verstehen können Außenstehende es gar nicht. Insgesamt gehen sie gut damit um, da habe ich schon Glück.

Welche Perspektive siehst Du für Dich – wie geht es weiter?

Sollte ich gesund werden, werde ich wieder Musik machen und wieder Sport machen und trainieren. Auf jeden Fall werde ich meine Energie, die ich eventuell wiederhaben werde, dafür einsetzen, dass Leuten mit solchen Erkrankungen geholfen wird und die Forschung weitergeht.

Mögliche Begleiterkrankungen

Bei den möglichen Begleiterkrankungen (Komorbiditäten) von ME/CFS haben wir uns ebenfalls an den Diagnoseempfehlungen der Charité in Berlin orientiert. Dort sind aber jeweils nur die Bezeichnungen der Erkrankungen aufgeführt. Deswegen folgt an dieser Stelle eine etwas ausführlichere Beschreibung der möglichen Begleiterkrankungen, um ein gutes Gespräch mit dem behandelnden Arzt zu ermöglichen. Es kann durchaus Diskussionen geben, ob an dieser Stelle mehr oder weniger Krankheitsbilder einbezogen werden sollten. Da die Charité auf dieser Basis auch die Ärztefortbildung organisiert, haben wir die dortige Liste hier als Maßstab genommen.

Wir gehen hier auf konkrete Krankheitsbilder ein. Weitere Begleiterscheinungen von ME/CFS können beispielsweise schwere Allergien oder neue Lebensmittel- und Medikamenten-Unverträglichkeiten sein – etwa, dass man plötzlich keinen Alkohol mehr verträgt. Auch über veränderte Wirkung von Narkose- und Schmerzmitteln wurde berichtet. Treten solche Veränderungen auf (egal welcher Art), sollten behandelnde Ärzte immer informiert werden – denn dann ist zum Beispiel bei Krankenhausbehandlungen nicht klar, ob weiterhin eine Verträglichkeit von Medikamenten besteht, die man vor Ausbruch der Erkrankung noch problemlos vertragen hat.

Einige dieser Diagnosen kommen auch als hauptsächliche Ursache für die Beschwerden in Betracht. Deshalb sind sie auch im Kapitel „Differentialdiagnosen" erwähnt. Dann muss der behandelnde Arzt abklären und eingrenzen, ob die Erkrankung Ursache oder Folge von ME/CFS ist.

Immunologische Begleiterkrankungen

Immunglobulinmangel / Infektneigung

Ein Immunglobulin-Mangel (Eiweiße, die eine wesentliche Rolle im Immunsystem und in der Infektabwehr spielen) führt zu einer Beeinträchtigung des Immunsystems. Dies zeigt sich deutlich durch eine erhöhte Neigung zu Infekten, beispielsweise durch bakterielle Infektionen der oberen Atemwege.

Immunglobuline teilen sich in verschiedene Arten von Immunglobulinen auf, die IgG-Subklassen.

IgG-Mangelsyndrome können angeboren oder erworben sein. Beim sogenannten variablen humoralen Immundefekt (CVID) findet sich häufig eine deutliche Reduzierung mehrerer IgG-Subklassen. Diese nennt man „Hypogammaglobulinämie". Sie tritt meist erst im Alter zwischen 30 und 40 Lebensjahren auf. Andere Formen des IgG-Mangels treten vermehrt im Zusammenhang mit Krebserkrankungen des Immunsystems auf (Lymphome, Chronische Lymphatische Leukämie). Die IgG-Subklassen sollten bei begründetem Verdacht auf ein Antikörpermangelsyndrom auch bei noch normaler Konzentration der IgG insgesamt untersucht werden, da diese einen IgG-Subklassenmangel nicht ausschließen.

Die verschiedenen Subklassen von Immunglobulinen unterscheiden sich in ihrer Funktion und Wirkweise. Daher kann ein Mangel von einzelnen Subklassen oft mit typischen Krankheitsbildern in Verbindung gebracht werden.

Mastzellaktivierungssyndrom (MCAS)

Das Mastzellaktivierungssyndrom (MCAS) kann viele unterschiedliche Symptome hervorrufen und zur Entwicklung chronisch-entzündlicher

Folgeerkrankungen führen. Seit 2007 ist MCAS als eigenständige Krankheit anerkannt – es handelt sich also aus Sicht der Ärzte um eine „recht neue Krankheit", auch wenn sie natürlich schon lange besteht.

In der Regel lässt sich nicht herausfinden, was konkret die leichte Aktivierbarkeit der Mastzellen auslöst. Auch die Ursache und der Krankheitsmechanismus von MCAS sind noch unbekannt und wenig erforscht. Allerdings besteht die Ansicht, dass veränderte Gene als Ursache in Betracht kommen.

Es wird vermutet, dass bei einem MCAS krankhaft veränderte Mastzellen aus einer mutierten Vorläuferzelle im Knochenmark hervorgehen, was dazu führt, dass sie vermehrt Histamin und andere Botenstoffe freisetzen. Normalerweise brauchen Mastzellen weiße Blutkörperchen, um aktiviert zu werden – im Falle von MCAS geht man aber davon aus, dass sie sich gegenseitig aktivieren. Die Folge ist eine „systemische Mastozytose" – allerdings ohne, dass weitere Diagnosekriterien dieser Erkrankung erfüllt wären, nämlich eine veränderte Zahl von Mastzellen etwa. Eine systemische Mastozytose löst in der Regel Schmerzen im Darm, Darmkrämpfe und Verdauungsstörungen aus, so auch MCAS.

MCAS kann ein sehr breites Spektrum an zunächst diffusen Symptomen hervorrufen. Das macht es Medizinern schwer, schnell eine eindeutige Diagnose zu stellen. Im Gegensatz zur Mastozytose, einer anderen Erkrankung der Mastzellen, haben MCAS-Erkrankte eine normale Anzahl von Mastzellen. Eine Laboruntersuchung kann hier in der Regel keine Klärung bringen, da sie nicht unterscheidet zwischen krankhaft veränderten und gesunden Mastzellen.

Es gibt zum aktuellen Zeitpunkt keine Heilung, aber die Symptome können in der Regel behandelt werden. Das geschieht durch Vermeidungsstrategien, also um die Auslöser der Erkrankung zu vermeiden und so die Symptome zu reduzieren.

So sollten MCAS-Patienten auf histaminreiche Lebensmittel und chemische Zusatzstoffe konsequent verzichten. Auch Medikamente können helfen, die Funktion der Mastzellen in den Griff zu bekommen. Außerdem gibt es Berichte über Verbesserungen durch die Behandlung mit Antihistamin. Und es gibt positive Berichte über die Verwendung sogenannter Mastzellstabilisatoren und H1- beziehungsweise H2-Blocker, die den Histamin-Stoffwechsel regulieren.

Rheumatologische Begleiterkrankungen

Fibromyalgie
Siehe Kapitel „Differentialdiagnostik".

Ehlers-Danlos-Syndrom
Das Ehlers-Danlos-Syndrom (EDS) ist eine Gruppe genetisch bedingter, angeborener Krankheiten, die zu einer krankhaften Veränderung des Bindegewebes führt, das deutlich dehnbarer ist als bei gesunden Menschen. Dadurch kommt es zur Überdehnbarkeit der Haut und zur Überbeweglichkeit der Gelenke. Es gibt mehr als zwölf verschiedene EDS-Typen, die alle dafür verantwortlich sind, dass die Bildung und Struktur von Kollagen im Bindegewebe verändert ist. Die Wahrscheinlichkeit, an dieser seltenen Erbkrankheit zu leiden, liegt bei etwa 1:10.000.

Da Haut und Gelenke besonders dehnbar sind und zur Überdehnung neigen, führt EDS oft zu Zerrungen und Blutergüssen und zum Gefühl der Instabilität der Gelenke. Sport kann schwierig sein, da sich Betroffene auch leichter Gelenke ausrenken können.

Die Diagnose des EDS erfolgt durch eine körperliche Untersuchung, gefolgt von einer speziellen Genuntersuchung. Es gibt keine Therapie oder Heilung für EDS. Die Behandlung zielt daher in erster Linie auf die Vorbeugung und Behandlung von Begleiterscheinungen der Erkrankung ab.

Sicca Symptome / „Sicca-assoziiertes Beschwerdebild"
Sicca Symptome werden auch „Trockenes Auge" genannt – neben einer zu geringen Produktion kann eine erhöhte Verdunstung der Tränenflüssigkeit des Auges ursächlich für die Erkrankung sein. Das kann durch eine Vielzahl von Umständen ausgelöst werden. Angefangen von Diabetes über zu viel Bildschirmarbeit bis hin zu trockener Umgebungsluft.

Ebenfalls wird als mögliche Ursache eine Durchblutungsstörung der kleinsten Gefäße im Auge vermutet, ein möglicher direkter Zusammenhang mit ME/CFS.

Die trockenen Augen können zu Störungen der Lichtbrechung in den Augen führen, was beispielsweise Doppelbilder oder Schatten hervorrufen kann. Diese treten häufig auch einseitig auf und lassen sich so abgrenzen von Doppelbildern, die beispielsweise durch Schielen ausgelöst werden. Häufige Symptome sind außerdem Jucken, Brennen, Druck in den Augen, Schmerzen oder Lichtempfindlichkeit oder auch verschwommenes Sehen.

Sicca ist eine der häufigsten Erkrankungen des Auges und kann mit verschiedenen Augentropfen oder regelmäßig eingesetzter

Befeuchtung der Augen mit „künstlicher Tränenflüssigkeit" behandelt werden. Für die Diagnose ME/CFS ist es wichtig, bei Sicca-Beschwerden das Sjögren-Syndrom auszuschließen. Bei Anzeichen von Sicca-Beschwerden wird eine Abklärung durch den Augenarzt und Ausschluss des Sjögren-Syndroms empfohlen. Ferner kann nach Rücksprache mit dem Augenarzt eine Abklärung durch einen Rheumatologen hilfreich sein, da Sicca-Symptome auch durch andere entzündliche Autoimmunprozesse ausgelöst werden können – insbesondere bei ME/CFS.

Autonome Dysfunktion

POTS – Posturales Tachykardiesyndrom

Das posturale Tachykardiesyndrom zeigt sich durch Beschwerden wie Benommenheit und Schwindel, Herzrasen und Unwohlsein nach dem Aufstehen, beispielsweise aus dem Bett oder von einem Stuhl. Die Beschwerden können bis hin zu Ohnmachtsanfällen reichen (Synkopen). Bei einem Wechsel in die aufrechte Körperlage (Orthostase) kommt es zu einem erhöhten Puls, der auch anhaltend ist. Die Beschwerden lassen nach, wenn sich die Betroffenen wieder hinlegen. Die Beschwerden treten innerhalb der ersten Minuten nach dem Aufstehen aus einer sitzenden oder liegenden Position auf. Personen, die nach dem Aufstehen unter stark abfallendem Blutdruck leiden (Orthostatische Hypotonie, siehe unten), berichten über sehr ähnliche Symptome. Allerdings fehlt bei POTS dieser Blutdruckabfall, was ein klares Anzeichen ist.

Ursache und Auslöser des POTS sind unbekannt, aber es wird eine Funktionsbeeinträchtigung in Teilen des autonomen Nervensystems vermutet.

Die Diagnose des POTS erfolgt, wenn die typischen Symptome vorhanden sind, durch eine Messung der Herzfrequenz. Diese muss nach dem Lagewechsel in die aufrechte Position mindestens um 30 Herzschläge pro Minute erhöht sein. Häufig haben die Patienten in einer aufrechten Position einen Ruhepuls von über 120 Schlägen pro Minute.

Getestet wird – meist stationär – mit einem sogenannten Kipptisch. Der Patient wird auf diesem Tisch festgeschnallt und die Lageveränderung wird durch Kippen des Tisches erzeugt, während Blutdruck und Puls regelmäßig (mindestens einmal pro Minute) gemessen werden. Alternativ kann der sogenannte Schellong-Test angewandt werden. Wenn man ein Blutdruck-Messgerät hat, kann man diesen auch zuhause durchführen – am besten gemeinsam mit einer helfenden Person, da man bei dem Test schlecht selbst die Werte ablesen und notieren kann. Der zuhause gemachte Test kann dann als Anhaltspunkt zum Arzt mitgebracht werden. Denn der Hausarzt ist meist nicht bereit, einen Schellong-Test durchzuführen, da der Zeitaufwand recht hoch und nicht durch die Krankenkasse abgedeckt ist. Gegebenenfalls kann man ihn fragen, ob er den Test privat abrechnet.

Der Patient legt sich für den Schellong-Test hin und bleibt hier etwa 5 – 10 Minuten ruhig liegen. Während dieser Zeit werden jede Minute Puls und Blutdruck gemessen. Danach steht der Patienten schnell auf und stellt sich mit dem Rücken an die Wand. Es folgt eine Stehbelastung von etwa 5 – 10 Minuten, in der ebenfalls jede Minute Puls und Blutdruck gemessen werden. Bei gesunden Patienten kommt es unter der orthostatischen Belastung zu einer leichten Zunahme der Herzfrequenz. Bei POTS bleibt der systolische Blutdruck gleich oder sinkt temporär leicht (< 20 mm Hg) ab, der diastolische Blutdruck steigt leicht an (maximal 15 mm Hg) oder fällt um maximal 10 mmHg. Der Puls hingegen steigt, wie gesagt, stark an und bleibt auch über Minuten hoch.

Eine einfache Tabelle für die Auswertung des Testergebnisses findet man hier:

https://cutt.ly/schellongtest

Eine Behandlung des POTS ist mit Betablockern möglich, was aber bei ME/CFS-Patienten mit Vorsicht zu betrachten ist, wegen der möglichen Hemmung der Herzleistung. Betablocker sind weit verbreitete und effektive Herzmedikamente. Häufig wird die Empfehlung ausgesprochen, Leistungssport zu treiben – was bei ME/CFS-Patienten klar ausgeschlossen werden sollte. In erster Linie sollen POTS-Patienten physikalische Therapie machen: Kalt-/Warm-Belastungen (Kryo-Sauna – Wärmekabine), Stützstrümpfe, Waden-pumpe, Wechselduschen ...

Orthostatische Hypotension
Bei der Orthostatischen Hypotension handelt es sich um einen extremen Abfall des Blutdrucks, nachdem man aus einer sitzenden oder liegenden Position aufsteht. Die Symptome sind dabei sehr ähnlich denen des POTS (siehe oben): Benommenheit und Schwindel, Herzrasen und Unwohlsein bis hin zur Ohnmacht (Synkopen). Die Symptome verbessern sich umgehend, wenn sich Betroffene wieder hinlegen.

Um die Diagnose zu stellen, muss ein deutlicher Blutdruckabfall nachweisbar sein, nämlich mehr als 20 mmHg systolisch, 10 mmHg diastolisch – oder beides.

Ursachen kann eine Fehlregulierung im autonomen Nerven-system sein, eine sogenannte autonome Dysfunktion wie bei POTS. Aber auch Natriummangel, bestimmte Medikamente oder eine Unterfunktion der Nebennierenrinde (Nebenniereninsuffizienz). Es gibt aber auch vielfältige weitere mögliche Ursachen. Daher sollte, wenn nach dem Aufstehen regelmäßig der Blutdruck stark abfällt, in jedem Fall der Hausarzt aufgesucht werden.

Es gibt vielfältige Behandlungsoptionen, die abhängig von der jeweiligen Ursache sind und daher mit dem Arzt besprochen werden sollten. Dazu gehört eine angepasste Ernährung mit Verzicht auf Kohlenhydrate, aber auch weniger einengende Kleidungsstücke, die einen besseren Rückfluss des Blutes in den Venen ermöglichen. Abhängig von der Ursache könnte der behandelnde Arzt auch empfehlen, mehr zu trinken oder mehr Salz (Natrium) zu sich zu nehmen. Außerdem gibt es diverse medikamentöse Behandlungs-möglichkeiten.

Gastroenterologie

Reizdarm-Syndrom
Siehe Kapitel „Differentialdiagnosen".

Neurologie

HWS-Instabilität
Siehe Kapitel „Differentialdiagnosen".

Small-Fiber-Neuropathien
Die Small-Fiber-Neuropathie ist eine besondere Form der Polyneuro-pathie. Von einer Polyneuropathie spricht man, wenn gleichzeitig

eine Störung mehrerer peripherer Nerven (also beispielsweise in Füßen / Beinen / Armen) besteht. Häufigste Ursachen für Polyneuropathie sind Diabetes, Alkohol- oder Medikamentenmissbrauch. Das macht es für ME/CFS-Patienten nicht leichter, denn die vielfältigen anderen möglichen Ursachen sind zunächst einmal viel seltener und damit weniger wahrscheinlich. Dazu gehören unter anderem Vitamin B12-Mangel, erbliche Faktoren, Krebs oder Autoimmunerkrankungen. Vielleicht ist letzteres der Grund, warum Small-Fiber-Neuropathien häufiger zusammen mit ME/CFS auftreten.

Bei der Small-Fiber-Neuropathie sind ausschließlich die kleinen vegetativen und sensiblen Nervenfasern betroffen.

Bemerkbar machen sich Neuropathien durch Missempfindungen wie zum Beispiel Kribbeln (Ameisenlaufen), gestörtes Temperaturempfinden, gestörtes Schmerzempfinden (keine Schmerzen, oder auch Nervenschmerzen) und Taubheitsgefühl. Sofern Muskeln betroffen sind, was am ganzen Körper möglich ist, kann es auch zu Muskellähmungen kommen.

Die Small-Fiber-Neuropathie ist noch wenig erforscht. Wie genau sie sich entwickelt, ist bisher weitestgehend unklar. Man weiß allerdings, dass sie im Zusammenhang mit rheumatischen und entzündlichen Erkrankungen häufiger vorkommt.

Die Diagnose einer Polyneuropathie stellt ein Neurologe nach einer neurologischen Untersuchung und einer Messung der Nervenleitgeschwindigkeit. Dies ist aber bei einer Small Fiber Neuropathie nicht aussagekräftig, da andere Nerven betroffen sind. Ein Nachweis erfolgt zuverlässig durch eine Hautbiopsie, die von einem qualifizierten Labor untersucht werden sollte (nicht alle Labore verfügen über die gleichen Testmöglichkeiten). Gegebenenfalls wird der Arzt weitere Untersuchungen machen wollen, um die Ursache der Neuropathie besser eingrenzen zu können.

Neurologen werden zunächst versuchen, die Schmerzen und Missempfindungen symptomatisch mit Neuroleptika zu behandeln. Hier kommen Medikamente wie beispielsweise Pregabalin, Gabapentin oder Duloxetin zum Einsatz. Normale Schmerzmittel wirken in der Regel bei den durch Neuropathien ausgelösten Nervenschmerzen nur unzureichend oder gar nicht. Bei Misserfolg dieser Therapieversuche ist auch die Behandlung mit Immunglobulinen möglich. Hier spricht man von einer immunsuppressiven oder immunmodulierenden Therapie. Das Ziel ist, Autoimmunprozesse, bei denen sich das Immunsystem gegen den eigenen Körper richtet, zu stoppen.

Migräne und / oder Hypersensitivität
Bei der Migräne treten heftige, anfallsartige und oft nur einseitige Kopfschmerzen auf. Im Vergleich zu anderen Kopfschmerzen sind sie sehr viel stärker und lösen meist weitere Beschwerden aus, beispielsweise starke Lichtempfindlichkeit und Übelkeit. Die Diagnose Migräne stellt ein Arzt erst, wenn die Beschwerden mehrfach aufgetreten sind.

Es gibt viele Vermutungen zum Auslöser der Migräne, allerdings ist die Ursache weiterhin unbekannt. Bei Migräneanfällen hilft es oft, wenn man sich in einem abgedunkelten und ruhigen Raum hinlegt und die Augen mit einem kühlen (nassen) Tuch oder einem Kühlelement (in ein Handtuch gewickelt) bedeckt. Bei schweren Attacken oder häufigem Auftreten wird der Arzt Medikamente verschreiben.

Der Begriff der Hypersensitivität beschreibt einen Zustand, in dem der Körper sehr empfindlich auf bestimmte Mikroorganismen, Stoffe oder Reize reagiert. Unter dem Oberbegriff der Hypersensitivität sind Allergien, Pseudoallergien, aber auch angeborene Überempfindlichkeiten (Idiosynkrasie) sowie allgemeine Intoleranzen zusammengefasst. Hier ist es wichtig, den Arzt zu informieren – insbesondere im Zusammenhang mit ME/CFS, da in diesem Fall nicht selten neue Intoleranzen entstehen, beispielsweise gegen Alkohol oder bestimmte Medikamente.

Schlaf

Schlafapnoe

Der Atemstillstand im Schlaf – so die Übersetzung für Schlafapnoe – ist ein häufiges Phänomen und betrifft geschätzt bis zu 3 % der erwachsenen Bevölkerung. Die Wahrscheinlichkeit für Schlafapnoe steigt mit dem Alter. Im Schlaf sind bei Betroffenen die Atemwege so verengt, dass die Atmung behindert wird oder sogar unterbrochen sein kann. Häufig ist dies abhängig von der Lage beim Schlaf und macht sich durch erhebliches Schnarchen bemerkbar. Hohe Lautstärken von 90 Dezibel sind keine Seltenheit. Das entspricht dem Lärm einer Kreissäge oder eines Presslufthammers.

Oft ist parallel dazu die Atmung sehr flach – dann spricht man von sogenannter Hypopnoe. Die Atemaussetzer (Apnoe) können lang sein – zehn Sekunden und mehr sind keine Seltenheit. Oft schrecken die Betroffenen dann aus dem Schlaf und ringen lautstark nach Luft. Spätestens jetzt sollte der Hausarzt aufgesucht werden, denn Schlafapnoe ist keine Bagatelle und kann das Leben verkürzen.

Bei der sogenannten obstruktiven Schlafapnoe, die ganz überwiegend auftritt, sind Frauen meist aufgrund einer etwas anderen
Anatomie erst ab den Wechseljahren betroffen.

Seltener tritt die zentrale Schlafapnoe auf. Diese kommt bei älteren
Menschen häufiger vor und steht meist in Verbindung mit Herz-
Kreislauf-Problemen oder neurologischen Ursachen.

In beiden Fällen wird der Hausarzt weitere Untersuchungen
veranlassen, meist durch einen Hals-Nasen-Ohrenarzt (HNO), ein
Schlaflabor oder einen Kardiologen. Eine sogenannte Polysomno-
graphie misst die Atmung und weitere Vitalwerte, wie auch
die Sauerstoffsättigung im Blut, während des Schlafes und gibt
Aufschluss über das Vorliegen von Apnoen und deren möglichen
Ursachen.

Die obstruktive Schlafapnoe tritt häufig in Rückenlage auf. Eine
Möglichkeit, Apnoen zu verhindern, ist, mit medizinischen Hilfsmitteln
die Rückenlage zu vermeiden. Ein einfacher Trick ist, auf dem Schlaf-
anzugoberteil am Rücken einen oder mehrere Tennisbälle zu befestigen.
Dreht man sich auf den Rücken, ist das unangenehm und man dreht
sich wieder in die Seitenlage – in der Regel ohne aufzuwachen.

Alkohol und Tabakkonsum sind bekannte Ursachen für Apnoe und ein
Arzt wird Sie auffordern, den Konsum zu reduzieren, insbesondere am
Abend.

Und schließlich fördert auch starkes Übergewicht das Vorkommen von
Apnoe, also kann eine Gewichtsreduktion die Situation verbessern.
Hilft dies alles nicht, kann ein sogenanntes CPAP-Gerät helfen. Dabei
handelt es sich um ein kleines Gerät, das man neben dem Bett aufstellt

und mit dem eine Atemmaske verbunden ist. Durch diese Maske, die man im Schlaf trägt, wird ein kontinuierlicher Überdruck in den Atemwegen aufgebaut, was die Atmung erleichtert. Es handelt sich dabei nicht um ein Sauerstoffgerät, sondern es wird die Raumluft zusätzlich zur normalen Atmung von einer kleinen Pumpe in die Atemwege gedrückt.

Restless Legs Syndrom (RLS)

Auf Deutsch heißt diese Erkrankung das Syndrom der unruhigen Beine. Betroffene berichten von einem starken Drang, die Beine zu bewegen. Dies kann begleitet werden von Muskelschmerzen, Kribbeln, Ziehen oder Krämpfen. Die Beschwerden beginnen, wenn ein Betroffener zur Ruhe kommt, insbesondere im Sitzen oder Liegen. Folglich treten die Beschwerden meist auf, wenn man im Bett liegt oder vor dem Fernseher entspannt. Eine Besserung kommt durch Bewegung und Dehnung, beispielsweise Spaziergänge oder Sport. Daraus ergibt sich, dass die stärkste Belastung durch das Restless Legs Syndrom meist schlechter Schlaf ist, weil den Betroffenen ihre Beine keine Ruhe lassen.

Wenn man unter diesen Beschwerden leidet, sollte man unbedingt den Hausarzt aufsuchen. Denn eine häufige Ursache für das Restless Legs Syndrom sind fortgeschrittene Nierenprobleme. Aber auch Nervenschäden können die Ursache sein. Hier ist auch eine Verbindung zu Neuropathien zu sehen (siehe Small-Fiber-Neuropathie). Bei einem guten Teil der Betroffenen, man geht von mehr als 50 % aus, spielen aber auch genetische Faktoren eine Rolle – das Restless Legs Syndrom kann unter Umständen vererbt werden.

Das Restless Legs Syndrom ist behandelbar. Hier kommt es auf die Ursache an. Da unterschiedlichste Möglichkeiten bestehen, führt eine Auflistung an dieser Stelle zu weit.

Endokrinologie / Gynäkologie

Hashimoto-Thyreoiditis
Siehe Kapitel „Differentialdiagnosen".

Metabolisches Syndrom
Das Metabolische Syndrom wird auch häufig „Wohlstandssyndrom" genannt – weil es die Bezeichnung für das zeitgleiche Auftreten verschiedener Symptome ist, die oft mit unserer Wohlstands-gesellschaft in Verbindung gebracht werden: Übergewicht, Blut-hochdruck, Zucker- und Fettstoffwechselstörungen. Und oft treten sie auf bei mangelnder Bewegung, zu viel Stress, Alkoholkonsum und Rauchen.

Bei einem metabolischen Syndrom besteht ein um das drei- bis vierfache erhöhtes Risiko für Herz-Kreislauf-Erkrankungen. Auch Diabetes ist eine häufige Folge. Häufig entwickeln Betroffene auch eine Fettleber.

In der Regel, wenn keine anderen Ursachen wie beispielsweise Schlafapnoe vorliegen, wird der behandelnde Arzt eine angepasste Ernährung und Bewegung empfehlen und den Verzicht auf Tabak und Alkohol. Führt das nicht zum Erfolg, können für die einzelnen Faktoren auch Medikamente helfen.

Endometriose
Siehe Kapitel „Differentialdiagnosen".

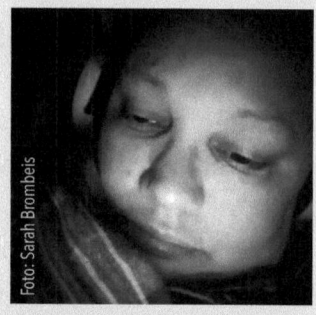

Sarah Brombeis ist 47 Jahre alt und war schon als Kleinkind krank – vermutlich durch eine Infektion im Krankenhaus. Sie hat als alleinerziehende Mutter ein Kind großgezogen, trotz ihrer Erkrankung. Heute lebt sie allein.

Du warst als Baby schwer krank – was vielleicht der Auslöser für ME/CFS gewesen sein könnte. Was hattest Du damals? Ist es Deine Vermutung, dass es der Auslöser sein könnte?

Ja, das ist meine Vermutung: dass die Ursache damals im Krankenhaus liegt. Ich war 1975 als Baby wegen einer Hüftluxation zur Behandlung im Krankenhaus – mehrere Male und jeweils viele Wochen. Meine Mutter hat mir erzählt, dass ich damals mit sehr hohem Fieber aus dem Krankenhaus entlassen wurde. Diagnostiziert wurde damals aber nichts und behandelt auch nicht. Milde ME/CFS-Symptome habe ich, seit ich denken kann. Definitiv schon im Kindergartenalter.

Welche Symptome haben Dich zunächst beeinträchtigt und wie? Und hat sich das mit der Zeit verändert – also sind neue Symptome hinzugekommen oder welche verschwunden und wie hat sich das entwickelt?

Puh, das ist eine mega-schwierige Frage. Ich kann das kaum sagen, immerhin geht es um 45 Jahre voller Symptome.

Ich kann mich erinnern, dass ich die ersten Jahre als Kind vor allem Muskelschwäche in den Beinen hatte. Ich hatte auch häufige Infekte und allgemein sehr starke Leistungseinbußen in allen Bereichen und auch starke Schlafstörungen.

Als Kind in der Schule, oder wenn ich mit anderen Kindern gespielt habe, konnte ich kaum mithalten und auch schlecht rennen. Wenn ich ein Wettrennen gemacht habe, ging es die ersten Meter noch gut und ich war sogar vorn dabei. Aber dann war es plötzlich, als ob meine Beine sich in Pudding verwandelt hätten. Manchmal bin ich so noch nicht mal mehr ins Ziel gekommen. Ich wurde viel ausgelacht und gehänselt. Das ging die ganze Schulzeit so.

Eigentlich hatte ich also typische ME/CFS-Symptome. Nur hat nie jemand die Idee gehabt, dass ich krank sein könnte. Ich auch nicht! Ich galt als faul, später auch als fett. Obwohl ich Normalgewicht hatte. Aber so war das in den 80ern. Ich dachte auch, es läge nur daran. Aber je mehr ich versucht habe, desto schlimmer wurde es.

Seit 2014 bist Du schwer erkrankt – 2015 folgte dann die Diagnose. Was ist passiert, dass sich Deine Situation so verschlechtert hat? Wie hat sich das „angefühlt" – also wie haben sich die Symptome entwickelt und was hat das mit Dir gemacht?

Ich hatte es schon als Kind, aber da wusste ich davon natürlich noch nichts und es wurde immer schlimmer. Je älter ich geworden bin und je mehr ich versucht habe mitzuhalten, zum Beispiel Sport zu machen, desto schlechter ist es mir gegangen. Aber ich habe den Zusammenhang nicht hergestellt. Wegen der Zeitverzögerung bei den Verschlechterungen. Wann hat man das denn schon, das hat man ja noch nie gehört.

Niemand ist auf die Idee gekommen, dass ich ernsthaft krank bin. Ich nicht, meine Eltern nicht und die Ärzte auch nicht – man hat da nichts dran gemacht. Außer zu sagen, ich müsse mir halt mehr Mühe geben.

So erging es mir auch als junger Erwachsener. Ich bin früh Mutter geworden. Das war natürlich sehr anstrengend – viel zu anstrengend. Man hat es dann darauf geschoben, dass ich wohl depressiv geworden sei, weil ich so wenig mache. Und das habe ich dann lange auch so akzeptiert und angenommen und gedacht: Dann bin ich wohl depressiv. Da kann man nichts machen.

Ich habe mich so durchs Leben geschleppt bis vor etwa 15 Jahren. Da wurden die Schmerzen immer schlimmer. Zu der Zeit hatte ich auch eine unangenehme Scheidung hinter mir und bin umgezogen. Das war viel zu viel Stress – ich habe damals 45 Kilo abgenommen und konnte kaum noch etwas essen. Ich nehme an, dass das den weiteren Crash getriggert hat – logischerweise. Danach wurden die Schmerzen richtig schlimm. So schlimm, dass ich nur noch im Bett lag. Mein damaliger Freund war völlig hilflos. Ich konnte nicht aufstehen. Ich lag nur da und habe geheult. Ich konnte nicht aufstehen und wenn ich dann doch mal auf den Beinen stand, bin ich fast wieder umgeklappt und wir hatten beide keine Idee, was die Ursache sein kann.

Ich habe dann in den folgenden zwei, drei Jahren versucht, den Grund zu finden und eine Diagnose zu bekommen. Es wurde Fibromyalgie diagnostiziert. Das hat mich erst einmal happy gemacht und ich war auf einer Reha. Bei Fibromyalgie hilft Bewegung und das habe ich dann versucht, obwohl ich es ja schon die vielen Jahre vorher versucht habe mit viel Bewegung. Und das ist natürlich total nach hinten losgegangen. Mir ging es total schlecht bei der Reha und auch danach habe ich ewig gebraucht, mich davon zu erholen. Monate, vielleicht sogar Jahre – ich weiß es nicht mehr.

2013 habe ich in einer psychiatrischen Tagesklink mit Psychotherapie versucht, etwas aufzuarbeiten. Ich dachte, dass wahrscheinlich doch etwas Psychisches der Grund ist. Was sollte es auch anderes sein, von ME/CFS hatte ich noch nie gehört damals, und davon war auch keine Rede.

Ich war dann sechs Wochen in der Psychiatrie und im folgenden Jahr auch wieder. Das war extrem anstrengend – die Fahrerei zur Tagesklinik hin und zurück, das Treppen laufen, und ich habe natürlich versucht, viel mitzumachen: Chi Gong und Spaziergänge zum Beispiel. Heute weiß ich: Das war alles eine ganz schlechte Idee. Aber ich hatte ja nach wie vor keine Ahnung. Ich war von Fibromyalgie ausgegangen und von irgendwelchen Depressionen, aber von ME/CFS hatte ich noch nie gehört.

Erst 2015 hast Du die Diagnose bekommen. Wer hat sie gestellt? Hattest Du die Unterstützung der Ärzte, die Du brauchtest?

2014 war ich noch einmal zwölf Wochen in der Psychiatrie. Ich habe in der Zeit auch eine Katze mit der Flasche aufgezogen und versucht, Sport zu treiben, auf Anraten der Ärzte. Auch habe ich versucht, ein bisschen zu arbeiten – stundenweise, mehr ging nicht. Dann war ich in der Klinik, weil mein Körper einen Tremor entwickelt hat und ich festgestellt habe, dass mein Körper sichtbar und messbar zusammenbricht. Also nicht nur spürbar, sondern medizinisch nachweisbar und relevant. Der Tremor war ganz furchtbar. Das war so ähnlich wie Parkinson. Das wurde natürlich untersucht, aber auch ohne Ergebnis. Die versprochenen Untersuchungen wurden nicht gemacht. Stattdessen sollte ich Fitness-Training machen und Treppen laufen. Das war eine ganz schlechte Idee. Als ich zuhause war, habe ich das dann im Push-Effekt noch weiter gemacht und bin ins medizinische Fitness-Training, habe da meine Rezepte abgearbeitet und wollte da sogar schon einen Vertrag unterschreiben. Aber dann kam der Moment, wo ich merkte: Ich kann nicht mehr. Ich kann gar nicht mehr aufstehen, ich komme nicht mehr hoch. Das war 2014. Im Oktober war ich in der Klinik und ab November ging es richtig los. Es ging nichts mehr. Ich kam nicht mehr zum Einkaufen und nichts. Der Arzt, der mir die Fibromyalgie diagnostiziert hatte, hat sich dann weitergebildet und im März 2015 hat er die Diagnose ME/CFS gestellt. Die vierzig Jahre andauernde Suche nach einer Ursache hatte damit endlich ein Ende und ich habe jetzt die Antwort. Ich konnte mich dann selbst informieren, und bin Online-Selbsthilfegruppen beigetreten und habe ganz viel gelernt.

Auf der einen Seite war ich sehr erleichtert, aber wenn Du dich damit beschäftigst und feststellst, dass Du so schwer betroffen bist, ist das auch sehr ernüchternd. Das macht halt auch traurig. Man sieht die Menschen, die viel kürzer betroffen sind und recht schnell eine Diagnose bekommen haben und auch medizinische Unterstützung bekommen – denn die haben eine bessere Chance, sich zu erholen. Die, die schon sehr lange betroffen sind, bei denen es langsam immer schlimmer wird, sind eigentlich chancenlos. Da hat sich noch niemand erholt. Im Gegenteil, manche sind sogar verstorben. Das muss man erst einmal verdauen können.

Seitdem liege ich die meiste Zeit. Also seit Anfang 2015. Es hat sich für mich sehr schnell herausgestellt, dass ich Hilfe brauche. Ich habe mir im gleichen Jahr noch einen gesetzlichen Betreuer organisiert, der ganz viel für mich erledigt hat: Pflegegrad, da habe ich gleich Pflegegrad drei bekommen, meine Krankenkasse hat mich Reha-unfähig geschrieben, ich habe einen Elektro-Rollstuhl bekommen und ich bin verrentet worden. Das war alles 2015. Und da bin ich echt froh, dass ich so viel Glück hatte. Ich habe allerdings auch eine ganze Reihe anderer Erkrankungen. Depressionen bestehen weiterhin, und es bestehen weitere Diagnosen. Ich glaube nicht, dass für alles die ME verantwortlich ist. Sondern ich war einfach schon immer ein kränklicher Mensch.

Du bist bei Bell 10 mit Pflegegrad – was bedeutet das für Dich konkret? Wie sieht Dein Alltag aus?

Mein Sohn ist längst ausgezogen und ich lebe allein. Ich habe eine Haushaltshilfe. Das klappt mal mehr, mal weniger. Leider hatte sie zwei schwere Verletzungen und Operationen und war länger ausgefallen. Jetzt kommt sie zwar wieder, muss aber eigentlich noch an Krücken laufen. Sie ist die einzige Person, die sich um den Haushalt kümmern kann. Aber sie kann aktuell auch kaum was machen. Ich habe noch eine Wohnbetreuung, die kommt zwei Mal die Woche. Mit der mache ich dann beispielsweise notwendige Arzttermine, wie zum Beispiel Besuche beim Zahnarzt. Da bleibt dann wenig Zeit, noch anderes zu machen, weil das Zeitbudget begrenzt ist, so auf eine Stunde in der Woche.

Darüber hinaus habe ich noch eine gesetzliche Betreuung – das ist inzwischen die Dritte. Leider macht die auch nicht, was ich eigentlich von ihr bräuchte.

Ich bin rund um die Uhr bettlägerig. Allerdings kann ich noch allein aufstehen. Ich muss mich dann wirklich beeilen, wenn ich zum

Beispiel auf die Toilette gehe oder mir ein Glas Wasser hole, sonst gibt es PENE. Aber so aufs Klo, das schaffe ich noch.

Eigentlich sollte ich auch in der Wohnung den Rollstuhl benutzen, aber das geht nicht, weil die Wohnung zu eng ist. Also muss ich selbst laufen. Was alles ganz, ganz schlecht ist. Ich sollte das nicht tun, aber es bleibt mir nichts anderes übrig, weil es nicht anders geht und ich allein da bin.

Das ist mein größtes Problem: die mangelnde Hilfe und Unterstützung. Das führt dazu, dass ich nicht wirklich Pacing betreiben kann, sondern gezwungen bin, jeden Tag über meine Reserven hinaus zu gehen. Und so komme ich nie in einen Erholungsmodus. Ich schaffe es nicht, wenigstens ein paar Tage mal wenigstens einigermaßen beschwerdefrei hier zu liegen. Im Sommer funktioniert das eher mal, witzigerweise. Im Winter geht es mir immer schlechter. Ich fühle mich so, als würde ich auf einer Rasierklinge liegen. Es ist immer die Gefahr gegeben, dass sich alles fatal verschlechtert. Aber mehr Hilfe würde auch dazu führen, weil ich die Leute ja auch erstmal einweisen müsste. Und dafür fehlt mir auch die Kraft und auch das Gehirn. Jetzt hier zu erzählen, was war, ist recht einfach für mich, da muss ich nicht groß nachdenken. Aber einer fremden Person zu erklären, was sie machen soll und wo sie etwas findet, und was sie nicht machen soll, worauf sie achten soll – und das immer und immer wieder zu sagen, das schaffe ich zum Beispiel gar nicht.

Und da ist das Problem, dass die ganzen Pflegedienste gar keine Kapazitäten haben. Man kann nur versuchen, eine Privatperson zu finden, die man selbst bezahlt – aber die sind ja nicht ausgebildet und wollen nur so leicht nebenbei ein paar Euro verdienen. Aber sie haben keine Ahnung von der Pflege von

Schwerkranken und Palliativ-Patienten, was dann auch wieder nicht aufgeht. Ich bräuchte eigentlich einen Palliativ-Pflegedienst. Und den gibt es hier nicht.

Ich kann mich auch nicht selbst waschen oder duschen. Duschen vielleicht drei, vier Mal im Jahr – es gab auch Jahre, da ging das gar nicht. Die Arme zu heben ist schon zu anstrengend.

Länger aufstehen und aufrecht sein geht nicht. Und es gibt auch niemanden, der das macht für mich. Das ist aktuell meine Situation. Die Versorgung ist nur ganz rudimentär mit essen, trinken, ausscheiden – das war's. Meine Haushaltshilfe versucht ab und zu, was für mich zu kochen, sie spült – und ansonsten ernähre ich mich von Fertiggerichten und trockenem Essen, das ich mir schnell zubereiten kann oder es mir greifen und zurück in mein Zimmer. Das ist ein beschissener Zustand.

COVID und ME/CFS

Um den Zusammenhang zu verstehen zwischen ME/CFS und Post-COVID muss man auf die jüngere Geschichte schauen: In den Jahren 2002 und 2003 wurde die Welt – vornehmlich Asien, aber auch der Rest der Welt – von der sogenannten SARS-Pandemie heimgesucht. Befürchtungen waren schon damals, dass diese Pandemie aus dem Ruder läuft. Aber die Welt ist damals noch mit einem blauen Auge davongekommen. Über 8.000 Menschen infizierten sich damals in 29 Ländern, 774 von ihnen starben.

Der Erreger, der diese Pandemie auslöste, war das Virus SARS-Cov-1, ein enger Verwandter des heute leider so gut bekannten SARS-Cov-2 – besser bekannt als COVID-19. Bereits damals hatten viele Betroffene, die das Virus überlebten, mit erheblichen Spätfolgen zu kämpfen. Seinerzeit sammelte man die Symptome unter dem Begriff „Post SARS", heute heißt es „Post-COVID". Eine Studie aus Hong Kong, die die SARS-Cov-1-Patienten begleitete und ihre Spätfolgen auswertete, belegt, dass 27,1 % von ihnen auch noch mehr als sechs Monate nach der Erkrankung an Symptomen litten, die der Beschreibung von ME/CFS entsprechen, und dass die internationalen Konsenskriterien für ME/CFS erfüllt waren. Während der Corona-Pandemie hat sich diese Situation wiederholt.

Es gibt unzählige Berichte von Menschen, die nur leicht oder mittelschwer an COVID-19 erkrankt sind. Doch ihre Symptome sind auch Wochen und Monate nach dem Erstinfekt immer noch da, hinzu kommen eine Belastungsintoleranz und Fatigue. Genannt wird dies das „Post-COVID Syndrom". Inzwischen belegen diverse Studien, dass selbst mild erkrankte Menschen auch Monate nach einer COVID-Infektion an Symptomen leiden, die denen von ME/CFS entsprechen.

Frau Prof. Dr. Scheibenbogen, Leiterin des Fatigue-Zentrums der Charité in Berlin, sagte dazu dem Bayrischen Rundfunk: „Es hat uns nicht überrascht, weil wir schon seit dem Sommer (Anmerkung: 2020) erste Berichte gelesen haben, dass eine ganze Reihe von Patienten (Anmerkung: Nach COVID-Infektion) anhaltend an Fatigue leiden, aber auch an Belastungsintoleranz und kognitiven Störungen. Und das sind Symptome, die wir auch gut von ME/CFS kennen."

Viele Studien bestätigen diesen Zusammenhang und Experten gehen davon aus, dass 15–20 % der Post-COVID-Patienten das Vollbild ME/CFS entwickeln – weniger als bei der SARS-Pandemie, aber weit schwerwiegenderer wegen der absoluten Zahlen.

Viele Studien belegen die dramatischen Langzeitfolgen von COVID, die nach derzeitigem Kenntnisstand in chronifizierter Form mit ME/CFS gleichgesetzt werden können:

In einer großen Post-COVID Metaanalyse, basierend auf 47910 Teilnehmern, konnte gezeigt werden, dass nach einer SARS-CoV-2-Infektion 80 % der Studienteilnehmer eines oder mehrere Langzeitsymptome aufwiesen. Die drei häufigsten Long-COVID-Symptome waren Fatigue (58 %), Kopfschmerzen (44 %) und Aufmerksamkeitsdefizite (27 %).

Eine Studie zu Post-COVID, publiziert im Lancet mit 1.733 Patienten, die in Wuhan (China) zwischen Januar und Mai erstmals mit COVID-19 diagnostiziert wurden ergab, dass 76 %

der COVID-19-Patienten sechs Monate nach Symptombeginn mindestens ein Symptom weiterhin hatten. Die Kohortenstudie, die die Langzeitfolgen einer COVID-19-Infektion bei Patienten im chinesischen Wuhan untersuchte, zeigt, dass das häufigste anhaltende Symptom Müdigkeit oder Muskelschwäche ist (63 % der Patienten), wobei die Patienten auch häufig unter Schlafstörungen leiden (26 %).

Daten zu Corona-Langzeitfolgen aus Großbritannien berichten bei 20 % der Patienten über protrahierte Symptome auch 4 Wochen nach Infektion. 6 Monate nach stattgefundener Infektion werden bei 10 % der Patienten noch Symptome angegeben. Insbesondere die chronische Fatigue kann 4 Wochen nach Infektion noch mit einer Häufigkeit von 35–34 % der Fälle und 12 Wochen nach Infektion noch in 16–55 % der Fälle vorliegen.

Es scheint nur eine Frage der Zeit, bis das Chronische COVID-19-Syndrom/CFS offiziell mit ME/CFS gleichgesetzt wird. Zuvor bedarf es weiterer Forschung und wissenschaftlicher Belege.

Wesentliche Überschneidungen zwischen ME/CFS und Post-COVID sind allerdings bereits bekannt und nachgewiesen. Zu nennen wären hier beispielsweise:

1. **Autoantikörper gegen G-Protein gekoppelte Rezeptoren.** Agonistische Autoantikörper (agAAK) gegen G-Protein gekoppelte Rezeptoren (GPCR) sind eine spezifische Gruppe im komplexen Autoimmungeschehen des menschlichen Körpers und werden zunehmend im Zusammenhang mit unterschiedlichsten Erkrankungen nachgewiesen. Sie aktivieren, ähnlich wie beispielsweise Adrenalin, den betreffenden Rezeptortyp und

mit diesem gekoppelte Reaktionen in den Zellen, Dies geschieht über längere Zeiträume und Schutzmechanismen der Zellen werden dabei umgangen.

2. **Verminderte Verformbarkeit roter Blutkörperchen.**
Das Ergebnis einer Studie aus 2021: „Wir haben deutliche und langanhaltende Veränderungen der Zellen messen können – sowohl während einer akuten Infektion (Anmerkung: mit SARS-Cov2) als auch noch danach", berichtet das Max-Planck-Zentrum für Physik und Medizin in Erlangen. Konkret ergaben die Analysen, dass viele rote Blutkörperchen während und nach der Infektion deutlich steifer und kleiner waren als bei gesunden Menschen üblich. „Einige Erythrozyten waren zudem nicht nur kleiner, sondern auch asymmetrisch geformt", so das Forschungsteam. „Das weckt den Verdacht, dass sie fragmentiert sind." Zusammengenommen könnten diese Veränderungen der roten Blutkörperchen den Blutfluss und Sauerstofftransport beeinträchtigen. Gleiche Erkenntnisse gab es bereits 2019 zu ME/CFS.

3. **Regionaler Hypomethabolismus im zentralen Nervensystem.**
Hier ist der Glukose-Stoffwechsel (der Energiestoffwechsel) im zentralen Nervensystem gestört, was zur Unterversorgung mit Energie und entzündlichen Prozessen führen kann. Für ME/CFS wurde dies bereits 1998 und 2003 nachgewiesen, für Post-COVID im Jahr 2021.

4. **Verringerung peripherer Sauerstoffverwertung.**
Vieles deutet darauf hin, dass die Durchblutung der kleinsten Gefäße gestört ist, außerdem der Sauerstoff-Stoffwechsel in den Zellen, sodass diese weniger Sauerstoff aufnehmen und

verarbeiten können. Dies führt zu einer anhaltenden Unterversorgung ganzer Körperregionen und entsprechenden Beschwerden.

5. **Reduzierter zerebraler Blutfluss.**
Der zerebrale Blutfluss ist die Grundlage für die Sauerstoff- und Nährstoffversorgung der Nervenzellen des Gehirns.

6. **Endotheliale Dysfunktion.**
Das Endothel ist eine dünne Zellschicht, die die Blutgefäße auskleidet und verschiedene Funktionen erfüllt. Ist die Funktion gestört, führt dies zu Problemen mit der Gefäßerweiterung, was sich wiederum auf die Durchblutung und den Blutdruck auswirkt. Dabei insbesondere auch auf die kleinsten Blutgefäße, die Kapillaren. Die Funktionsstörung des Endothels kann auch zur Bildung von Thromben, also Blutgerinnseln, führen. Endotheliale Dysfunktion wird als besonderes Merkmal von Post-COVID beschrieben. Bei ME/CFS wurde es aber schon 2011 und danach noch mehrfach in wissenschaftlichen Texten behandelt und nachgewiesen.

ME/CFS liegt zugrunde, dass der Energiestoffwechsel der Körperzellen durcheinandergerät, vermutlich liegt eine Überaktivierung des Immunsystems zugrunde, eine Art Autoimmunkrankheit. Der starke „Energieverlust" hat Auswirkungen auf zahlreiche Systeme im Körper wie Blutdruck, Organe und das autonome Nervensystem. Faktisch ist es aber kein Verlust von Energie im Sinne eines Verbrauchs, sondern eine ungenügende Produktion von Energie in den Zellkraftwerken, den Mitochondrien. Gleiches wird auch bei Post-COVID vermutet und ist wahrscheinlich in beiden Fällen unter anderem auf die vorgenannten Punkte zurückzuführen.

Der Wiener Neurologe Michael Stingl, Fachmann für ME/CFS, berichtet über Herausforderungen bei der Diagnose, wie sie bereits seit langem bei ME/CFS bekannt sind: „Heute wird bei den Betroffenen eine aufwändige Diagnostik gemacht mit EKG, Herzultraschall, Herz-MRT, aber da kommt selten etwas raus. Man will alle anderen Dinge ausschließen. Doch diese Standarduntersuchungen sind nicht dafür gemacht, Auffälligkeiten des autonomen Nervensystems zu finden". Eine gestörte Verdauung, verändertes Schwitzen oder Brain Fog ließen sich auf diese Weise nicht belegen. Die autonome Neurologie führe ein Schattendasein und nur wenige Neurologen würden sich damit auskennen – „dabei sind viele der jetzt beschriebenen Symptome in den Lehrbüchern zu finden". Nur kenne keiner diese Lehrbücher, weil es bisher kein relevantes Thema gewesen sei. Ein Dilemma.

In der Forschung – auch zu ME/CFS – ist durch COVID Bewegung aufgekommen. Viele Beschwerden, die lange nach einer COVID-Infektion bestehen können, kommen genau so auch bei ME/CFS-Patienten vor.

Der Mechanismus der Erkrankung(en) ist allerdings heute noch nicht hinreichend bekannt und erforscht, aber die Zusammenhänge zwischen ME/CFS und Post-COVID liegen auf der Hand. So gibt es erste Therapieversuche, beispielsweise mit dem Medikament BC007 von Berlin Cures, das sowohl bei Post-COVID als auch bei ME/CFS Hoffnung weckt. Mehr dazu im Kapitel über mögliche Therapien.

Ähnlich wie durch eine COVID-Infektion kann auch durch eine Impfung gegen SARS-Cov-2 eine Fehlfunktion des Körpers ausgelöst werden. Dann sprechen Betroffene vom „Post Vac Syndrom". Beschrieben werden sehr ähnliche Symptome wie bei einer tatsächlichen Erkrankung – und vor allem Langzeitfolgen, die denen von ME/CFS ähneln oder sogar gleichen.

Das Post Vac Syndrom ist (noch) keine medizinische Bezeichnung für eine Erkrankung und die registrierten Fallzahlen sind vergleichsweise gering. So meldete das Paul-Ehrlich-Institut bis Ende März 2023 für Deutschland nur 1452 Verdachtsfälle von Impfschäden. die als Post Vac Syndrom eingeschätzt wurden – und wunderte sich über die Zahl, da weltweit nur rund 2700 Fälle im gleichen Zeitraum gemeldet wurden. Denn eigentlich müsste das Phänomen überall im gleichen Verhältnis zu den ausgeführten Impfungen auftreten. Über die Ursachen kann man nur spekulieren.

Im gleichen Zeitraum wurden in Deutschland laut Robert-Koch-Institut rund 192 Millionen Corona-Schutzimpfungen verabreicht. Auch wenn die Dunkelziffer sicherlich höher ist, ist die relative Zahl von Menschen, die nach einer Corona-Impfung ME/CFS entwickeln, also sehr gering. Allerdings sind es dennoch tausende Menschen, die ebenso wie andere Betroffene um Anerkennung ihrer Erkrankung kämpfen müssen, obgleich ihnen dafür die Kraft fehlt.

Auch wenn die Ursachen für die Impf-Folge im Sinne eines PostVac-Syndroms noch unklar ist, vermuten Mediziner, dass dies am Spike-Protein liegen könnte. Denn das ist die Parallele zwischen der natürlichen Infektion und der COVID-Impfung.

SARS-CoV-2 nutzt das sogenannte Spike-Protein, um an die Zellen anzudocken und die Aufnahme des Virus in die Zelle zu vermitteln. Das Coronavirus braucht daher das Spike-Protein, damit es eine Zelle befallen kann. Das Protein bindet an einen Rezeptor namens ACE2 auf der Oberfläche menschlicher Zellen.

Durch die neuartige Impfung wird die Produktion des Spike-Proteins (aber ohne das Virus) angeregt, sodass sich hiergegen Antikörper bilden. Diese sollen dann im Falle einer Infektion die Spike-Proteine bekämpfen und so vor einem schweren Krankheitsverlauf schützen.

Die Vermutung ist nun, dass ausgerechnet dieses Spike-Protein für schwere gesundheitliche Folgen verantwortlich sein könnte – und zwar bei der natürlichen Infektion ebenso wie bei PostVac.

Forscher der Ludwig-Maximilians-Universität in München und des Helmholtz Zentrums München haben in einer Studie veröffentlicht, wie es zu neurologischen Komplikationen kommen könnte: Teile des Virus hinterlassen Spuren im Körper. Auch lange nach einer überstandenen Corona-Infektion lassen sich die Spike-Proteine im Organismus nachweisen. Spike-Moleküle sammeln sich in besonders großen Mengen in einer sehr sensiblen Zone an: im Bereich zwischen dem Schädelknochen, den Hirnhäuten und dem Gehirngewebe, der so genannten Schädel-Hirnhaut-Gehirn-Achse. Das könnte Symptome wie Nervenschäden, schwindende Hirn-Masse, Brain Fog und kognitive Einschränkungen aber auch Störungen des autonomen Nervensystems erklären.

Bereits 2020 führte eine Studie der Neuropathologen des Universitätskrankenhauses Eppendorf in Hamburg über Schlagzeilen: „Schock-Ergebnis: Corona befällt auch das Gehirn". Die Forscher hatten 43 im Krankenhaus an COVID verstorbene genauestens untersucht. Dabei wiesen sie das Coronavirus oder Proteine davon bei 21 Toten im Hirnstamm oder den dort entspringenden Nerven nach.

Betroffenenbericht:
Tim Meyer

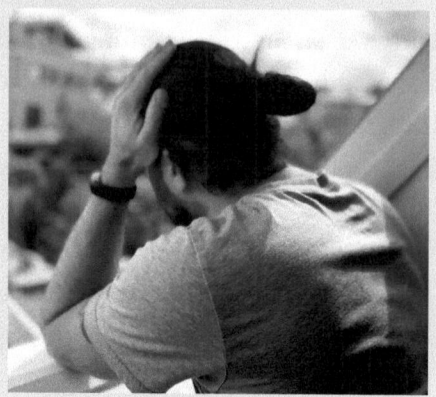

Tim ist 38 Jahre alt und war außer leichtem Asthma und Allergien bis zu seinen COVID-Impfungen Anfang 2021 kerngesund, er hatte eine leitende Position im Beruf und trieb viel Sport.

Grundsätzlich hat er die Pandemie und das Ansteckungsrisiko sehr ernst genommen, konsequent Masken getragen und tut das zum Beispiel in Arztpraxen noch heute.

Entsprechend hat Tim sich früh impfen lassen – und die Impfung nicht vertragen, sein Körper spielte verrückt. Eine Odyssee begann. Die erneute Impfung hat die Situation dann verschlimmert.

Heute steht fest: Er leidet unter dem vergleichsweise seltenen Post Vac Syndrom in Folge der Corona-Impfung, aus welchem Myalgische Enzephalomyelitis/Chronic Fatigue (ME/CFS) resultiert ist. Für die Betroffenen genauso einschneidend, wie ein aus anderen Gründen entstandenes ME/CFS.

Tim ist primär bettlägerig, besitzt einen elektrischen Rollstuhl, einen Sauerstoffkonzentrator und wartet darauf, ob sein Rentenantrag bewilligt wird. Auch finanziell ist die Krankheit für ihn gravierend belastend / existenziell eine Katastrophe.

Die Diagnose Post Vac CFS beziehungsweise ME/CFS wurde durch diverse Ärzte (Neurologie, Immunologie, Endokrinologie,

Rheumatologie, Angiologie und diverse auf Post-COVID spezialisierte Ärzte) gestellt, sowie im Sommer 2023 durch das UK Marburg Gießen – mit einer Post Vax Spezialambulanz als offizielle Anlaufstelle für Post VAC Betroffene – erneut bestätigt. Die Sozialversicherung hat den Impfschaden dennoch bisher nicht anerkannt. Tim kämpft nicht nur gegen seine Symptome und sein Leiden, sondern auch um seine Ansprüche, Rechte und Existenz.

Du warst bis auf Dein Asthma und einige Allergien ein gesunder Mensch, aber wegen des Asthmas gehörtest Du in der Pandemie zur Risikogruppe und bist deswegen früher zur Impfung gegangen, um Dich zu schützen. Die Impfung hast Du nicht vertragen. Was ist passiert?

Ich erhielt Anfang April 2021 meine erste Corona-Impfung, da ich selbst Asthmatiker bin und meine Frau eine Pflegestufe auf Grund einer hämato-onkologischen Erkrankung hat. Ich wollte mich und dadurch auch insbesondere sie schützen.

Unmittelbar nach der ersten Corona-Schutzimpfung traten bei mir verstärkte Müdigkeit, ein Grippegefühl, Halsschmerzen, Kopf- und Gliederschmerzen auf. Ungefähr acht Tage danach setzten bei mir ein linksseitiges Taubheitsgefühl, Kribbeln und Parästhesien (Anm.: Missempfindungen) ein. Sie gingen einher mit teilweisen Lähmungserscheinungen der linken Extremität. Begleiterscheinung waren Konzentrations- und Wortfindungsstörungen, Kurzatmigkeit, Muskelschwäche sowie Einschränkung der Feinmotorik. Im weiteren Verlauf kamen erhebliche Sehstörungen auf dem linken Auge hinzu, welche sich durch verschwommenes Sehen, Zuckungen der Augen und dem ständigen Bedürfnis des Zukneifens der Augen äußerten.

Erste neurologische Untersuchungen im Rahmen eines stationären Notfallkrankenhausaufenthaltes blieben ohne Befund. Zu diesem Zeitpunkt brachte keiner die Symptome mit der Impfung in Verbindung, sodass ich mich auf Anraten meines Arztes sechs Wochen danach erneut impfen ließ.

Etwa fünf Tage nach der zweiten Corona-Impfung kamen dieselben Symptome wie nach der ersten Impfung auf, diesmal jedoch intensiver. Diese Beeinträchtigungen dauerten fünf bis sechs Wochen an. Nach sechs Wochen klangen die Beschwerden in ihrer Intensität ab, allerdings treten diese bis zum gegenwärtigen Zeitpunkt immer wieder schubweise samt Parästhesien auf.

Die Drittimpfung wurde auf Anraten der behandelnden Neurologin und unter starkem sozialem und medialem Druck (2G+ am Arbeitsplatz, die behandelnden Ärzte empfahlen mir weiterhin die Impfung, da sie ungefährlicher als eine Infektion sei), mit einem anderen Impfstoff als dem Vorherigen, durchgeführt.

Der andere Impfstoff wurde schriftlich per Attest empfohlen, weil meinen Ärzten zu diesem Zeitpunkt bereits klar war, dass die COVID-Impfungen die Symptome verursacht hatten.

Nach der ersten Impfung schlossen sich diverse Arztbesuche an. Was hat man da gefunden oder Dir gesagt?

Ich habe in den letzten drei Jahren über zwanzig verschiedene Ärzte aller möglichen Fachrichtung besucht, für eine sehr ausführliche Diagnostik und Ausschlussdiagnostik, für Behandlungsversuche und zur Begutachtung.

In der Anfangszeit wurden meine Symptome als unklar abgetan, geschaut, ob vielleicht ein Zeckenbiss eine Borreliose verursacht haben könnte, neurologisches wie MS und auch rheumatologische Autoimmunerkrankungen ausgeschlossen. Es wurde orthopädisch geschaut, ob etwas die Lähmungen der linken Körperseite verursachen könnte. Endokrinologisch der Körper gecheckt. Alle bekannten Ausschlussdiagnosen von ME/CFS wurden ausgeschlossen.

Manche Ärzte unterstellten mir in den ersten Monaten Mitte 2021, als weder Post Vac noch Long/Post-COVID medial Begriffe waren, dass ich zu viel Stress hätte, beziehungsweise zu viel Arbeiten würde. Aber nachdem durch die Neurologin noch in 2021 die Post Vac CFS Diagnose gestellt und durch die Immunlogin die ersten Immungeschehen (NK-Zellmangel, Ratio-Veränderungen, Immunshift und GPCR AAK) gefunden wurden, änderte sich dies relativ zügig.

Mittlerweile habe ich bei mindestens 85 % der Ärzte das Gefühl, dass ich ernst genommen werde und man meine Erkrankung als Folge der Impfung anerkennt. Dies hilft mir natürlich nicht wirklich weiter, da es keinerlei Heilung / medikamentöse Ursachenbehandlung gibt, die mir helfen könnte.

Trotz der relativ breiten Akzeptanz bei den Ärzten und den sehr ausführlichen Berichten wird meine Erkrankung und mein gesundheitlicher Zustand bei den Behörden (Anerkennung des Impfschadens und GdB) leider überhaupt nicht anerkannt.

Trotz der Erfahrungen mit der ersten Impfung hast Du Dich wieder impfen lassen. Hat das die Situation für Dich verändert? Manche berichten sogar, dass Post-COVID Symptome durch die Impfung zumindest temporär besser geworden sind?

Davon habe ich in der Reha, die ich ein Jahr nach meinem Impfschaden besucht habe, auch mehrfach gehört bzw. ich habe zwei Post-COVID Patienten aus der ersten Welle kennengelernt, die mir auch davon berichtet haben. Im Gegensatz zu mir traten bei ihnen aber die Symptome nach Infekt auf.

Bei mir sind leider nur mit jeder Impfung massive Verschlechterungen und dauerhaftere Chronifizierungen eingetreten, mein Zustand hat sich bis heute progredient verschlechtert. Im wesentlich späteren Verlauf, zwei Jahre danach im Februar 2023, habe ich durch meinen ersten COVID-Infekt auch nochmals eine weitere Verschlechterung erfahren.

Nach der Verschlechterung durch die weiteren Impfungen im Jahr 2021 folgten viele weitere Arztbesuche. Wie hast Du die medizinische Versorgung in dieser Zeit erlebt? Gab es Verständnis seitens der Mediziner?

Jeder meinte, er könne nicht viel für mich tun, ich solle zu einem Uniklinikum in der Region, dort seien sicher Spezialisten – was jedoch nicht stimmt. Dort wurde ich als Post Vac Betroffener nicht einmal behandelt, da ich ja kein COVID gehabt hatte und auch ME/CFS wird da bis heute nicht behandelt und oftmals nicht anerkannt, obwohl es eine neuroimmunologische Multisystemerkrankung ist, die bereits seit den 60ziger Jahren einen ICD Code hat, aber leider immer noch nicht in der Ausbildung von Medizinern gelehrt wird.

Nach Diagnosestellung Ende 2021 erfolgte eine Einweisung in eine neurologische Reha mit der Diagnose G93.3 ME/CFS und U12.9 Unerwünschte Nebenwirkungen bei der Anwendung von COVID-19-Impfstoffen / Impfschaden.

Bei mir wurden im Laufe der ausführlichen Diagnostik viele Auffälligkeiten gefunden, wie sie auch bei Post-COVID Patienten und zum Teil bei ME/CFS-Patienten gefunden werden – diese Diagnostik wurde in einem Zeitraum durchgeführt, in welchem ich nachweislich noch keinen COVID-Infekt hatte. Alle dies sicherte meine Diagnose, dennoch konnte niemand helfen und fast alle Off-Label Therapieversuche kosten mein privates Geld.

Es wurde sehr viel gefunden:
- positive GPCR-Auto-Antikörper (nach meinen COVID-Infekt kamen noch neue dazu)
- Eine neu erworbene Hashimoto Thyreoditis
- in einer Magendarmbiopsie im Juni 2022 (über 8 Monate nach dem Booster) wurden sowohl eine Aktivierung und Vermehrung der Mastzellen, als auch SARS-CoV2 Spike subunit1 Proteine gefunden die durch Impfung entstanden und im Körper geblieben sein müssen (bei den SARS-CoV2 Spike subunit1 Proteinen wurde mittels Nucleocapsid Test ausgeschlossen, dass diese durch eine Infektion entstanden sind)
- In Folge wurde dann eine systemische Mastzellaktivierungserkrankung / MCAS bzw. ein Post VAC Hyperinflammation durch das CBT Bonn und meine Hausärztin diagnostiziert
- Es wurden Microclots und Endothelschädigung / Endotheliitis und Mikrozikulationsstörung gefunden. Dazu hatte ich massiv erhöhte IL1beta, IL6 & IL8
- Es wurde eine sek. Mitochondriopathie diagnostiziert

- Bei einer Kipptischuntersuchung in der ANS-Ambulanz im UKA wurde eine erniedrigte Herzratenvariabilität festgestellt
- Es wurden diverse Mängel beziehungsweise eine Malabsorption, eine fehlerhafte Aufnahme von Nahrungsbestandteilen in der Verdauung, festgestellt.
- Eine Immundysregulation / zellulärer Immundefekt mit TH2-Shift wurden festgestellt
- Ein mehrfach gemessener Mangel an NK-Zellen wurde diagnostiziert
- Post-Exertionale Malaise
- Verringerte Handkraft

Von der Reha, die vom Rententräger für März 2022 in einer neurologischen Reha-Klinik bewilligt wurde, erhoffte ich mir Hilfe und vor allem eine Rettung meines Alltages und Berufes und war glücklich, als ich erfuhr, dorthin zu dürfen.

Bis dahin war ich 2021 trotz all dieser Leiden, des stationären Aufenthaltes und all meiner Einschränkungen und Schmerzen nur wenige Male auf meiner Arbeit krankgeschrieben. Ich hatte mich zur Arbeit geschleppt, aber Hobbys und Privatleben sowie der Haushalt blieben auf der Strecke. Schmerzen, Müdigkeit, Merk-, Denk-, Wortfindungsstörungen summierten sich. Ein Leben war kaum noch möglich. Dann im März 2022 begann die neurologische Reha, von der ich mir so viel erhofft hatte, die aber meinen Zustand dauerhaft verschlechterte und mich erwerbsunfähig machte.

Was ist Dir während der Reha widerfahren?

Es war eine neurologische Reha, bei der ich aktiviert wurde. Heute weiß ich, dass das schädlich ist bei ME/CFS. Es gab Ausdauertraining, Krafttraining, Gehirntraining und einiges mehr.

Ich informierte bereits dort vor Ort die Ärzte, dass es mir immer schlechter ging mit dem dortigen Pensum. Dass ich immer mehr abbaute und dass meine Muskeln Probleme machten im Sinne von Kraftverlust, Schmerz, und dass ich die Wochenenden dort vor lauter Überlastung und Erschöpfung nur geschlafen hätte.

Die Ärzte nahmen die Beschwerden nicht wirklich zur Kenntnis und reduzierten erst in der letzten Woche meinen Trainingsplan. Bis dahin versuchte ich alles mitzumachen, da man mir suggerierte, dass es mir dann besser gehen würde und dies notwendig sei, um dem Rententräger gerecht zu werden.

Am Ende der Reha ging es mir körperlich so schlecht wie nie zuvor, ich konnte kaum noch gehen. Ich wurde unverschämterweise sogar als vollständig arbeitsfähig entlassen. Man sagte mir, es müsse so sein, dass man arbeitsfähig entlassen werden würde, da ich arbeitsfähig angereist wäre, egal wie der Zustand sei. Ich könne mich ja zuhause noch vom Hausarzt krankschreiben lassen, wenn es mir schlecht gehe. Lediglich in den ausführlicheren Berichten der dortigen behandelnden Physiotherapeuten und Psychotherapeuten stand in einem Nebensatz, dass sich meine Symptome nach Belastung verschlimmerten und ich mich nicht arbeitsfähig fühlen würde.

Schriftlich versuchte ich im Nachgang, den in einigen Punkten falsch dargestellten und auch als fehlerhaft nachzuweisenden

Reha-Bericht korrigieren und anpassen zu lassen, um die wirklichen Fakten bereitzuhalten, und mich besser vor meinen Ärzten erklären zu können. Das wurde mir verweigert. Auch die Testergebnisse von verschiedenen Kraft- und Belastungstests in der Reha, bei denen ich am Ende der Reha schlechter als zu Beginn abschnitt, wurden mir nicht ausgehändigt, obwohl ich die Dokumente dort noch gesehen hatte. Eine sehr ernüchternde und traurige Erfahrung.

Seit der Reha vor mittlerweile über 2 Jahren bin ich so stark abgerutscht/gecrasht, dass ich sämtliche vorher persistierende Symptome dauerhaft habe und dauerhaft und vollständig arbeitsunfähig bin und aktuell Sorge um meine Existenz habe, da ich mich in einem Rentenverfahren sowie verschiedensten anderen Rechtsverfahren befinde.

Du bist durch die Krankheit aus dem Beruf gerissen worden. Wie geht es Dir heute?

Ich vermisse meinen Beruf sehr, ich hatte eine leitende Position und war schon lange im selben Büro, ich wollte dort aufsteigen und meine beruflichen Träume verwirklichen. Es tut sehr weh, dass nichts davon mehr möglich ist. Aber es ist noch schlimmer zu merken, dass nicht einmal ein selbständiger Alltag realisierbar ist. Hilfe in jeglicher Form ist nötig, damit ich „sein" kann.

Wie geht Deine Familie und Dein Umfeld – auch Deine Kollegen – mit Deiner Erkrankung um?

Sie haben glücklicherweise überwiegend Verständnis, meine Familie hilft und unterstützt mich, wo es nur geht. Auch Arbeitskollegen melden sich bei mir ab und zu. Der Freundeskreis jedoch ist sehr klein geworden. Es sind zu viele Dinge, die ich nicht mehr kann, an denen ich nicht teilhaben kann. Nachdem ich mehrfach absagen musste, werde ich nicht mehr gefragt. Weil ich feste Schlafenszeiten über den Tag habe, nicht spontan sein kann, keine Muskelkraft habe, um zu gehen, zu stehen oder zu sitzen. Und weil die Krankheit aus Schüben und schlechten und sehr schlechten Tagen besteht, an denen ich oft keine Kraft zum Reden habe, laute Musik nicht ertrage und derlei. Da will niemand wirklich Rücksicht nehmen, es ist schwierig für alle. Die Krankheit macht einsam.

Du hast viel gekämpft und unendlich viel unternommen für Anerkennung und auch, damit Du selbst Klarheit hast. Wie blickst Du heute in die Zukunft?

Ich hoffe auf Forschung, ich hoffe auf wirksame Medikamente und auf Heilung. Ich versuche, positiv zu bleiben und auch Off-Label-Versuche zu unternehmen, um alles Menschenmögliche zu tun, um wieder gesund zu werden. Ich möchte körperlich genesen können. Auch wenn ich trotz meiner vielen Versuche und hohen finanziellen Ausgaben bisher keinen Erfolg hatte.

Ich hoffe, irgendwann wieder dabei sein zu können. Sei es im Alltag, im Beruf, im Sport, bei den Hobbys, die ich geliebt habe, im Freundeskreis, bei Konzerten, bei Reisen.

Ich möchte wieder weite Strecken Auto fahren können, laufen und wieder unabhängig und auch existenziell gefestigt sein.

Ich will selbstständig leben und mein Leben und meine Zukunft und deren Richtung selbst bestimmen.

Therapien und Behandlungsansätze

Es wurde schon verschiedentlich erwähnt in diesem Buch: ME/CFS ist bislang unheilbar, auch die Chance auf eine Spontanheilung, also das Verschwinden der Krankheit ohne erkennbaren Grund, ist sehr gering. Das ist aber kein Grund aufzugeben. Vielmehr muss man lernen, so gut, wie es eben geht, mit der Erkrankung umzugehen und mit ihr zu leben. Und man darf durchaus hoffen, auch wenn vermutlich noch einige Jahre ins Land gehen für die Forschung: Durch die hohe Aufmerksamkeit, die durch Post-COVID entstanden ist, bewegt sich etwas in der Forschung und vielversprechende Therapieansätze werden greifbarer.

Bis es so weit ist, kann man versuchen, die Symptome zu behandeln, aber viel wichtiger noch ist es zu lernen, die Energiereserven zu managen und sich innerhalb des eigenen Leistungskorridors zu bewegen. Denn bei ME/CFS-Erkrankten steht nur sehr begrenzt Energie zur Verfügung und lässt sich in der Regel auch nicht durch Schlaf wiederherstellen. Das bedeutet, dass Betroffene Gefahr laufen, mehr Energie zu verbrauchen, als ihnen zur Verfügung steht – das haben wir an anderer Stelle ausführlich beschrieben. Dieses „über die Verhältnisse leben" beim Thema Energiehaushalt ist auch verlockend, denn geht es einem gut, will man ja auch etwas erledigen. Und sei es, endlich wieder einen Spaziergang zu machen. Oder das erste Mal seit langem für einen längeren Zeitpunkt aus dem Bett aufzustehen. Leider sind es bei schwer Betroffenen schon diese sehr kleinen Dinge, die groß und erstrebenswert erscheinen, aber oft in einem Crash enden.

So ist es wenig verwunderlich, dass die erst im Oktober 2021 aktualisierten Leitlinien für die Diagnose und Behandlung von ME/CFS des britischen National Institute for Health and Care Excellence (NICE), die sogenannte NICE-Guideline, mit überholten und gefährlichen Ansichten aufräumt. Dazu wurde die internationale Studienlage, die auch regelmäßig für die Rechtfertigung der gefährlichen Aktivierungstherapie herhalten muss, komplett neu analysiert und bewertet. Das Ergebnis: Hinsichtlich der Evidenz der bislang empfohlenen aktivierenden Behandlung bewerteten sie alle 236 Ergebnisse aus Studien mit „sehr niedrig" oder „niedrig". Für die Wirksamkeit von körperlichem Aufbautraining und kognitiven Verhaltenstherapien gibt es somit keinen wissenschaftlichen Beweis. Der Sprecher der Deutschen Gesellschaft für ME/CFS, Torben Elbers, nennt die neuen Leitlinien in der Verbandspostille des Sozialverbands VdK einen Durchbruch, „da keine Therapien mehr empfohlen werden, die den Gesundheitszustand zusätzlich verschlimmern".

Nicht-medikamentöse Therapien

Pacing

Es ist wichtig, das sogenannte Pacing zu erlernen – die Empfehlung Nummer eins aller ME/CFS-Experten. Dabei geht es darum, den Alltag in Schritten zu planen und zu lernen, wie viel Energie diese Schritte erfordern. Auf diese Weise lernt man nach gewisser Zeit zu erkennen, an welchem Punkt die eigenen Energiereserven aufgebraucht sind.

Die US ME/CFS Clinician Coalition, ein Zusammenschluss von ME/CFS-Experten in den USA, beschreibt es so: „Pacing ist ein individuelles Verfahren, das dem Patienten ermöglicht, seine körperliche, kognitive und emotionale Energie innerhalb seiner Grenzen zu steuern, durch sorgfältige Planung, wo und wie er seine verfügbare Energie einsetzen kann. Es ist ein wichtiges Instrument, um PEM zu verhindern und/oder zu reduzieren. Pacing ist eine anspruchsvolle Aufgabe, bei der Rückschläge unvermeidlich sind, zumal die Toleranzgrenze für Aktivität von Patient zu Patient und von Tag zu Tag variieren kann."

Dazu gehört auch zu lernen, wie viel Energie eine bestimmte Aktivität erfordert und wie lange man sie ausführen kann, ohne dass sich die Situation verschlechtert. Als Beispiel beim Autor Nils Winkler: An diesem Buch zu schreiben war eine Grenzerfahrung, die er sich nur maximal eine halbe Stunde pro Tag leisten konnte. Danach setzte eine deutliche Verschlechterung ein.

Bei dieser Lernphase kann ein Pacing- oder Symptom-Tagebuch helfen. Hierbei, wie bei anderen Herangehensweisen, wird die Energie in kleine Einheiten unterteilt. Das können „Löffel" oder „Zuckerstücke" sein – und dann muss man schauen, wie viele Löffel oder Zuckerstücke eine jeweilige Aktivität erfordert. Kennt man sein persönliches Limit, kann man so seine Aktivitäten viel besser innerhalb der individuellen Grenzen planen.

Ein Beispiel für ein solches Tagebuch findet sich hier: **https://cutt.ly/symptomtagebuch**

Schnell wird man feststellen: Es ist wichtig, sich klare Grenzen zu setzen und auch „Nein" zu sagen. Eine häufige Erfahrung ist, dass es hilft, besondere Aktivitäten (Arztbesuch, etc.) auf eine pro Tag zu begrenzen – oder auch eine pro Woche, je nachdem, wie lange man sich davon erholen muss. Dazu gehört auch die Nutzung von digitalen Medien, die auch anstrengend ist – auch wenn, beispielsweise bei bettlägerigen Menschen dies oft das einzig verbliebene Tor zur Außenwelt darstellt.

Im ME/CFS-Portal steht dazu geschrieben: „Das Telefonat mit der besten Freundin hat früher 3 Stunden gedauert, heute ist sowas einfach nicht mehr möglich. Denn: Auch Reden und Zuhören kostet Betroffene Kraft. Aus diesem Grund muss man sich selbst Grenzen setzen."

Dazu gehört auch, sich Aufgaben einzuteilen und sie über den Tag oder die Woche zu verteilen. Und Hilfe zuzulassen, auch aktiv Hilfe einzufordern. Es ist nicht ehrrührig zu sagen, dass man etwas nicht schafft. Im Gegenteil: Es hat niemand etwas davon, wenn man sich als Betroffener überfordert.

Coping

Ein weiterer wesentlicher Baustein ist das sogenannte Coping: Das bedeutet, Bewältigungsstrategien zu entwickeln. Wie gehe ich mit meiner Erkrankung um? Was erlaube ich der Krankheit, mit mir (emotional) zu machen?

Häufig ist es ratsam, sich bei der Entwicklung der richtigen Coping-Strategie Hilfe zu holen, denn im Gespräch werden viele Dinge klarer. Dazu bieten sich Selbsthilfegruppen und der Austausch mit anderen Betroffenen an, aber auch Berater, beispielsweise von Hilfsorganisationen oder bei der Kirche, können helfen. Coping ist unabhängig von der konkreten Diagnose und bedeutet ja letztlich zu lernen, mit schwierigen Lebenssituationen gut umzugehen. Da ist es hilfreich, wenn der Gesprächspartner ME/CFS kennt – aber nicht zwingend erforderlich.

Meditation und Entspannungsübungen

Diese Methoden sind die sanfte Weise, innerlich zur Ruhe zu kommen und Stress zu reduzieren. Grade in und nach einem Adrenalinschub kann dies sehr hilfreich sein, aber es hilft auch beim Coping, weil es eine tiefere Gelassenheit fördert.

Hierbei gibt es unzählige Möglichkeiten, von der Atemübung über Schattenboxen bis hin zur Meditation. Einige Beispiele dafür sind:

Atemübungen
Starker Stress führt meist zu einer ungesunden, flachen Atmung. Eine Atemtherapie kann helfen, das zu verhindern. Durch bewusstes Atmen lösen Sie zudem Muskelverspannungen, steigern Ihre Vitalität und verbessern unter anderem die Durchblutung Ihres Körpers.

Autogenes Training
Auch das autogene Training basiert auf der Wechselwirkung zwischen Körper und Geist und wirkt wie eine Selbsthypnose. Indem Sie sich auf den Körper konzentrieren, suggerieren Sie sich selbst (autogen) eine tiefe Entspannung. Das vegetative Nervensystem, das für Atmung, Blutdruck und Kreislauf zuständig ist, wird dadurch positiv beeinflusst.

Meditation und Achtsamkeitsübungen
Meditationsübungen helfen dabei, sich auf den Moment zu konzentrieren, negative Gedankenspiralen zu lösen und gedankliche Klarheit zu finden. Meditationstechniken und -übungen schulen zudem die Achtsamkeit, die es erleichtert, sich der eigenen emotionalen und körperlichen Zustände bewusst zu werden.

Meditation ist zudem und vor allem eine gute Methode, um das autonome Nervensystem (AN) positiv zu beeinflussen und wieder zu justieren. Es ist eine Möglichkeit, die Daueralarm-Situation, in der sich die ME/CFS-Patienten befinden, zu beruhigen. Die Meditation ist also keineswegs nur ein Instrument, um mit der Krankheit besser fertig zu werden, vielmehr setzt sie kausal an einem der vielen möglichen Hebel, nämlich der positiven Beeinflussung des autonomen Nervensystems, an.

Progressive Muskelentspannung

Stress und Verspannungen können sich gegenseitig verstärken. Die Progressive Muskelentspannung setzt genau hier an: Im Liegen oder Sitzen spannen Sie nacheinander die Muskeln verschiedener Körperregionen an, um sie kurz darauf wieder zu entspannen. Mit dieser Entspannungsmethode lassen sich innere Unruhe, Erregungszustände und Verspannungen lindern.

Quigong

Diese asiatische Entspannungsmethode basiert darauf, die Lebensenergien (das „Qi") zurück in die richtigen Bahnen zu lenken. Das Ergebnis: Spannungen werden abgebaut und das Körperbewusstsein gesteigert.

Tai Chi

Beim Tai Chi führen Sie bestimmte Bewegungen der Kampf- und Bewegungskunst ganz bewusst und konzentriert aus. Das steigert die Lebensenergie und stärkt die Selbstwahrnehmung. Das sensibilisiert Sie für die körperlichen Frühwarnsignale von Stress.

Für all diese Anwendungen gibt es eine Vielzahl von Büchern, YouTube-Videos und sogar Apps, die bei den täglichen Einheiten helfen.

Medikamentöse Therapien, medizinisch-technische Verfahren und Nahrungsergänzungsmittel

Es gibt für ME/CFS KEINE ZUGELASSENEN MEDIKAMENTE, das ist eine wichtige Aussage, um den folgenden Abschnitt für sich selbst zu bewerten. Denn natürlich gibt es auch vielerlei Ansätze, mit Nahrungsergänzungsmitteln oder Medikamenten, die eigentlich für einen ganz anderen Zweck zugelassen sind, die Behandlung und eine Symptomverbesserung bei ME/CFS zu versuchen. Man spricht dann vom Off-Label-Use. Einige der wenigen Experten weltweit versuchen mit sogenanntem „Off-Label-Einsatz" von Medikamenten, also dem Einsatz von Medikamenten oder Therapien, die eigentlich für einen anderen Einsatzzweck vorgesehen und zugelassen sind und nicht speziell für ME/CFS, Linderung zu verschaffen. Der Wiener Neurologe Michael Stingl erklärt: „Ich verwende oft Off-Label-Therapien, wenn es eine hypothetische Grundlage gibt, warum etwas funktionieren sollte." So behandle er Gefäßentzündungen mit Statinen. Patienten mit Mastzell-aktivierungssyndrom – eine häufige Begleiterkrankung – verschreibe er mit oft sehr guten Resultaten Antihistamin. Dies sind eher symptomatische Behandlungen, die die Beschwerden der Patienten lindern sollen.

All diese Therapien haben zwei Dinge gemeinsam: Sie werden von den Krankenkassen in der Regel nicht übernommen und die Wirksamkeit für ME/CFS beruht auf sogenanntem „anekdotischem Wissen": Die Wirkung ist also nicht bewiesen, auch wenn es einzelne oder auch viele Berichte von Betroffenen gibt oder auch gute Erfahrungswerte, dass sie eine Verbesserung der Symptome erzielen konnten. Auch können die Methoden im Einzelfall schwere Nebenwirkungen haben, weswegen dringend zu empfehlen ist, solche Versuche nicht auf eigene Faust zu unternehmen, sondern in enger Abstimmung mit den behandelnden Ärzten. Daher sprechen wir hier auch keine Empfehlungen aus und gewichten nicht, sondern führen die Punkte alphabetisch auf, rein zu Informationszwecken. Es muss deutlich gesagt werden: Selbsttherapie nach Internetrecherche kann schwerwiegende Folgen haben, deshalb sollte man das auf jeden Fall unterlassen. Insbesondere wenn man versucht, was vereinzelt berichtet wird, als verzweifelter Betroffener Substanzen am Arzt vorbei aus undurchsichtigen Quellen „zu besorgen".

Durch die COVID-Pandemie ist etwas Bewegung aufgekommen und es besteht Anlass zum Optimismus, dass auch ME/CFS-Patienten davon profitieren werden. So gibt es unzählige Studien zu Long COVID und Post-COVID, von denen auch ME/CFS-Betroffene profitieren werden. Die Charité unter Federführung von Frau Prof. Scheibenbogen will außerdem Forschung zum Einsatz von bereits für andere Erkrankungen zugelassener Medikamente vorantreiben. Aber bis das zu Ergebnissen führt, wird noch einige Zeit vergehen.

Apheresen

Bei diesem Verfahren handelt es sich um eine Methode, die der Dialyse ähnelt. Blut wird aus dem Körper durch einen externen Filter geleitet und schließlich zurück in den Körper. Es gibt hierbei verschiedenste Ansätze. Weiter unten wird die HELP-Apherese vorgestellt, die gute Erfolge bei Post-COVID zu zeigen scheint. Bei CFS kam bisher gelegentlich die INUSpherese, auch therapeutische Umweltapherese genannt, zum Einsatz. Bei dieser werden gezielt krankheits- und entzündungsauslösende Umweltgifte aus dem Blut gefiltert, aber auch Viruspartikel und Autoantikörper. Während die Anbieter des Verfahrens sehr positiv darüber berichten und es auch einige positive Patientenberichte gibt, findet sich für den Einsatz bei

ME/CFS keine wissenschaftliche Basis. Generell gelten Apheresen als gut verträglich, allerdings kann es selten zu gefährlichen Gefäßentzündungen kommen. Die Behandlung ist sehr teuer und wird in der Regel von Leistungsträgern wegen der nicht erwiesenen Wirksamkeit bei ME/CFS nicht übernommen.

Cannabinoide (CBD, THC, CBG)

Den pharmazeutisch wirksamen Bestandteilen der Cannabispflanze werden sehr viele gesundheitliche Vorzüge zugeschrieben. CBD-Öl etwa, ein nicht berauschender Bestandteil der Hanfwirkstoffe, soll auf das Nervensystem Einfluss haben und so zu Entspannung, gegen Migräne, gegen Nervenschmerzen und Reizdarm wirken – neben vielen weiteren Heilversprechen. Einen konkreten wissenschaftlichen Nachweis konnten wir nicht feststellen, und neben vielen positiven Berichten gibt es noch mehr Berichte, die besagen, dass der Therapieversuch wirkungslos war. Vermutlich kommt es hier auf die individuelle Veranlagung an – und vielleicht auch auf die Dosis.

Dem Cannabinoid CBG, das ebenfalls nicht berauschend wirkt, wird schmerzstillende und stimmungsverbessernde Wirkung nachgesagt, mit ähnlicher Datenlage wie beim CBD. Sowohl CBD als auch CBG sind frei verkäuflich und es gibt zahllose Quellen im Internet. Wir empfehlen allerdings, solche Stoffe immer in der Apotheke zu kaufen, da dann die Herkunft und Zusammensetzung gesichert ist.

Schließlich ist das Cannabinoid THC zu erwähnen, der Bestandteil des Cannabis, der „high" macht. THC hat eine nachweislich schmerzstillende und entspannende Wirkung (auch auf die Muskeln) und darf in Deutschland schwerstkranken Menschen in Ausnahmefällen vom Arzt verschrieben werden.

HELP-Apherese

Bei der HELP-Apherese handelt es sich um eine besondere Form der Blutwäsche. Dabei wird das Blut durch spezielle Filter aus dem Körper und wieder zurückgepumpt. Es handelt sich um ein anerkannt wirksames und etabliertes Verfahren für herzkranke Patienten mit Fettstoffwechselstörungen, die nicht ausreichend auf beispielsweise cholesterinsenkende Medikamente reagieren. Bei ihnen werden diverse Stoffe, insbesondere Proteine und Blutfette, herausgefiltert, was das Blut flüssiger macht und dadurch die Mikrozirkulation, die Durchblutung kleinster Blutgefäße (Kapillar-Gefäße), verbessert.

In letzter Zeit hat das Verfahren durch einige niedergelassene Ärzte für die Behandlung von Post-COVID Aufmerksamkeit erregt und es wird teilweise von hervorragenden Ergebnissen berichtet. Bei Post-COVID ist bekannt, dass die Mikrozirkulation erheblich gestört ist und sich oft Thrombosen, also Blutgerinnsel, in den Kapillargefäßen bilden, die dadurch verstopfen. Die Warteschlangen von Post-COVID-Patienten bei Ärzten, die die HELP-Apherese anbieten, ist inzwischen monatelang – obwohl die Therapie mehrere tausend Euro kostet und aus eigener Tasche zu bezahlen ist.

Die Internistin Beate Jaeger aus Mühlheim hat inzwischen zahlreiche Patienten mit Post-COVID mittels HELP-Apherese behandelt – wohl mit beachtlichem Erfolg. Nach einer oder mehreren Anwendungen nahmen die Symptome bei fast allen Patienten spürbar ab. Auch andernorts wird inzwischen die Apherese eingesetzt, auch für die Behandlung von ME/CFS. Frau Dr. Jaeger beschreibt die Ergebnisse der Methode bei Post-COVID im Deutschlandfunk als „phänomenal gut". Der Ansatz sei „deshalb plausibel, weil man Gerinnungsfaktoren und Cholesterin aus der Blutbahn entfernt", die in den kleinsten, peripheren Blutgefäßen die Durchblutung behindern können.

Auch wenn die Therapie plausibel erscheint und erste Berichte positiv sind, ist dennoch wichtig, auf die fehlende Datenlage hinzuweisen. Erste Studien zur HELP-Apherese bei Post-COVID sind erst in der Vorbereitung, und bis belastbare Daten vorliegen – insbesondere auch zu ME/CFS –, können noch Jahre vergehen. Außerdem gibt es einzelne Berichte von ME/CFS-Patienten, bei denen die Apherese zu einem anhaltenden Crash geführt hat. Dieser kann allerdings auch an den äußeren Umständen liegen, wenn ein stark Betroffener etwa lange Anreisen in Kauf nehmen muss und so seine Leistungsfähigkeit weit überschreitet.

Hyperbare Sauerstofftherapie

Hierbei handelt es sich um eine weitere Therapie, die plausibel ist und potenziell hilfreich sein kann, aber für die bei ME/CFS keine Datenlage besteht und die aus eigener Tasche zu bezahlen ist. Die Patienten setzen sich dazu in eine Druckkammer, die aussieht wie ein U-Boot. In der Kammer, in der sie mehrere Stunden verbringen, wird ein Überdruck mit reinem Sauerstoff erzeugt. Auf diese Weise werden sehr hohe Sauerstoffsättigungen im Körper erreicht – durch die Anwendungsdauer auch bis in die feinsten Blutgefäße hinein.

Diese Therapie kann erreichen, dass sich gerade in mit Sauerstoff unterversorgtem Gewebe die Blutgefäße neu bilden, was zu einer verbesserten Mikrozirkulation führt. Auch werden Giftstoffe wie Kohlenmonoxid aus dem Blut verdrängt. Dadurch trägt das Verfahren auch zur Wundheilung bei. Standardmäßig wird das Verfahren beispielsweise nach Tauchunfällen oder bei Kohlenmonoxid-Vergiftungen eingesetzt, aber auch bei massiven Weichteilinfektionen. Ein weiterer Anwendungsfall besteht bei bestimmten Tumoren, wo die toxische Wirkung von Sauerstoff genutzt wird, um diese für eine Strahlentherapie empfindlicher zu machen.

Und schließlich findet die Therapie Anwendung bei chronischem Hörverlust, beispielsweise nach einem Hörsturz, bei Wundheilungsstörungen, bei Knochenerkrankungen oder nach Gewebetransplantationen mit schlechter Durchblutung. Einen wissenschaftlichen Nachweis einer überlegenen Wirksamkeit für die Methode gibt es allerdings bisher nicht, weshalb auch die Krankenkassen die Kosten nicht übernehmen. Es gibt Berichte über Symptomverbesserungen bei Post-COVID und auch bei ME/CFS – was plausibel erscheint –, aber weder eindeutige Studienergebnisse noch eine nachgewiesene Wirksamkeit.

Immunadsorption
Dies ist ein Verfahren, ähnlich der Apherese oder Dialyse, bei dem Blut aus dem Körper durch einen Filter und zurück in den Körper gepumpt wird. Bei der Immunadsorption werden bestimmte

Antikörper aus dem Blutplasma entfernt. Es gibt wenige Daten zu diesem Verfahren bei ME/CFS, und die Forschung steht ganz am Anfang. Eine erste Mini-Studie der Forscher an der Charité in Berlin hat allerdings bei zehn an ME/CFS erkrankten Patienten mit erhöhten Werten von ß2-Antikörpern und teilweise anderen spezifischen Antikörpern gute Erfolge erzielt. Dabei wurden eine Woche lang wiederholt Immunglobuline des Typs G aus dem Blut der Patienten entfernt. Bei neun der Patienten sanken die spezifischen Antikörper in der Folge deutlich, bei sieben Patienten zeigten sich deutliche Verbesserungen der Symptome. Allerdings waren diese nicht von Dauer. Nur bei Dreien hielt die Verbesserung ein Jahr an, bei den übrigen Patienten klang die Besserung in den folgenden Wochen und Monaten wieder ab. Insofern handelt es sich um eine symptomatische Therapie, nicht um eine Heilungsmethode. Die Immunadsorption gilt als sehr gut verträglich, bis auf seltene

Entzündungen der Blutgefäße, und ist auch bei anderen Auto-immunerkrankungen etabliert. Allerdings sind die Kosten sehr hoch und werden durch die Leistungsträger nicht übernommen. Auch ist die Datenlage sehr eingeschränkt und die Wirkung nach heutigem Wissensstand, wenn überhaupt, zeitlich begrenzt.

Low Dose Naltrexon (LDN)

Bei dem Medikament Naltrexon handelt es sich um ein vergleichs-weise preiswertes Mittel, das in hoher Dosierung bei Opioid abhängigen und alkoholkranken Menschen eingesetzt wird. Naltrexon blockiert die Opioid-Rezeptoren in den Zellen. Dadurch reduziert es erheblich das Verlangen der Suchtkranken nach diesen Substanzen, aber es reduziert auch das Gefühl der Euphorie, das diese hervorrufen. Letzteres, so wird vermutet, liegt daran, dass Naltrexon auch das Andocken von Endorphinen an die Zellen blockiert.

Endorphine sind in erster Linie ein körpereigenes Schmerzmittel und sollen Extremsituationen erträglicher machen. Sie docken an Rezeptoren in Rückenmark und Gehirn an, sodass Schmerzreize nicht mehr in das schmerzverarbeitende Zentrum im Gehirn weiter-geleitet werden.

Endorphine lösen außerdem Glücksgefühl aus, stärken das Immun-system und sind deswegen ein ganz wesentlicher Stoffwechselfaktor für das Wohlbefinden von uns Menschen. Die normale Dosierung von Naltrexon für den Anwendungsfall bei Abhängigen liegt bei 50mg und mehr pro Tag. In einer Mikrodosierung (Low Dose) aller-dings, von 0,5mg bis maximal 4,5mg, wirkt das Naltrexon anders. Der genaue Wirkmechanismus ist nicht bekannt, aber es wird vermutet, dass durch die Blockade der Rezeptoren für Endorphine eine verstärkte Produktion von Endorphinen ausgelöst wird. Diese beeinflussen dann das allgemeine Wohlbefinden positiv, stärken das Immunsystem und wirken schmerzstillend bei Muskel- und Nervenschmerzen. ME/CFS-Patienten berichten auch davon, dass sie sich mit LDN „klarer" fühlen, sich besser konzentrieren können und weniger an Brain Fog und tranceähnlichen Zuständen leiden.

L-Glutathion

Glutathion ist eine organische Verbindung, ein „schwefelhaltiges Tripeptid". Es verknüpft die Aminosäuren Glutaminsäure, Cystein und Glycin. Im Körper kommt es natürlich in den weißen und roten Blutkörperchen und der Leber vor. Glutathion wirkt entzündungshemmend und ist ein Antioxidans, es unterstützt damit die Entgiftung der Zellen, unterstützt die Mitochondrien und stärkt so auch das Immunsystem.

Wir führen hier L-Gluthation als Medikament auf und nicht bei den Nahrungsergänzungsmitteln, da es eine hohe Konzentration im Blut nur bei intravenöser Gabe, also per Spritze, erreicht. Im Verdauungstrakt wird es hingegen weitgehend zerstört, sodass entsprechende Mittelchen in Tablettenform im Verdacht der Geldschneiderei stehen. Der Hausarzt kann feststellen, ob der Energiestoffwechsel gestört ist und gegebenenfalls eine Therapie mit Glutathion-Injektionen versuchen. Wissenschaftliche Belege für die Wirksamkeit, jenseits von Erfahrungsberichten Betroffener, gibt es allerdings nicht.

Mestinon

Bei Mestinon handelt es sich um ein Medikament, dass für die Behandlung der neuro-degenerativen Erkrankung Myasthenia Gravis zugelassen ist. Der Wirkstoff von Mestinon hemmt das Enzym Cholinesterase und damit den Abbau von Acetylcholin in den Nervenzellen. Acetylcholin kommt in den Nervenzellen des Körpers vor und regelt vielerlei Funktionen wie Herzschlag und Atmung. Er wirkt sich im Gehirn auch auf das Gedächtnis aus. Bei Myasthenia Gravis wirkt er gegen ausgeprägte Muskelschwäche. Viele ME/CFS-Patienten berichten über positive Effekte dieses Medikaments, das allerdings auch gravierende Nebenwirkungen haben kann. Einige ME/CFS-Experten, wie Prof. Scheibenbogen in Berlin oder Dr. Stingl in Wien, setzen das Medikament „off label" bei Patienten ein.

Nahrungsergänzungsmittel
Bei vielen Patienten, die unter ME/CFS leiden, sind Mangelzustände bei bestimmen Vitaminen oder anderen Mikronährstoffen festzustellen.

Bei diesen können Nahrungsergänzungsmittel bisweilen zu einer Verbesserung der Symptome führen. Den aktuellen Stand der Forschung hat ein Forscherteam im „Biomedicine & Pharmacotherapy" veröffentlicht. Das Fazit: Die Ergebnisse sind nur „bedingt positiv", also ist mit grundlegenden, dramatischen Verbesserungen nicht zu rechnen.

Eines der Probleme bei ME/CFS ist der gestörte Energiestoffwechsel in den Zellen – die Mitochondrien, die Zellkraftwerke, funktionieren nicht richtig. Das kann dazu führen, dass sich zu viele sogenannte „freie Radikale" bilden. Sie sind hochreaktive, sehr aggressive chemische Sauerstoffmoleküle oder organische Verbindungen, die ständig beim Stoffwechsel entstehen. Im Ergebnis müssen die Zellen dadurch mehr Energie aufwenden, um diese Schadstoffe abzubauen – diese Energie steht dann nicht mehr für den Körper zur Verfügung. Antioxidantien, Multivitamine und Mineralien können helfen, die Mitochondrien bei ihrer Arbeit zu unterstützen, insbesondere bei Mangelerscheinungen. Und Studien haben gezeigt, dass das in vielen Fällen auch funktionieren kann. Insbesondere für Vitamin B12, Folsäure, NADH, Koenzym Q10 und D-Ribose konnten positive Auswirkungen gefunden werden. Allerdings ist die Datenlage schlecht und so war das Fazit der Wissenschaftler, dass weitere Forschung dringend notwendig ist.

Ein weiterer Stoff, der potenziell hilfreich sein könnte, ist das Spurenelement Selen. Selen wirkt im Körper entzündungshemmend, ist am Zellschutz und an Enzymreaktionen beteiligt. Hat man zu geringe Selen-Werte, kann dies die vermehrte Ausschüttung des Hormons Prostaglandin E2 auslösen, das eine schädliche Rolle bei chronischen Entzündungsprozessen spielt.

Auch kann bei erhöhten Schwermetallwerten im Blut, hier sind insbesondere Quecksilber und Nickel zu nennen, die Aufnahme von Selen gehemmt sein. Hier sollte man schauen, ob man die Ursache bekämpfen und die Schwermetallwerte reduzieren kann – oder zusätzliches Selen einnehmen.

Schließlich empfiehlt es sich, zum Beispiel Probiotika zu sich zu nehmen. Probiotika sind Zubereitungen, die lebende Mikroorganismen enthalten. Ein Beispiel sind Milchsäurebakterien. Sie können helfen, die Darmflora (also die im Darm siedelnden Bakterien) zu verbessern, da die Darmflora und Darmfunktion bei ME/CFS regelmäßig gestört ist, bis hin zu chronischen Entzündungen. Dabei sollte man für hochdosierte Mittel den Weg in die Apotheke suchen, denn die in der Werbung angepriesenen „magischen probiotischen Joghurts" aus dem Supermarkt unterscheiden sich nur im Preis von gutem Naturjoghurt und die Menge an probiotischen Bakterien ist viel zu gering, um den Weg durch die Magensäure in den Darm in relevanten Größenordnungen zu schaffen.

Ritalin (Metylphenidat)

Dieses Medikament unterliegt dem Betäubungsmittelgesetz und kommt bei ADHS, der Aufmerksamkeitsdefizit-Hyperaktivitäts-störung, zum Einsatz. ADHS führt zu Konzentrationsstörungen, impulsivem Verhalten und starkem Bewegungsdrang. Bei ADHS spielen Botenstoffe des Gehirns, sogenannte Neurotransmitter wie Dopamin oder Noradrenalin, eine besondere Rolle. Der entsprechende Stoffwechsel funktioniert anders als bei gesunden Menschen. Bei ADHS-Patienten wirkt Metylphenidat, auch bekannt als Ritalin, beruhigend und fokussierend und gleicht die Symptome aus. Bei gesunden Menschen hingegen hat es eine stark belebende, leistungssteigernde und aufputschende Wirkung. Deswegen gibt es auch gefährlichen Missbrauch der Substanz, beispielsweise bei Menschen mit hohen beruflichen Anforderungen oder bei Studenten, etwa vor wichtigen Examen.

Die Datenlage ist im Zusammenhang mit ME/CFS dünn, aber es ist hinlänglich klar, dass Metylphenidat Substanz die kognitiven Funktionen stärkt und belebend wirkt. Damit findet es regelmäßig Off-Label-Einsatz bei verschiedenen Formen von Fatigue. Bei ME/CFS ist es allerdings mit Vorsicht zu behandeln, weil die zusätzliche Energie nur „vorgetäuscht" ist, da ja nicht wirklich mehr Energie zur Verfügung steht. Während es sicher wacher macht, kann es so dazu verleiten, deutlich über die eigenen Leistungsreserven hinauszugehen. Das würde dann schnell zu einer Verschlechterung führen.

Gleiches gilt auch für andere Medikamente wie beispielsweise Modafinil.

Neuere Ansätze zur Behandlung von ME/CFS

In den letzten Jahren wurde hinsichtlich der ME/CFS-Therapie vieles ausprobiert. Dabei gab es einige erfolgversprechende Ansätze, die sich mittlerweile aber zum Teil auch schon wieder überholt haben. Leider ist die Forschung sehr begrenzt, da in der Vergangenheit weltweit praktisch keine Fördergelder für umfassende Studien zur Verfügung gestellt wurden.

Zu nennen ist hier beispielsweise die Therapie mit Rituximab: Das ist ein biotechnologisch hergestellter Antikörper, der in der Krebstherapie Anwendung findet. Auch kommen Stoßtherapien mit hochdosierten Immunglobulinen vor, mit dem Ziel, das körpereigene und „kranke" Immunsystem mit massenhaft gesunden Immunglobulinen von gesunden Spendern zu „überlagern". Zwei von vier Studien zeigen positive Effekte bei ME/CFS-Patienten, und in einer aktuellen Studie der Charité war bei sechs von 12 Patienten eine Besserung festzustellen. Allerdings ist dieses Verfahren auch nicht ohne Risiken und es gibt auch Berichte, dass es die Symptome von ME/CFS zumindest temporär deutlich verstärkt.

Ebenfalls existieren Berichte, nach denen die immunmodulierende und entzündungshemmende Wirkung des Malaria-Mittels Hydroxychloroquin bei ME/CFS positive Wirkungen hat. Allerdings kann es auch häufig zu schweren Nebenwirkungen führen, auch gibt es keine Studien zur Wirkung von Hydroxychloroquin bei ME/CFS. Ein weiteres Medikament, das bei ME/CFS gelegentlich experimentell eingesetzt wird, ist das Schizophrenie-Medikament Aripripazol mit dem Handelsnamen Abilify. Es kommt dann in einer Mikrodosierung zum Einsatz und hat in ersten Versuchen mit einer sehr kleinen Patientenzahl zu einer Verbesserung der Fatigue und kognitiver Symptome geführt. Klinische Studien stehen allerdings aus und die ME Association in Großbritannien warnt vor dem Medikament.

All diese Verfahren haben gemein, dass sie wissenschaftlich nicht ausreichend erforscht und potenziell gefährlich sind. Schwerste Nebenwirkungen sind möglich. Außerdem fehlt ein wissenschaftlicher Nachweis der Wirksamkeit, auch wenn in einigen Fällen von positiven Effekten berichtet wird. ME/CFS-Patienten klammern sich oft an jeden Strohhalm – der Autor nicht ausgenommen –, aber solche Therapieversuche sollten sehr gut überlegt und mit den behandelnden Ärzten intensiv besprochen werden.

So hatte eine Patientin im norwegischen Bergen, die sowohl an einem Non-Hodgkin-Lymphom (einer Art Blutkrebs) als auch an ME/CFS litt, als Krebstherapie Rituximab bekommen. In der Folge klangen ihre ME/CFS-Symptome ab. Es folgte eine Pilotstudie zur ME/CFS-Behandlung mit Rituximab mit einer sehr geringen Patientenzahl, die ebenfalls gute Erfolge zeigte. Die darauffolgende Phase-2-Studie hingegen, in dem das Medikament an einer größeren Patientenzahl und über einen längeren Zeitraum getestet wurde, war ein absoluter Reinfall. Die Ursachen können vielfältig sein – ein Zufall bei der Auswahl der Patienten in der Pilotstudie etwa, oder dass die Dosis und Frequenz in der Phase-2-Studie geringer war und somit möglicherweise weniger wirksam. Der zuständige Wissenschaftler, Professor Olav Mella, warnte inzwischen wegen der schlechten Wirkung und potenziell fataler Nebenwirkungen auf medizinischen Symposien vor der Verwendung von Rituximab zur Behandlung von ME/CFS.

Ein Beispiel, wie solche Therapieversuche nach hinten losgehen können, ist der ehemalige Fußball-Profi Olaf Bodden, den wir schon an anderer Stelle erwähnten. Leider ist es so, dass sich Betroffene wie Bodden an jeden Strohhalm klammern. Er beschaffte sich nach den anfänglichen positiven Meldungen zur positiven Wirkung im Internet Rituximab aus den USA und ließ es sich 2013 mit einer Ausnahmegenehmigung injizieren. Es folgte ein totaler Crash: Das Rituximab zerstörte das Immunsystem des Sportlers, sein Zustand verschlechterte sich dramatisch. Es muss also jedem klar sein, dass solche Therapieversuche zwar potenziell eine Verbesserung bringen können, aber ebenso wahrscheinlich eine dramatische Verschlechterung.

Erik Müller

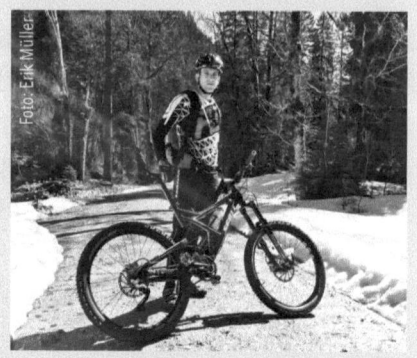

Erik Müller ist 37 Jahre alt, verheiratet und hat zwei kleine Kinder. Er war immer ein sehr sportlicher Mensch, hat drei Mal die Woche Fußball gespielt. Auch lange Radtouren bis zu mehreren hundert Kilometern waren keine Seltenheit – auch über die Alpen.

Du bist im Dezember 2017 am Norovirus erkrankt. Steht das als Auslöser für ME/CFS fest?

Kurz vor Weihnachten hatte ich einen heftigen Magen-Darm-Infekt mit krassem Brechdurchfall, so vier, fünf Tage lang. Vermutlich war der Auslöser das Norovirus, aber abschließend sagen konnte man das nicht. Vielleicht war es auch ein Enterovirus. So schlecht wie in diesen Tagen ging es mir noch nie.

Dein Krankheitsverlauf zunächst war mild. Welche Symptome hattest Du und wie hat sich das entwickelt?

Ich hatte die Infektion nach zwei Wochen überstanden und bin zu einem Fußballturnier gefahren. Ich hatte dem Trainer zwar gesagt, dass es mir nicht so gut geht – aber es waren wenig Spieler da und so bin ich mitgefahren. Nach zehn Minuten im Spiel bin ich einfach umgekippt und dann ins Krankenhaus gekommen. Festgestellt wurde aber nichts. Es wurde auf die Schwäche nach dem Magen-Darm-Infekt geschoben. In der Folge habe ich dann auch sechs, sieben Kilo abgenommen, weil es wirklich heftig war.

Ab da ging dann die Reise los. Das war im Januar 2018. Ich hatte ständig Reizdarm-Symptome: Durchfall, ausbleibender Stuhlgang, brennende Schmerzen im Darm und permanente Übelkeit. Auch war mein Hungergefühl weg und ich war nicht mehr fit. Aber es hat sich alles in einem Rahmen bewegt, wo man gesagt hat: halt viel Stress, kleine Kinder – es sei halt ein postvirales Reizdarmsyndrom und das ließ man dann einfach so laufen. Ich habe in der Zeit auch immer noch etwas Sport gemacht, wenn auch viel weniger als zuvor.

Und im Laufe des Jahres 2018 habe ich festgestellt, dass es mir fortlaufend immer schlechter geht. Ich habe trotzdem weitergearbeitet, wenn auch mit Einschränkungen durch die Schmerzen und Übelkeit. Und dann kam 2019 und die Untersuchungen gingen weiter, alles was man am Darm untersuchen kann. Aber es konnte nichts festgestellt werden.

2019 war ich dann stationär im Krankenhaus, aber auch die Ärzte dort konnten sich meine Symptome, die Gewichtsabnahme und die neu hinzugekommenen Muskelschmerzen nicht erklären. Aber man hat festgestellt, dass ich einen Ruhepuls von fast 100 hatte – normal war bei mir als Sportler so um die 60. Ich bekam ein Medikament, das mir wieder Hungergefühl brachte und man riet mir, wieder Sport zu machen und mich „herauszukämpfen". Da dachte ich: geil, jetzt geht es wieder bergauf.

2020 habe ich ein Fitnessprogramm gemacht, und das hat auch einigermaßen funktioniert. Aber dann wurde ich immer schwächer, es kamen auch neue Symptome dazu. Geschwollene Lymphknoten, ich bin morgens gerädert aufgewacht, hatte ständig Übelkeit bis zum Erbrechen. Ich bin dann wieder ins Krankenhaus, für drei Monate in eine Klinik für Psychosomatik und Psychiatrie. Dort hieß es, ich müsse mich stärker aktivieren. Aber es ging mir immer schlechter und es sind immer neue Symptome dazu gekommen. Da habe ich gesagt: Das mit der Psyche, das passt nicht.

Was Glück war, war, dass ich dort eine Neurologin wiedertraf, die ich privat von früher kannte und die sagte: Wie siehst Du denn aus. Ich habe ihr dann alles erzählt und ihr Verdacht war, dass ich an ME/CFS erkrankt sein könnte. Die behandelnden Ärzte wollten das aber nicht so sehen, trotz der vielen Ausschlussdiagnosen und Auffälligkeiten. Es sei psychisch, da es ja keinen Biomarker gebe.

Klar ist der Leidensdruck so hoch, dass ich davon auch psychisch angeschlagen bin. Aber das konnte nicht Auslöser für meine Beschwerden sein. Mir war klar, dass es ME/CFS war – und das wurde dann Ende 2020 auch endlich von einer niedergelassenen Ärztin bestätigt und diagnostiziert.

Eine fehlerhafte Behandlung hat dann zu einer Verschlechterung geführt. Was genau ist passiert?

Ich gehe mal davon aus, dass wenn ich diese Sportaktionen nicht gemacht hätte und nicht in der Klinik gewesen wäre, es mir jetzt nicht so schlecht gehen würde. Ich wäre sicherlich trotzdem krank und ich wäre vielleicht auch nicht mehr arbeitsfähig, aber ich hätte einen gewissen Standard an Lebensqualität vielleicht noch eine Zeitlang aufrechterhalten können. Das ärgert mich ungemein, weil ich auf die Ratschläge der Ärzte gehört und alles umgesetzt habe und immer kränker geworden bin. Und jetzt will keiner mehr was davon wissen. Das ist schon verletzend.

Du bist 37 und hast zwei kleine Kinder. Wie wirkt sich die Erkrankung auf die Kinder aus? Verstehen sie, was mit Papa los ist?

Für die Kinder ist es schlimm, aber sie wachsen damit auf. Für die Kinder ist es das Wichtigste, dass der Vater nicht tot ist. Auch wenn er eigentlich nichts mehr machen kann. Kuscheln und so weiter geht ja.

Wie wirkt sich die Krankheit auf Deine familiäre Situation aus? Wie geht Deine Frau damit um und Dein soziales Umfeld, Deine Freunde?

Es ist eine mittlere Katastrophe, aber ich hatte das große Glück in der Familie und auch im Freundeskreis, dass als ich die Diagnose hatte mir alle geglaubt haben. Es haben sich dann auch viele damit selbst beschäftigt und sich informiert. Aber es ist natürlich eine immense Belastung. Meine Frau hält zu mir – aber wie lang ... Ein Leben lang wird sie das sicherlich nicht mitmachen.

Welche Perspektive siehst Du für Dich – wie geht es weiter?

Es ist schon schwer für mich selbst, mit dieser Erkrankung umzugehen. Ich gehöre zu den ME/CFS-Patienten, die sagen, dass das kein erfülltes Leben ist. Ich denke auch über Sterbehilfe nach. Momentan halten mich die Kinder davon ab. Aber ich weiß nicht, wie lange ich das mitmachen kann. Vor allem, wenn es immer wieder schlechter wird. Man weiß ja, wie die Krankheit in der Regel verläuft. Es ist eine absolute Katastrophe, wenn Du als junger, aktiver und fitter Mensch durch einen simplen Magen-Darm-Infekt alles verlierst, was das Leben lebenswert macht. Andere ME/CFS-Patienten sehen das vielleicht anders und sind psychisch vielleicht gefestigter, aber mir geht das so.

Mit 37 mehr oder weniger ein Pflegefall zu sein ... – gibt es da noch eine Perspektive? Was ich in letzter Zeit mache, ist mich am Leid anderer hochzuziehen. Damit meine ich, dass ich mir die Fälle von Leuten anschaue in Selbsthilfegruppen, die genauso oder schlimmer betroffen sind, aber eine positive Sichtweise behalten. Aber eine Perspektive ... Ich hätte mir nie vorstellen können, mit Mitte dreißig so schwer krank zu werden. Für mich fühlt es sich jeden Tag aufs Neue wie Sterben an.

Gut vorbereitet zum Arzt

Leider muss man davon ausgehen, dass Ärzte allgemein wenig bis gar nichts über die Erkrankung ME/CFS wissen. Oft haben sie noch nicht einmal davon gehört. Das ist ihnen nicht grundsätzlich vorzuwerfen: ME/CFS findet im Medizinstudium und auch in der Facharztausbildung nicht statt.

Wenn man dann die volle Bezeichnung „Chronisches Fatigue Syndrom" hört, kommt oft nur das Wort „Fatigue" an, und das übersetzt sich leicht in „Erschöpfung". Das wird der Erkrankung nicht ansatzweise gerecht. Außerdem ist, wie an anderer Stelle bereits ausführlich beschrieben, die Behandlungsstrategie für die meisten anderen Arten von Fatigue, ausgelöst durch zum Beispiel Tumore, Medikamente oder Depressionen, eine ganz andere als bei ME/CFS und für an ME/CFS Erkrankte nicht nur nicht hilfreich, sondern geradezu schädlich. Nur: Die Behandler in den Arztpraxen wissen das nicht.

Schlimmer noch wird es beim Besuch beim Facharzt, wie die überwiegende Zahl der Betroffenen eindrucksvoll in Foren schildert: Insbesondere Neurologen neigen dazu, ME/CFS zu negieren und zu verniedlichen, als psychosomatische oder als psychiatrische Erkrankung abzutun. Das liegt daran, dass ME/CFS zwar von der WHO als neurologische (somatische – also körperliche) Erkrankung schon vor Jahrzehnten anerkannt und mit dem ICD-10-Code G93.3 klassifiziert wurde, aber von der Berufsgruppe der Neurologen (die zu einem großen Teil ja auch Psychiater sind) weiterhin ignoriert oder als psychische Erkrankung fehldiagnostiziert wird. ME/CFS hat auch keinen Platz in der Ausbildung von Neurologen und so ist es leider auch heute noch so, dass junge Neurologen von der Erkrankung zumeist höchstens als anekdotisches Wissen von älteren Kollegen gehört haben.

Das bedeutet leider, dass man sich als Patient gut vorbereiten sollte, um beim Arzt sehr konkret vorsprechen zu können. Eine Hilfe dazu kann es sein, dieses Buch zum Termin mitzubringen (oder vielleicht dem Arzt sogar ein Exemplar in die Hand zu drücken).

Wichtig ist aber auch, sich im Vorfeld mit dem Thema auseinandergesetzt zu haben und dem Arzt Hinweise zu geben, wie man vorgehen kann. Viele Ärzte mögen das nicht und fühlen sich in ihrer Berufsehre gekränkt, wenn man mit „Selbstdiagnosen" auftaucht – deswegen empfehlen wir die Variante, es mit gezielten Fragen und Hinweisen zu versuchen. Eine gute Strategie war noch immer, jemanden dazu zu bringen, selbst eine Idee zu haben.

Zu diesem Auseinandersetzen mit dem Thema vor dem Arztbesuch sollte gehören, sich die Kapitel zu Differentialdiagnosen und mit Komorbiditäten (Begleiterkrankungen) genau durchzulesen. Diese Listen sollte man beim Arztbesuch im Gepäck haben, denn wie bei unzähligen anderen Krankheitsbildern müssen auch bei ME/CFS andere mögliche Krankheitsbilder ausgeschlossen werden. Parallel werden die zuvor beschriebenen Konsenskriterien angewandt.

Es gibt zwar keine klaren diagnostischen Werte oder sogenannte Biomarker (also „Blutwerte"), die die Erkrankung sicher belegen. Ärzte überall auf der Welt stellen aber ganz selbstverständlich Diagnosen nur anhand klinischer Kriterien. Niemand erwartet beispielsweise beim klassischen Bild einer Migräne einen beweisenden Blutwert.

Die Liste der häufigen Komorbiditäten und der auszuschließenden Krankheiten gibt es auch bei der Berliner Universitätsklinik Charité herunterzuladen, zusammen mit einem Diagnose-Fragebogen. Eine ausführlichere Übersicht über die auszuschließenden Krankheiten und häufigen Begleiterkrankungen, die sich an den Empfehlungen der Charité orientiert, findet sich in diesem Buch. Zu dem Dokument der Charité geht es über:

https://cutt.ly/kanadische

Die ME/CFS Clinical Coalition in den USA, ein Zusammenschluss von Spezialisten für ME/CFS in den USA, hat die Liste der Ausschluss-diagnosen und eine ausführliche Liste mit durchzuführenden Tests bei Verdacht auf ME/CFS für behandelnde Ärzte veröffentlicht.

Eine Übersetzung ins Deutsche, die man gut als Ausdruck zu seinem Arzt mitnehmen kann, ist unter folgendem Link zu finden:

https://cutt.ly/ausschlussdiagnosen

Das amerikanische Original findet sich hier:

https://cutt.ly/ausschlussdiagnosen_usa

Nun haben Sie sich also ein Bild gemacht, welche anderen Krankheiten auch noch zu einigen Ihrer Symptome führen können und haben das Dokument der Charité, die beim Thema ME/CFS in Deutschland führend ist, in der Tasche, und gehen zu Ihrem Hausarzt.

Er wird sich die Dokumente wahrscheinlich nicht gleich durchlesen, denn dazu hat er vermutlich zunächst gar nicht die Zeit. Lassen Sie ihm die Unterlagen da und bitten Sie ihn um konkrete nächste Schritte.

Diese sollten ausgehend von Ihren individuellen Symptomen geplant werden – es ist wichtig hier strategisch vorzugehen, um möglichst Energie und Zeit zu sparen. Denn für jede Ausschlussdiagnose sind weitere Besuche bei Fachärzten nötig. Der Hausarzt sollte also möglichst mit Ihnen gemeinsam schauen, welche Krankheiten bereits im Vorfeld ausscheiden – die also zum Beispiel nur ein Symptom verursachen, aber nicht mehrere Ihrer Symptome. Die übrigen Krankheiten müssen nun abgearbeitet werden. Dazu sind dann Laboruntersuchungen ebenso notwendig wie weitere Facharztbesuche, zu denen der Hausarzt eine Überweisung ausstellt.

Warum ist das so? Ganz einfach: Für fast jede Erkrankung gibt es sogenannte Diagnose- und Behandlungsleitlinien. Diese müssen erfüllt sein, damit der Hausarzt eine gesicherte Diagnose stellen darf. Je nach Erkrankung ist es also notwendig, einen oder auch mehrere Spezialisten hinzuzuziehen.

Immerhin hat sich in jüngster Vergangenheit einiges getan. So gibt es ein eigenes Kapitel zu ME/CFS in der „S3-Leitlinie Müdigkeit". Die wird allerdings weiterhin von den Patientenverbänden kritisiert. Und weiterhin hat ME/CFS höchstens am Rande etwas mit „Müdigkeit" zu tun und sollte daher eher eine eigenständige Leitlinie bekommen. Aber es ist ein Schritt in die richtige Richtung. Auch gibt es die Experteneinschätzung zu ME/CFS, im Auftrag der Bundesregierung, den IQWiG Bericht zu ME/CFS. Auch dieser wird von Patientenverbänden kritisiert, ist aber ein riesiger Schritt nach vorn für die Betroffenen. Denn in beiden Papieren wird klar gesagt, dass Aktivierung und kognitive Verhaltenstherapie fehlindiziert sind.

Im schlimmsten Fall hat der Arzt diese Papiere aber nicht gelesen oder wischt sie als „Modeerscheinung" vom Tisch und verordnet Aktivierungstherapie. Conclusio: man muss dem Arzt überdeutlich machen, dass es um Energielosigkeit geht und dass noch weitere Symptome vorliegen, die zusammen mit dem Energieverlust aufgetreten sind.

Ein weiteres Beispiel sind Ohrgeräusche, der sogenannte „Tinnitus", über den viele ME/CFS-Betroffene klagen. Der Hausarzt wird zur Abklärung zunächst an einen Ohrenarzt (HNO) überweisen. Zur abschließenden Diagnose ist es notwendig, dass ein Kardiologe die Arterien überprüft. Ein Orthopäde muss die Halswirbelsäule begutachten. Ein Ohrenarzt einen Hörtest machen und die Ohren untersuchen. Der Ohrenarzt wird dann die Diagnose stellen und sie per Arztbrief dem Hausarzt mitteilen. Beispiel Tinnitus ist noch einfach – denn das kennt der Hausarzt, und einen entsprechenden Überweisungsschein zu schreiben, ist nicht weiter schwer. Er wird so etwas wie „Abklärung bei Verdacht auf Tinnitus" drauf notiert und der Ohrenarzt weiß auch, was zu machen ist. Bei vielen anderen Konsultationen von Fachärzten ist es komplexer und leider machen es sich Hausärzte auch an dieser Stelle oft leicht und halten den Text auf den Überweisungen sehr kurz. Es ist aber exorbitant wichtig, dass der Auftrag für den Facharzt möglichst konkret formuliert wird, damit am Ende auch das gewünschte Ergebnis dabei herauskommt.

Das Feld „Diagnose / Verdachtsdiagnose" sollte klar und konkret benennen, welche Diagnose der Facharzt bestätigen soll. Das hieße dann beispielsweise „Ausschluss Multiple Sklerose, G35.0V" – Multiple Sklerose ist eine der Erkrankungen, die für die Diagnose ME/CFS ausgeschlossen werden müssen.

Der kryptische Code hinter der Bezeichnung der Erkrankung ist ein sogenannter ICD 10 Code. Dies ist ein Katalog von Krankheiten, den die WHO pflegt und regelmäßig aktualisiert, in dem Krankheiten „aufgeschlüsselt" werden. Diese ICD10-Codes sind maßgeblich bei der Abrechnung mit den Krankenkassen und bezeichnen nicht nur die Erkrankung, sondern auch den Status der Diagnose. Sie stellen sicher, dass Krankheiten weltweit auf der gleichen Basis erfasst werden.

In unserem Beispiel G35.0V steht G35.0 für „Erstmanifestation einer Multiplen Sklerose" und das „V" steht für „Verdachtsdiagnose". Sobald die Leitlinien erfüllt sind und eine gesicherte Diagnose gestellt werden kann, würde dort dann ein „G" für „Gesicherte Diagnose" stehen. Seltener kann dort auch ein „A" stehen für „Ausgeschlossene Diagnose" – oder auch ein „Z" für Zustand nach der betreffenden Diagnose. Weitere Codes können „L", „R" und „B" sein – das steht für links, rechts oder beidseitig.

Die ICD-10-Codes auf der Krankschreibung oder Überweisung kann man ganz einfach im Internet entschlüsseln, beispielsweise unter: *www.icd-code.de*

Seit Januar 2022 gelten international auch die 2019 von der WHO verabschiedeten ICD-11-Codes, eine Weiterentwicklung der ICD-10, die sich durch nationale Alleingänge in den vergangenen 25 Jahren ihrer Nutzung verschoben haben. Die ICD-11-Codes werden wohl aber in Deutschland erst in Jahren umgesetzt, da ICD10 tief im Gesundheitssystem verankert ist. So steht zu erwarten, dass zunächst nur Todesursachen nach ICD-11 kodiert werden, zugunsten einer globalen Vergleichbarkeit der Sterblichkeitsdaten.

Wichtig ist, dass in der Überweisung an den Facharzt die Diagnose möglichst klar mit dem ICD-10-Code aufgeführt ist, und zwar als „V-Verdachtsdiagnose". Damit ist der weiterbehandelnde Facharzt wiederum nicht frei in seinem Handeln, sondern muss sich konkret mit dieser Diagnose befassen und entsprechend der medizinischen Leitlinien vorgehen. Steht es da nicht konkret, sondern stehen da beispielsweise nur die Beschwerden, ist er frei in seinem Vorgehen.

Gut ist es, wenn dann auch der „Auftrag" im Formular konkret benannt ist. Dass Neurologen sich mit ME/CFS schwertun, haben wir mehrfach erwähnt. Wenn nun Beispielsweise beim Verdacht auf Neuropathien (das sind Erkrankungen des peripheren Nervensystems, die zu Nervenschmerzen und Missempfindungen, aber auch Fehlsteuerung von Muskeln führen können) keine Verdachtsdiagnose eingetragen wird (häufig treten Polyneuropathien und Small-Fiber-Neuropathie parallel zu ME/CFS auf), und vielleicht im schlimmsten Fall nur so etwas wie „Missempfindungen, Bitte um Abklärung", kann es schlicht passieren, dass der Facharzt es nicht ernst nimmt und dann entsprechend auch nicht näher nachschaut. Die Folge ist verschwendete Energie, die Betroffene ohnehin viel zu wenig haben, und, ebenso wichtig, verschwendete Zeit – denn ein Facharztbesuch lässt oft Monate auf sich warten.

Um im Beispiel zu bleiben: Bei Verdacht auf Polyneuropathie misst der Nervenarzt die elektrische Leitfähigkeit der peripheren Nerven – das sind die Nerven in Armen beziehungsweise Beinen. Dazu werden Elektroden angebracht und Stromimpulse durch den Körper geschickt, um zu messen, wie stark beziehungsweise wie schnell diese Impulse ankommen. Denn so funktioniert das Nervensystem. Bei Small-Fiber-Neuropathie hingegen sind die feinsten Nervenfasern in den Muskeln betroffen. Die Erkrankung wird mittels einer sogenannten Hautstanze (eine Biopsie der Haut, die ein Hautarzt im Auftrag des Neurologen vornehmen muss) diagnostiziert.

Entsprechend sollte der Auftrag im Überweisungsschein formuliert sein: „Messung der Nervenleitfähigkeit bei Verdacht auf Polyneuropathie" oder „weitere Diagnostik zur Abklärung Small-Fiber-Neuropathie, ggf. mittels Biopsie". Steht der Auftrag dort nicht so konkret, liegt es im Ermessensspielraum des Neurologen. Führt er einen konkreten Auftrag nicht aus, muss er dafür zumindest valide Gründe haben.

Dies sind nur Beispiele zum besseren Verständnis. Wichtig ist, dass jede Verdachtsdiagnose vom Hausarzt konkret benannt wird und er auch einen klaren Auftrag formuliert, damit es auch eine konkrete Antwort des Facharztes gibt. Schließlich ist nicht das Ziel, dass man beim Hausarzt aus der Praxis verschwindet mit seinen Beschwerden („Überweisung mit Bitte um Weiterbehandlung" ist so ein Weg – dann wechselt einfach nur der Ansprechpartner vom Hausarzt zum Facharzt), sondern Ziel ist ja eine klare Diagnose, die am Ende zur Ausschlussdiagnose ME/CFS führt. Dazu müssen die Fäden beim Hausarzt zusammenlaufen.

Ein wichtiger Gedanke wäre, Untersuchungen möglichst zu bündeln. Denn diese Art der Abklärung ist durch das Gesundheitssystem zwar vorgegeben, ignoriert aber die sehr begrenzten Energiereserven von an ME/CFS erkrankten Menschen. Deswegen ist es so wichtig, dass dem Hausarzt die weiter oben genannte Liste der Ausschlussdiagnosen und Komorbiditäten vorliegt. Er kann auch dem Facharzt mehrere Aufträge erteilen, also Ausschluss von X, Y UND Z, nicht nur von einer Erkrankung – dann jeweils mit den konkreten Aufträgen. Dann sollte auf dem Überweisungsschein zwingend schon die

Verdachtsdiagnose G93.3V ME/CFS angegeben sein, zusätzlich zu den auszuschließenden Erkrankungen.

Ein weiterer Gedanke, abhängig vom Schweregrad, wäre, mit seinem Hausarzt über eine (stationäre) Krankenhauseinweisung zur Abklärung zu sprechen. Das kann der Hausarzt abhängig vom Schweregrad Ihrer Beschwerden veranlassen und beispielsweise an Zentren für Rheumatologie oder Zentren für seltene Krankheiten in Universitätskliniken überweisen. Idealerweise auch an Zentren für ME/CFS – diese sind aber sehr selten und das nennenswerteste findet sich in Berlin an der Universitätsklinik Charité (Charité Fatigue Zentrum unter der Leitung von Frau Prof. Dr. Scheibenbogen). Die Charité nimmt allerdings aufgrund von Überlastung bei Drucklegung dieses Buches nur Patienten aus Berlin und Brandenburg auf.

Der Vorteil der stationären oder ambulanten Abklärung in einer (Universitäts-) Klinik ist, dass dort viel bessere diagnostische Möglichkeiten bestehen und viel mehr Untersuchungen in weit kürzerer Zeit stattfinden können. Grade für ME/CFS-Betroffene ist dies ein sehr wichtiger Faktor.

Sehr viele Betroffene sind aufgrund ihrer Beschwerden und Symptome auch kaum noch oder gar nicht mehr in der Lage, einer Arbeit nachzugehen oder den Alltag zu bewältigen. Das führt oft zu großen finanziellen Sorgen und Zukunftsängsten. In diesen Fällen ist ein monatelanges Abarbeiten der Differentialdiagnostik nicht darstellbar, schon wegen der akuten Notlage der Betroffenen. Leider wird dies nach wie vor sehr oft ignoriert und führt zu schrecklichen Schicksalen. Ein guter Hausarzt wird diese Notlage aber verstehen – man sollte sie ihm durchaus offen kommunizieren im Sinne von „mein Geld geht zur Neige, ich habe kein Einkommen und ich weiß nicht, wie es danach weitergehen soll ohne eine gesicherte Diagnose". Als nüchterne Tatsachenfeststellung, gepaart mit der Bitte, ein beschleunigtes Verfahren zu wählen über die stationäre Aufnahme.

Und schließlich ist es wichtig, den Überblick zu behalten. Lassen Sie sich von Ihren Ärzten jeden noch so kleinen Befund (Blutwerte, Arztbriefe etc.) aushändigen und heften Sie diese sorgfältig und nach Datum geordnet ab. Bringen Sie diesen Ordner zu Ihren Arztterminen mit und weisen Sie darauf hin, dass Sie alle Vorbefunde mit dabeihaben. Dies hilft den Ärzten, sich ein Bild zu machen. Und Ihnen hilft es, den Überblick zu behalten – denn eine Odyssee ist die Diagnose von ME/CFS in jedem Fall und da fällt es leicht, Dinge zu vergessen, zu übersehen oder auf der Zeitschiene falsch einzuordnen. Vermieden werden sollte dabei jedoch der Eindruck, dass man sich „zu sehr mit den Symptomen beschäftigt" – also zunächst besser nur erwähnen, dass man die Vorbefunde bei sich hat, und nicht den Ordner direkt auf den Tisch packen. Denn der Arzt soll den Eindruck haben, dass man organisiert und vorbereitet ist, um ihm die Arbeit zu erleichtern – und nicht, weil man „Symptome sammelt" oder sich in eine Krankheit „hineinsteigert": Beides häufige Vorwürfe, mit denen ME/CFS-Betroffene konfrontiert werden.

Am Ende ist das Ziel die gesicherte Diagnose G93.3G für ME/CFS – oder Sie finden „unterwegs" eine andere Ursache für Ihre Beschwerden durch die umfangreiche Diagnostik. Letzteres wäre gut, denn die meisten Krankheiten, die ähnliche Beschwerden verursachen, lassen sich besser behandeln als ME/CFS. Sie werden auch weitere gesicherte Diagnosen bekommen für einzelne Symptome, das ist wichtig – achten Sie darauf, dass für jedes wesentliche Symptom, das Sie im Alltag einschränkt, nach entsprechender Diagnostik eine gesicherte Diagnose gestellt wird. Das wird für Sie in der Zukunft wichtig sein, wenn es beispielsweise um einen Grad der Behinderung geht oder die Anerkennung durch Sozialversicherungsträger. Dazu verweisen wir an dieser Stelle aber auf das entsprechende Kapitel.

Aber ganz grundsätzlich muss man als Betroffener davon ausgehen, dass das Thema neu und unbekannt ist für den Arzt – oder dass er es völlig falsch einschätzt, denn das Wort „Fatigue" lädt quasi dazu ein, die Krankheit als „simple Erschöpfung" fehlzuinterpretieren. Deswegen ist es wichtig, vor Arztterminen gut vorbereitet zu sein. Wir empfehlen, eine Handakte anzulegen – einen Ordner mit allen relevanten Vorbefunden, medizinischen Berichten in der zeitlichen Abfolge (also chronologisch, mit dem neuesten Befund an oberster Stelle). Mit dabei sein sollte auch ein kurzer Abriss der Krankengeschichte: Wann ist was passiert? / Wann ist welches Symptom aufgetaucht? / Wann wurde welche Therapie versucht? Das kann gut als Liste sein, jeweils mit Datum und Stichworten. Ganz nebenbei hilft es einem selbst, sich richtig zu erinnern und nichts durcheinanderzubringen.

Vor dem Arztgespräch sollte man sich auch Notizen machen zu folgenden Punkten (oder auch eine entsprechende Liste führen und in dem Ordner mit dabeihaben):

Welche Symptome habe ich (egal wie schwer)?
- Wann sind die Symptome aufgetreten? Sind alle Symptome immer da?
- Was verschlimmert meine Symptome?
- Wir wirken sich die Symptome auf meinen Alltag und meine Aktivitäten aus?
- Wie oft und wie lange treten die Symptome auf?
- Wie fühle ich mich?

Diese Vorbereitung mit einem Ordner mit allen Unterlagen, Listen der Symptome, der Abfolge des Krankheitsverlaufs helfen beim Arzttermin, die Zeit effektiv zu nutzen, denn die Zeit des Arztes ist leider sehr begrenzt.

Dazu gehört auch, sich im Vorfeld Gedanken zu machen, was das Ziel des Arzttermins ist und die Informationen entsprechend zu priorisieren. Will man eine Medikation für ein Symptom verschrieben bekommen, sollte man Nebensächlichkeiten kurzhalten und sich genau hierauf konzentrieren. Wenn man aber die Diagnose ME/CFS noch nicht hat, sollte man „das große Ganze" im Blick behalten und sich nicht in Details verlieren, um zu vermeiden, dass der Arzt sich nur einen Aspekt „herauspickt" und zum Beispiel ein Symptom behandeln will.

In jedem Fall ist es wichtig, dem Arzt mitzuteilen, wie es einem im Alltag ergeht und welche Einschränkungen man hat – denn leider ist ja oft Teil von ME/CFS, dass man bei Arztterminen aufgrund eines Adrenalinschubs ganz gut funktioniert. Dabei sollte man immer erwähnen, wie es in den schlimmen Momenten ist – und wie häufig diese sind.

Es ist auch statthaft dem Arzt deutlich zu sagen: „Ich weiß, ich sehe gerade nicht sehr krank aus, aber ich kann Ihnen versichern: wenn ich nach Hause komme, muss ich mich hinlegen und brauche unter Umständen Tage, bis ich mich von dem Termin heute erholt habe."

Grundsätzlich ist es wichtig, dass ein klarer Fahrplan besteht. Gibt es nächste Schritte, zum Beispiel eine Überweisung an einen Facharzt? Wann ist der nächste Termin geplant? Man sollte vermeiden, das schleifen zu lassen: Ich habe jetzt einen Arzttermin mit einem konkreten Ziel, das soll abgearbeitet werden, und das ist, was ich mir davon erhoffe. Und dann geht es auf zum nächsten Schritt.

Inzwischen gibt es neben den an anderer Stelle bereits zitierten „NICE Guidelines" des National Institute for Health and Care Excellence in UK (NICE) (*https://cutt.ly/Vw8fVdAB*) auch ein Update der sogenannten S3-Leitlinie „Müdigkeit", in der ME/CFS berücksichtigt wird ((Kapitel 5.7 der Leitlinie). Das Ergebnis ist noch nicht in allen Punkten perfekt, gibt aber nun allen Behandlern und Erkrankten eine an neuer wissenschaftlicher Literatur orientierte Übersicht über Diagnostik und Therapie. Patientenorganisationen fordern weiter eine eigenständige Leitlinie für ME/CFS, da die Krankheit nicht unter „Müdigkeit" subsummiert werden sollte. (*https://cutt.ly/Pw8f0iod*).

Auch das Institut für Qualität und Wirtschaftlichkeit im Gesundheitswesen (IQvIG) hat für die Bundesregierung in Deutschland einen Bericht zu ME/CFS veröffentlicht, der in Teilen allerdings ebenfalls von Patientenorganisationen kritisiert wird. (*https://cutt.ly/tw8f2FMQ*). Alle diese Berichte unterliegen fortlaufenden Aktualisierungen und können trotz aller Kritik behandelnden Ärzten wichtige Informationen liefern, um ME/CFS richtig zu behandeln.

Betroffenenbericht:
Silvia Mohr

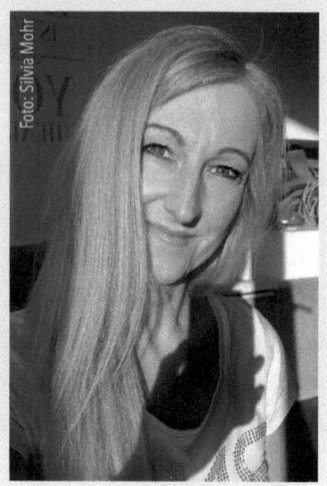

Silvia ist 48 Jahre alt und seit 1998 an ME/CFS erkrankt. Sie ist geschieden und lebt seit Jahren in Bregenz in einer glücklichen Beziehung. Vor der Erkrankung hatte sie ein sehr aktives Leben, was jetzt nicht mehr geht. Trotzdem ist sie positiv geblieben. Ihr Motto: Lachen macht die Seele glücklich!!

1998 ging es bei Dir los mit ME/CFS. Was war passiert?

Mein damaliger Mann und ich machten eine Urlaubsreise nach Bali, Indonesien. Ich war bis dahin eine sehr gesunde und kräftige Natur, die gerne viel erlebte und unternahm. Nach ein paar Tagen Aufenthalt in Bali bekam ich plötzlich einen Darminfekt und fühlte mich körperlich nicht mehr fit. Dazu kam noch die extreme Hitze mit 40 Grad, die mich und meinen Kreislauf zusätzlich sehr herausforderte. Aber ich schaffte es noch die Reise halbwegs zu überstehen. Zuhause hatte ich dann noch ein paar Tage frei und bin dann die Woche drauf wieder arbeiten. Dort hatte ich dann meinen ersten schlimmen Migräneanfall. Ich konnte von einer Minute auf die andere nicht mehr sprechen bzw. habe totalen Unsinn gesprochen, meine Hand und Zunge waren lahm, mir war schwindlig und ich habe Blitze gesehen. Damals wusste ich noch nicht, dass es sich um Migräne mit Aura handelt, das bedeutet Migräne mit kognitiven Störungen wie z.B. Lähmungen, Sehstörungen und Sprachstörungen.

Da ging sicher auch die Reise durch die Arztpraxen los? Wie hat sich die Krankheit weiterentwickelt?

Ich wurde dann ins LKH Bregenz eingeliefert und dann ins LKH Rankweil weiter zwecks Abklärung auf Verdacht auf Hirnschlag, was sich jedoch glücklicherweise nicht bewahrheitet hat. Ab diesem Zeitpunkt hat mein Dauerschwindel angefangen. Von der Reise hatte ich mich immer noch nicht erholt. Ich war nicht mehr wie vorher. Ich war schneller müde und konnte nicht mehr richtig schlafen. Ich fühlte mich dauernd benommen und hatte sehr viel Kopfschmerzen. So habe ich mich dann ein Jahr lang durchgekämpft. Dann ist mein Arbeitskollege plötzlich verstorben und es ist sehr viel Arbeit angefallen. Ich habe dann etwa zwei Wochen lang jeden Tag rund zehn Stunden gearbeitet, um die Arbeitsflut, die durch den plötzlichen und überraschenden Ausfall angefallen ist, zu bewältigen. Danach bin ich zusammengebrochen. Ich konnte nicht mehr, hatte keine Kraft mehr. Ich lag überwiegend im Bett, um mich zu erholen. Der Arzt hat mich zwei Wochen krankgeschrieben, aber nach den zwei Wochen ging es mir immer noch wie am ersten Tag im Krankenstand. Ich habe mich jedoch aufgerappelt, da ich ja anscheinend – laut Arzt – nichts Organisches hatte und bin wieder arbeiten gegangen. Alles war ab da sehr mühsam. Ich, die vorher immer so lebhaft und energievoll war, hatte keine Kraft mehr. Alles war so unglaublich anstrengend. Bei weiteren Arztbesuchen in den nächsten Monaten war es immer dasselbe, die Blutwerte waren gut, ich angeblich gesund. Man riet mir zu Sport und mehr Bewegung, was dazu führte, dass ich immer noch weniger Kraft hatte. Es gab aber auch Zeiten, in denen es sich etwas besser anfühlte, denen jedoch immer wieder schlechte Phasen folgten, da mir immer wieder die Kraft ausging.

In der Zeit darauf kamen systematisch immer mehr Symptome dazu. Konzentrationsstörungen, Gedächtnisstörungen, Schlafstörungen, Benommenheit, Wortfindungsstörungen, Brain Fog (Gehirnnebel), Rückenprobleme (kam erst später), aber an erster Stelle immer die alles umfassende Erschöpfung, die sich schon bei kleinsten Anstrengungen für Tage und Wochen verschlimmerte.

Wann wurde die Diagnose ME/CFS gestellt und wie kam es dazu?

Die Diagnose kam erst im Jahr 2012 von einem Arzt in Deutschland. Ich hatte in einem Buch vom Chronischen Erschöpfungssyndrom gelesen und mich sofort wiedererkannt. All die Symptome, die scheinbar nie zusammenpassten, ergaben plötzlich einen Sinn. Ich kontaktierte den Bundesverband CFS in Deutschland, um einen Arzt in der Nähe zu finden, der sich mit CFS auskannte. Dieser Arzt in München hat dann erstmals „ME/CFS" diagnostiziert. Endlich jemand, der mich ernst nahm und erkannte, was ich hatte.

Ich hatte im Laufe der Jahre viele Diagnosen erhalten wie Erschöpfungs-depressionen, Burnout, und somatoforme Störung und Neurasthenie. Man hat stets alles auf die psychische Ebene geschoben, da im allgemeinen Blutbefund nichts zu sehen war. Ich wusste und vor allem spürte immer ganz genau, dass die Ursache für meine Zustand nicht seelischer Natur war. Ich war sogar zwei Mal stationär in der Psycho-somatik in Rankweil. Gebessert hat sich an meinen Zustand dort körperlich nichts, aber ich habe dadurch gelernt etwas besser mit der Krankheit umzugehen und mich von dem zu lösen, was mir nicht guttut.

Wie waren Deine Erfahrungen mit den Ärzten in dieser langen Zeit?

In all den Jahren fühlte ich mich sehr hilflos bei den Ärzten, da mir niemand glauben wollte, dass meine Symptome nicht psychischer Natur waren. Je mehr ich das ausgesprochen habe, desto mehr wurde ich als destruktiv bezeichnet. Da es mir mittlerweile schon so schlecht ging, war ich bereit alles zu probieren, habe Antidepressiva genommen, habe viele Jahre Therapie gemacht, jedoch alles vergebens, was meinen körperlichen Zustand betraf. Ich habe viele Dinge in all den Jahren ausprobiert wie z.B. hochdosierte Nahrungsergänzungsmittel, TCM, Akupunktur, Schlussendlich hat nichts geholfen, ich bin immer noch krank, mittlerweile für ca. 20 Stunden am Tag bettlägerig. Mehrere Heilpraktiker, und viele alternative Therapien, jedoch hat nichts wirklich geholfen.

Das hat auch massive Auswirkungen auf das soziale Leben. Wie ist das für Dich?

Es fühlt sich an wie eine nie endende Grippe. Ich hatte in den letzten 22 Jahren keinen Tag, an dem sich mein Leben normal anfühlte. An guten Tagen habe ich ein Energielevel von ca. 20 Prozent, an schlechten nur um die 15 Prozent, dann muss alles liegenbleiben – auch ich! In den letzten 22 Jahren ist viel vom Leben an mir vorbeigegangen ... auch Kinder, das hätte ich nicht geschafft. Ich hatte jahrelang kein Sozialleben mehr, da ich mich immer mehr zurückgezogen habe, keine Kraft mehr dafür hatte. Ich habe mich trotzdem immer wieder zurückgekämpft ins Leben und nach langen Krankenständen auch immer wieder geschafft ins Berufsleben zurückzukehren. Diesmal leider nicht mehr.

Seit Mai 2018 geht es mir massiv schlechter. Ich kann nicht mehr arbeiten, vorher war ich jahrelang halbtägig beschäftigt, und auch sonst schaffe ich so gut wie gar nichts mehr. Den Haushalt zu erledigen, schaffe ich nicht mehr ganz allein. Fürs Kochen benötige ich mittlerweile einen Stehstuhl und schaffe nur noch einfache und kurze Gerichte. Ansonsten liege ich überwiegend vom Tag (mind. 20 Stunden) auf der Couch, weil mir für fast alles die Kraft fehlt, in letzter Zeit sogar, um ein Buch zu lesen, da ich schlimme Muskelschmerzen in den Armen habe und diese beim „Buchhalten" noch weiter verstärkt werden. Ich kann nicht mehr spazieren gehen, meine Einkäufe erledigt zurzeit mein Freund. Er und meine Familie und ein paar wenige Freunde sind meine Stütze und helfen mir, wo es geht. Sie haben sehr viel Verständnis für meine Lage und helfen mir, wo sie können, wofür ich Ihnen unendlich dankbar bin. Ohne so viel Liebe aus meinem Umfeld wäre alles noch viel schwerer zu ertragen.

Noch ein Abschluss-Satz: „Ein Gesunder hat tausend Wünsche – ein Kranker hat nur Einen."

Reha – ein zweischneidiges Schwert

Wer mehr als sechs Wochen am Stück erkrankt ist, bezieht in der Regel statt seines bisherigen Gehalts zunächst einmal Krankengeld. Dies zahlt die Krankenkasse in der Regel bis zu 72 Wochen – eine lange Zeit. Irgendwann wird sich die Krankenkasse mit standardisierten Anschreiben bei den Erkrankten und ihren Ärzten melden und freundlich nachfragen, ob man nicht etwas tun kann, um die Gesundheit wieder herzustellen – und natürlich die Arbeitsfähigkeit. Häufig möchte die Krankenkasse gern, dass der Versicherte eine Reha macht. Vordergründig geht es auch hier um die Wiederherstellung der Gesundheit. Tatsächlich aber auch darum, Kosten zu verlagern. Nämlich auf die Rentenversicherung, die während der Reha das Krankengeld zahlt (es heißt dann Übergangsgeld). Die Aufforderung kann in Form eines Anrufs kommen, in dem gefragt wird, ob man nicht einen Reha-Antrag stellen möchte, aber auch in Form einer förmlichen Aufforderung. Dazu weiter unten mehr.

Nun beginnt ein Dilemma für ME/CFS-Betroffene – an einer Krankheit Erkrankte, die weder heilbar ist noch für die es zugelassene Behandlungsmethoden gibt. Und bei denen „Ertüchtigung" katastrophale Folgen haben kann. Das Reha-System ist gar nicht für solche Fälle vorgesehen, denn es dient nur einem Zweck, den die Deutsche Rentenversicherung auf ihrer Webseite klar benennt: „Das Ziel jeder Rehabilitation lautet: Sie als Versicherte mit akuten oder chronischen Erkrankungen sollen wieder an Ihren Arbeitsplatz zurückkehren oder in einen anderen Beruf einsteigen können."

Außerdem steht dort: „Die Rehabilitation soll laut Gesetz „die Beeinträchtigung der Erwerbsfähigkeit" beseitigen beziehungsweise „das vorzeitige Ausscheiden aus dem Erwerbsleben" verhindern oder hinausschieben. „Darum haben Leistungen zur Rehabilitation immer Vorrang vor der Zahlung einer Rente wegen verminderter Erwerbsfähigkeit." – eine Umschreibung für den Leitsatz „Reha vor Rente". Folgt also auf den Krankengeldbezug ein Antrag auf Erwerbsunfähigkeitsrente, ist die Reha in den meisten Fällen Voraussetzung: Eine Rente wird erst gezahlt, wenn Sie auch nach einer Rehabilitation nicht wieder voll arbeiten können. Auch kann es passieren, dass nach einer erfolglosen Reha der Reha-Antrag in einen Rentenantrag umgedeutet wird. Das passiert, wenn feststeht, dass der Versicherte erwerbsgemindert ist und ein Erfolg durch eine Reha- oder Teilhabeleistung nicht zu erwarten ist.

So kann es passieren, dass man als ME/CFS-Betroffener zwangsweise eine Reha machen soll. Zuvor entscheidet der Medizinische Dienst der Krankenkassen (MDK), zumeist nach Aktenlage, ob die Arbeitsfähigkeit erheblich gefährdet ist. Auf Basis dieses Gutachtens trifft die Krankenkasse die Entscheidung, ob die Aufforderung ausgesprochen wird. Wird sie es, ist das ein Verwaltungsakt. Wird er wirksam bekanntgegeben, ist der Versicherte verpflichtet, den Antrag ohne Einschränkungen zu stellen. Dafür besteht dann eine Frist von zehn Wochen, die unbedingt einzuhalten ist.

Gleichzeitig informiert die Krankenkasse die Rentenversicherung, dass sie zum Reha-Antrag aufgefordert hat. Das folgende Verfahren der Rentenversicherung ist durch den Betroffenen kaum zu beeinflussen. Insbesondere ein mögliches Rentenverfahren und eine Frühverrentung sind durch den Versicherten nicht zu verhindern.

An dieser Stelle ist es wichtig, sich kompetente Beratung zu holen durch beispielsweise die Sozialverbände oder einen spezialisierten Fachanwalt für Sozialrecht. Eine Bescheinigung über eine Reha-Unfähigkeit vom Arzt zu bekommen, ist oft schwierig und in dem zuvor beschriebenen Fall nicht immer ausreichend. Auch hier ist eine kompetente Rechtsberatung notwendig, auch um die Fristen einzuhalten, damit man keine Nachteile erleidet.

Aber welchen Erfolg kann die Reha bringen? Im besten Falle, für die allermeisten Betroffenen, ist das Ergebnis, dass im Entlassungsbrief der Rehaklinik steht, dass die Arbeitsfähigkeit nicht wiederhergestellt werden kann. Leider ist das in den meisten Fällen Wunschdenken. Denn es gibt in Deutschland keine anerkannte Reha für ME/CFS. Und die Rehakliniken, die sich „Fachkompetenz" auf die Fahnen geschrieben haben, sind meistens auf die Behandlung psychosomatischer Leiden spezialisiert. Dass ME/CFS eine psychosomatische Erkrankung ist, ist eindrucksvoll widerlegt, aber leider nach wie vor ein weit verbreitetes Märchen. Auch wenn man das Glück hat, beispielsweise in einer neurologischen Einrichtung zu landen, wird die Erkrankung oft als psychisch oder psychosomatisch fehlinterpretiert, oder es wird eine aktivierende Therapie auferlegt. Reha ist vollständig auf die Aktivierung von Patienten ausgelegt. Durch Bewegung und Training soll die Leistungsfähigkeit wiederhergestellt werden. Nur ist dies fatal bei ME/CFS und führt regelmäßig zu einer gravierenden und anhalten Verschlechterung der Krankheitssymptome.

Das National Institute for Health and Care Excellence (NICE) in Großbritannien, die Institution, die die Leitlinien für die Diagnose und Behandlung von Krankheiten vorgibt und in weiten Teilen der Welt sehr großen Einfluss hat, hat erst im Oktober 2021 ihre völlig überarbeiteten Leitlinien für ME/CFS veröffentlicht.

Im Vorfeld hatten die Experten unzählige Studien zu den Behandlungs-methoden für ME/CFS untersucht und festgestellt, dass gerade GET, der „Graded Exercise Therapy" (was im Deutschen die stufenweise Aktivierung ist), jede wissenschaftliche Grundlage fehlt. Sie ist deshalb vollständig und ersatzlos aus den Leitlinien gestrichen worden.

Professor Carmen Scheibenbogen, Leiterin der Fatigue-Ambulanz der Charité in Berlin, sagte dazu in einem Interview mit dem AOK Gesundheitsportal: „Wichtig ist, dass man dem Patienten erst mal erklärt, was überhaupt mit ihm los ist. Und dass körper-liche Belastung und mentaler Stress die Erkrankung verschlechtern. Wenn der Patient das verstanden hat und lernt, besser mit der Krank-heit umzugehen, dann kommt es oft zu einer gewissen Besserung. Einfach, weil es diese ständigen Crashs nicht mehr gibt. Aus diesem Grund raten wir Betroffenen auch, Entspannungstechniken zu erlernen."

Wenn also eine Reha tatsächlich auf die Leistungsfähigkeit eines ME/CFS-Patienten abgestimmt wäre, mit Entspannungsübungen, Hilfe beim Pacing und Coping, vielleicht manueller Therapie und viel Zeit, um zur Ruhe zu kommen, wäre vielen Betroffenen sicher geholfen. Nur gibt es formal so eine Reha nicht, da sie der Grundaufgabe der Reha zuwiderläuft: Es würde zwar dem Patienten helfen, besser mit seiner Erkrankung umgehen zu können. Verbessern würde das die Krank-heitssymptome aber nicht, und die Arbeitsfähigkeit stellt es auch nicht wieder her. Dann wäre es sinnvoller, gleich einen Antrag auf Erwerbsunfähigkeitsrente zu stellen – und dabei auf die mangelnde Reha-Fähigkeit hinzuweisen. Ein Arzt sollte das bescheinigen. Tatsächlich gibt es keine Reha-Klinik, die ein für an ME/CFS-Erkrankte geeignetes Programm anbietet. Und die Charité steht mit ihrem recht neu aufgelegten Programm „CFS_CARE – Versorgungsmodell für

Patientinnen und Patienten mit Chronischem Fatigue Syndrom" noch ganz am Anfang.

Eine kurze Recherche auf dem Portal für die Suche nach Reha-Kliniken, qualitätskliniken.de, zeigt zwar 33 Rehakliniken an, die sich auch ME/CFS auf die Fahnen schreiben. Auf Nachfrage stellte sich aber heraus, dass keine dieser Kliniken auf GET oder andere Formen der schädlichen Aktivierung verzichtet. Bei keiner war ME/CFS konkret als Behandlungsschwerpunkt aufgeführt. Auch andere Suchen ergeben ähnliche Ergebnisse.

Auch in der Datenbank der Rehakliniken auf dem Betroffenen-Portal *me-cfs.net* finden sich nur sechs Rehakliniken in Deutschland, bei denen einzelne Betroffene positive Erfahrungen gemacht haben. Ob diese bei der geringen Zahl dann auch im individuellen Fall relevant sind, ist schwer zu beantworten.

Selbst wenn man Kliniken findet, die sich ME/CFS auf die Fahnen geschrieben haben, folgt nach kurzer Recherche die Ernüchterung. Nur ein Beispiel von vielen ist eine Reha-Klinik in Niedersachsen, die ME/CFS mit dem Burnout-Syndrom in einen Topf wirft. Zuständig dort ist die Direktorin für Psychosomatik und Psychiatrie, Chefärztin des Krankenhauses für Akutpsychosomatik, Chefärztin der Rehabilitations-klinik für Psychosomatik und Verhaltensmedizin. So wundert es nicht, dass Psychotherapien und Sporttherapien da „zu den Bausteinen unseres ganzheitlichen Konzepts bei Burn-out und Chronischem Erschöpfungs-syndrom im Reha-Bereich (Name entfernt) Kliniken gehören", wie es auf der Webseite heißt. Ergänzend ist auch Krankengymnastik vorgesehen.

Damit wird der Stand der Wissenschaft zu ME/CFS ignoriert, entgegen der Expertenmeinung und der von den Patientenorganisationen und

Forschungsinstituten vertretenen Position – zuletzt im Oktober 2021 dokumentiert in der zuvor genannten aktuellen NICE-Guideline.

Es geht noch schlimmer. In einer Anzeige bewirbt eine Rehaklinik in Baden-Württemberg ihre Kompetenz im Bereich des Chronischen Fatigue Syndroms und dann stehen in der ganzseitigen, als redaktioneller Beitrag getarnten Anzeige, Dinge wie diese: „Bei schweren körperlichen Erkrankungen wie Krebserkrankungen, Multiple Sklerose und beginnender Demenz kann es ebenfalls zu chronischen Erschöpfungssyndromen kommen, bekannt als Tumor-assoziierte Fatigue bei Krebspatienten. Ursachen und Entstehung der Chronic Fatigue Syndrome sind komplex. Körperliche, emotionale, kognitive und psychosoziale Faktoren bedingen und beeinflussen sich wechselseitig und führen zu individuell sehr unterschiedlichen Erscheinungsbildern." So wundert es nicht, dass die dortigen Ärzte die Erkrankung als „Bio-Psycho-Sozial" betrachten. Ebenso wenig verwunderlich ist, dass als Therapie „Nichtmedikamentöse Behandlungsmöglichkeiten, wie mehrmals wöchentliches Ausdauer- und Krafttraining bei moderater Belastungsintensität" angeboten werden sowie „Abbau von Ängsten, Hilfen beim Umgang mit Stress und erlebten Belastungen", denn „Chronische Erschöpfungssyndrome als Ausdruck eines bio-psycho-sozialen Krankheitsprozesses können wirksam in psychosomatischer Rehabilitation behandelt werden". Die Existenz der spezifischen Erkrankung ME/CFS wird weder in der Anzeige noch auf der Webseite der Klinik überhaupt erwähnt. Über die Ursachen kann man nur rätseln – vielleicht, weil bei einer richtigen Einstufung von ME/CFS diese Patientengruppe der psychosomatischen Reha in diesem Hause fernbleiben würde. Besser für die Betroffenen wäre es vermutlich, aber schlecht fürs Geschäft.

Die Fraktion der Grünen im Bundestag hat Mitte 2021 eine sogenannte „Kleine Anfrage" an die Bundesregierung gestellt mit dem Titel „Pflege und Versorgung in Rehabilitationskliniken während der Corona-Pandemie", in der es unter anderem auch um ME/CFS geht. Beim Thema Reha für Post-COVID und ME/CFS antwortete die Bundesregierung: „Mit den bestehenden Konzepten kann den Betroffenen ein gutes Angebot gemacht werden."

Darauf reagierte die Deutsche Gesellschaft für ME/CFS in einer Pressemitteilung: „Es ist nicht nachvollziehbar, wie die Bundesregierung zu dieser Einschätzung kommt. Für ME/CFS gibt es aufgrund mangelnder Forschung noch keine zugelassene Behandlung. ME/CFS-Patient: innen treten eine Reha nicht – wie bei anderen

Erkrankungen – nach einer klinischen Behandlung an, sondern im akut kranken Zustand. Zudem gibt es bisher keine Reha-Maßnahmen, für deren Wirksamkeit bei ME/CFS Evidenz vorliegt. Im Gegenteil: Inzwischen gilt als wissenschaftlich gesichert, dass die üblichen Reha-Maßnahmen, die auf Aktivierung und Aufbautraining beruhen und bei anderen Erkrankungen hilfreich sein können, bei ME/CFS nicht wirksam sind und sogar schaden können. Aufgrund des Leitsymptoms von ME/CFS, der Post-Exertional Malaise (eine belastungsinduzierte Symptomverschlechterung), sind aktivierende Therapien kontraindiziert. Viele ME/CFS-Patient: innen berichten, durch Reha-Maßnahmen eine Zustandsverschlechterung erlitten zu haben. Schwer und schwerst an ME/CFS Erkrankte sind darüber hinaus zu krank, um anzureisen oder an einem Reha-Programm teilzunehmen. Sie sind hausgebunden oder bettlägerig."

Gerade im Bereich Reha zeigt sich also, dass – teilweise offensichtlich aus wirtschaftlichem Interesse, teilweise aus ebenfalls offensichtlicher reiner Unkenntnis heraus – der Stand der Wissenschaft ignoriert wird und noch ein langer Weg vor den Betroffenen liegt, bis sie zu einer angemessenen Behandlung kommen.

Es ist also eine wichtige Abwägung, ob der Antritt einer Reha eine sinnvolle und gewinnbringende Sache sein kann. Und man muss sehr genau hinschauen bei der Auswahl der Reha-Einrichtung und auch im Vorfeld das Gespräch suchen mit den verantwortlichen Ärzten dort. Kennen sie ME/CFS wirklich? Und wenn sie dies bejahen, was verstehen sie unter ME/CFS und wie sieht ein möglicher Reha-Plan aus? Erst wenn man sicher ist, dass das Programm hilfreich und leistbar ist, sollte man die Reise antreten. Ansonsten ist keine Reha besser als eine abgebrochene Reha.

Betroffenenbericht:
Gabi Nitschke

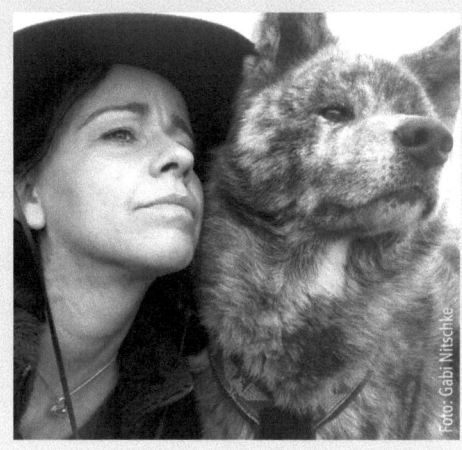

Gabi ist 55 Jahre alt, verheiratet und gelernte Chemielaborantin und Erzieherin. Sie hat seit Sommer 2021 die Diagnose ME/CFS. Aber begonnen hat es 1991 mit einer Lungenembolie und drei Mal Seitenstrangangina. Ihr Mann und ihr Hund sind ein wichtiger Halt im Leben.

Du berichtest, dass Du schon als Kind immer wieder Infekte hattest und das Epstein-Barr-Virus war mutmaßlich auch involviert. Aber richtig los ging es ab 1991. Was ist passiert?

In diesem Jahr hatte ich eine Lungenembolie und war damit im Krankenhaus und hatte danach drei Mal eine Angina, allerdings war die Ursache unklar. Und im gleichen Jahr kamen dann noch die Mandeln raus. Das war vor über dreißig Jahren – damals hat keiner geschaut, ob es zwischen all diesen Sachen einen Zusammenhang gab oder ob die Angina wirklich eine war, oder vielleicht reaktiviertes Epstein-Barr-Virus. Das wird sich heute nicht mehr feststellen lassen.

Im November 2020 hattest Du eine akute Infektion und es ging Dir ab da viel schlechter. Was war da los?

Im März hatte ich Halsentzündungen und fühlte mich sehr schlecht. Auf Corona hat das niemand untersucht, aber das könnte es natürlich gewesen sein. Im November hatte ich dann noch einmal eine

Virusinfektion, es war in erster Linie ein Magen-Darm-Infekt. Aber er hat sechs Wochen angehalten. Seitdem schnaufe ich bei jeder kleinsten Anstrengung wie ein Ochs, die Belastungsintoleranz ist viel schlimmer geworden.

Im Grunde war die schwere Erkrankung Ende 2020 der Schlüssel zur Diagnose. Wie war der Weg dahin?

Nachdem es mit der Belastungsintoleranz so viel schlechter geworden war, war es mir wichtig, herauszufinden, was mit mir los ist. Ich war beim Endokrinologen, beim Kardiologen – die haben nichts gefunden. Inzwischen hatte ich auch POTS und habe zuhause einen Schellong-Test gemacht. Damit bin ich nach Bad Homburg zu Dr. Jelden, der sich mit ME/CFS auskennt und eine Fatigue-Sprechstunde anbietet. Der hat dann die Unterlagen gesichtet und anhand der Konsenskriterien ganz klar bestätigt: Ich habe ME/CFS. Im Juli und August habe ich meine COVID-Impfungen bekommen und im August eine Therapie mit Abilify angefangen. Nach etwa sechs Wochen habe ich eine ziemliche Anspannung bekommen und die Leistungsfähigkeit ging in den Keller. Ich konnte mit meinem Mann nicht mehr wandern gehen, den Haushalt nicht mehr machen. Das wurde von Woche zu Woche immer schlimmer. Ob es jetzt an der Impfung liegt oder am Abilify kann ich nicht sagen. Aber seitdem geht bei mir so gut wie nichts mehr.

Du bist Chemielaborantin aber nicht mehr arbeitsfähig. Wie sieht Deine berufliche Situation aus? Bekommst Du eine Erwerbsunfähigkeitsrente?

Ich bin Chemielaborantin und habe in dem Beruf gearbeitet. 1994 ist mein Sohn gestorben, was ein großes Trauma war. Danach habe ich meinen Beruf aufgegeben und mir verschiedene andere

Berufsrichtungen angeschaut. 2006 habe ich noch einmal eine Ausbildung zur Erzieherin gemacht. Aber ich habe im Beruf schnell festgestellt, dass meine Leistungsfähigkeit stark eingeschränkt ist. Mehr als halbtags zu arbeiten ging da schon nicht mehr. Weil mein Sohn gestorben war, hat man mir immer unterstellt, dass meine Beschwerden an einer Depression liegen. Aber ich habe gesagt: Nicht nur, denn ich habe ständig irgendwelche Infekte und bin körperlich krank. Ich bin beim Fahrradfahren nicht hinterhergekommen, kam die Treppen nicht hoch, musste dauernd Pausen machen ...

2020 bin ich nochmal in eine psychosomatische Reha gegangen. Da hat man mir gesagt, dass ich die Erwerbsunfähigkeitsrente beantragen solle, da ich ja körperlich gar nicht in der Lage sei, zur Arbeit zu gehen. Denen war klar, dass meine Beschwerden keine psychische Ursache haben. Letztlich hat der VdK mir mit dem Rentenantrag geholfen und der wurde auch anerkannt.

Wie gehen Dein Mann und Dein Umfeld mit der Erkrankung um?

Mein Mann hatte jahrelang Probleme damit, dass es mir so schlecht ging. Es haben auch alle geglaubt, es wäre eine Depression. Ich habe ihm gesagt, dass da mehr ist als nur die Psyche. Da wollte er, dass ich mehr Sport mache, mich mehr bewege. Ich habe das auch ausprobiert, aber jedes Mal ging es mir hinterher noch schlimmer. Nachdem die Diagnose ME/CFS gestellt wurde und mein Mann sich die Dokumentation darüber auf Arte angeschaut hat, hat er es verstanden. Seitdem hat er sich extrem gewandelt. Er nimmt Anteil und macht sich auch große Sorgen.

Eine Freundin kommt regelmäßig und hilft mit dem Gassi gehen unseres Hundes, weil ich das aktuell auch nicht hinbekomme. Einmal die Woche kocht sie auch für uns. Und meine Schwester ruft oft an.

Aber alle anderen Freunde haben sich verabschiedet. Mit mir kann man nichts mehr anfangen, nichts mehr planen. Ich kann nicht einfach spontan sein und etwas zusagen, weil ich nicht weiß, wie es mir dann geht. Ich kann aktuell nur vor die Tür zum Briefkasten und wieder rein – mehr geht nicht. Aber das wollen die meisten nicht hören. Und sie wollen das Elend nicht sehen. Die Krankheit macht sehr, sehr einsam.

Wie sieht heute Dein Alltag aus?

Ich kann vor der Mittagszeit gar nicht aufstehen. Ich bin aber auch erst spät im Bett, weit nach Mitternacht. Ich schlafe schlecht und ich brauche Zeit, wenn ich aufstehe – dann wird erst einmal in aller Ruhe ein Kaffee getrunken und gefrühstückt. Dann geht's ins Bad, und dafür brauche ich auch lang und es strengt mich sehr an. Ich höre langsam auf, täglich zu duschen, weil ich es ganz einfach nicht schaffe. Wenn ich aus dem Bad raus bin, muss ich mich erstmal aufs Sofa legen. Ich kann nur noch ganz wenig machen. Ich kann Fernsehen und das Handy ist wichtig. Aber ein Buch zu lesen geht nicht, das bekomme ich nicht hin. Mein Alltag besteht aus aufstehen, fertigmachen, wieder hinlegen oder hinsetzen. Mal ans Fenster gehen. Es ist im Moment heftig und ich hoffe, dass ich da wieder herauskomme.

Plötzlich behindert – der GdB

ME/CFS ist eine schwere Systemerkrankung, die Einschränkungen sind massiv und belasten im Alltag ungemein. Die meisten Betroffenen können ihren Alltag nicht mehr in gewohnter Form ausführen, viele sind ans Haus oder sogar ans Bett gebunden und schaffen nur noch das Nötigste. Wenn überhaupt.

Damit stellt sich fast automatisch die Frage nach der Anerkennung einer Behinderung, die im Arbeitsleben, aber auch in vielen anderen Lebensbereichen hilfreich ist, aber auch Unterstützung und sogenannten Nachteilsausgleich ermöglicht. Der Nachteilsausgleich reicht von vergünstigten Eintrittskarten für Schwerbehinderte über zusätzliche Urlaubstage bis hin zu steuerlichen Vorteilen. Auch die kostenlose Nutzung von Bussen und Bahnen im Nahverkehr kann in bestimmten Fällen ein Nachteilsausgleich sein.

Entscheidend dafür ist der Grad der Behinderung (auch GdB). Ab einem GdB von 50 gilt man als schwerbehindert und kann einen Behindertenausweis beantragen.

Zusätzlich gibt es diverse sogenannte Merkzeichen, die man beantragen muss und die bei Bewilligung auf dem Behindertenausweis vermerkt werden. Diese sind im Einzelnen:

Merkzeichen „G" – erhebliche Einschränkung der Bewegungsfreiheit
Hierbei ist entscheidend, dass die Bewegungsfreiheit im Straßenverkehr

erheblich eingeschränkt ist. Man spricht immer von dem Merkzeichen für Gehbehinderung, aber gerade im Zusammenhang mit ME/CFS trifft es das nicht immer. In der Versorgungsmedizin-Verordnung steht dazu: „In seiner Bewegungsfähigkeit im Straßenverkehr erheblich beeinträchtigt ist, wer infolge einer Einschränkung des Gehvermögens, auch durch innere Leiden, oder infolge von Anfällen oder von Störungen der Orientierungsfähigkeit nicht ohne erhebliche Schwierigkeiten oder nicht ohne Gefahren für sich oder andere Wegstrecken im Ortsverkehr zurückzulegen vermag, die üblicherweise noch zu Fuß zurückgelegt werden. Bei der Prüfung der Frage, ob diese Voraussetzungen vorliegen, kommt es nicht auf die konkreten örtlichen Verhältnisse des Einzelfalles an, sondern darauf, welche Wegstrecken allgemein – d. h. altersunabhängig von nicht behinderten Menschen – noch zu Fuß zurückgelegt werden. Als ortsübliche Wegstrecke in diesem Sinne gilt eine Strecke von etwa zwei Kilometern, die in etwa einer halben Stunde zurückgelegt wird." Diese Voraussetzungen sind bei sehr vielen ME/CFS-Patienten erfüllt.

Merkzeichen aG – außergewöhnliche Gehbehinderung

Dies ist die Ausbaustufe für das Merkzeichen „G". Hier sind die Anforderungen in der Verordnung so definiert: „Schwerbehinderte Menschen mit außergewöhnlicher Gehbehinderung sind Personen mit einer erheblichen mobilitätsbezogenen Teilhabebeeinträchtigung, die einem Grad der Behinderung von mindestens 80 entspricht. Eine erhebliche mobilitätsbezogene Teilhabebeeinträchtigung liegt vor, wenn sich die schwerbehinderten Menschen wegen der Schwere ihrer Beeinträchtigung dauernd nur mit fremder Hilfe oder mit großer Anstrengung außerhalb ihres Kraftfahrzeuges bewegen können. Hierzu zählen insbesondere schwerbehinderte Menschen, die auf Grund der Beeinträchtigung der Gehfähigkeit und Fortbewegung – dauerhaft auch für sehr kurze Entfernungen – aus medizinischer Notwendigkeit auf die Verwendung eines Rollstuhls angewiesen sind." Das Merkzeichen aG ist Voraussetzung für die Nutzung von Behindertenparkplätzen.

Merkzeichen „H" – Hilflos

Die Hilflosigkeit ist so definiert, dass die Gesundheitsstörungen so schwerwiegend sein müssen, dass ein Betroffener nicht nur vorübergehend „für eine Reihe von häufig und regelmäßig wiederkehrenden Verrichtungen zur Sicherung ihrer persönlichen Existenz im Ablauf eines jeden Tages fremder Hilfe dauernd bedürfen". Ausreichend ist auch, wenn eine ständige Bereitschaft zur Hilfeleistung erforderlich ist – also der Hilfsbedarf zwar schwankend ist, aber das so unvorhersehbar und unplanbar ist, dass entsprechende Hilfe immer in der Nähe sein muss.

Merkzeichen „Bl" – Blind

Betroffen sind Menschen, die unter Blindheit oder „hochgradigen Sehbehinderungen" leiden.

Merkzeichen „Gl" – Gehörlos

Betroffen sind taube Menschen und solche, deren Hörbeeinträchtigungen an Taubheit grenzen.

Merkzeichen „B" – Begleitperson

Dieses Merkzeichen kann für schwer an ME/CFS erkrankte Menschen Bedeutung haben, denn es regelt den Bedarf, im Alltag eine Begleitperson mitnehmen zu können (und nicht zu müssen). Das ist beispielsweise der Fall, wenn ein Betroffener Hilfe beim Ein- oder Umsteigen benötigt, an häufigen Schwächeanfällen leidet oder Orientierungsprobleme hat. Hierbei ist aber nicht maßgeblich, dass diese Probleme durchgehend bestehen, sondern es reicht aus, wenn diese an schlechten Tagen bestehen – und in dem Falle hat man dann das Recht, eine Begleitperson (Beispiel kostenlos in der U-Bahn) mitzunehmen.

Merkzeichen „RF" – Rundfunk und Fernsehen
Für einen bestimmten Personenkreis können die Rundfunkgebühren erlassen werden. Das sind beispielsweise taube, blinde und taubblinde Menschen.

Weitere Merkzeichen gibt es für Kriegsversehrte und Menschen, die entschädigungs- oder versorgungsberechtigt sind. Dies dürfte allerdings für ME/CFS-Betroffene selten Relevanz haben.

Die Einstufung des Grades der Behinderung erfolgt durch das kommunale Versorgungsamt der Stadt oder Gemeinde. Dazu muss ein Antrag gestellt werden, der detailliert die behandelnden Ärzte und die Beschwerden auflistet.

Der GdB-Wert basiert immer auf der sogenannten „Haupterkrankung", das heißt der, die den höchsten GdB begründet. Andere Erkrankungen werden nur dann erhöhend berücksichtigt, wenn sie laut Definition verschiedene Funktionsbereiche verschlimmern oder beeinträchtigen. Ein Beispiel wäre, wenn man blind UND taub ist.

Idealerweise wird dem Antrag eine umfangreiche Sammlung von Befunden und ärztlichen Bestätigungen / Arztbriefen beigelegt, die die Einschränkungen bestätigen.

Ganz wichtig ist hierbei, dass nicht nur die Diagnosen eindeutig benannt und belegt sind, sondern auch die Auswirkungen dieser Diagnosen beschrieben sind – denn entscheidend für die Einstufung eines GdB ist nicht die Krankheit, sondern wie diese sich auf den Alltag eines Betroffenen auswirkt und welche konkreten (!) Einschränkungen für den Betroffenen bestehen. Das sollte möglichst ausführlich beschrieben werden. Oft halten sich Ärzte ein wenig zu „knapp", um die Einschränkungen anschaulich zu machen. Dann hilft es, wenn der Betroffene in einem persönlichen Anschreiben die Beschwerden noch einmal ausführlicher beschreibt. Je umfangreicher und vollständiger diese Antragsunterlagen sind, desto besser.

Wenn der Antrag beim Versorgungsamt ankommt, landet er erst einmal auf dem Schreibtisch einer Sachbearbeiterin oder eines Sachbearbeiters. In der Regel wird nun in den sogenannten „Versorgungsmedizinischen Grundsätzen", nachgeschaut, die eine GdB-Tabelle enthalten. In dieser sind alle erdenklichen Erkrankungen aufgelistet und auch mit einem GdB versehen. Der Sachbearbeiter muss also nur in die Diagnosen schauen, sehen, ob die Beschwerden plausibel sind und kann dann den GdB der Tabelle entnehmen. Ein simpler Verwaltungsakt, möchte man meinen. Leider ist ME/CFS in dieser versorgungsmedizinischen Tabelle aber nicht enthalten. Und so wird aus der Einschätzung der Beschwerden und der Erteilung eines GdB ein Akt der Willkür, in dem man zusätzlich Gutachtern ausgesetzt ist, die leider in aller Regel entweder die Erkrankung nicht kennen oder einer veralteten und längst überholten und widerlegten Sichtweise („Psychosomatisch" / „Psychisch") anhängen.

In der Regel entscheidet das Versorgungsamt und auch die vom Versorgungsamt beauftragten Gutachter auf Basis der Aktenlage, ohne persönliche Begutachtung. Umso mehr kommt es also darauf an, die konkreten Beschwerden möglichst plastisch zu beschreiben und zu belegen. Deshalb ist es ganz wichtig, schon im Vorfeld bei allen Befundberichten und Attesten von Ärzten darauf zu achten, dass sie die konkrete Funktionsbeeinträchtigung – also wie sich der Befund auf den Alltag auswirkt – enthalten. Im Zweifelsfall kann man seinen Hausarzt um ein entsprechendes Attest der Funktionsbeeinträchtigungen bitten und auch darum, bereits einen Grad der Behinderung und Merkzeichen vorzuschlagen.

Den GdB-Katalog aus den versorgungsmedizinischen Grundsätzen kann man sich im Internet anschauen:
https://cutt.ly/gdb-tabelle

Wir haben eine kleine Umfrage in einer Selbsthilfegruppe auf Facebook gestartet zum GdB und das Ergebnis war erschreckend. Nur in Einzelfällen wurde ME/CFS im Bescheid überhaupt erwähnt, in den wenigsten Fällen aber als die stark beeinträchtigende, schwere Systemerkrankung anerkannt, die sie ist. Zwar ist in etwa 40 % der Fälle ein GdB von unter 50 anerkannt und bei weiteren 40 % genau von 50 (ab einem GdB von 50 gilt man als schwerbehindert und kann einen Ausweis beantragen). Allerdings nur auf Basis einzelner Symptome und höchst willkürlich. Der Rest verteilt sich recht gleichmäßig auf 60, 70, 80 und 90 – wobei in keinem der Fälle ME/CFS überhaupt erwähnt wurde.

Manuela schreibt: „ME wurde voll ignoriert, GdB30, vor Gericht Klage verloren, 30 auf eine nicht vorhandene psychische Störung, da es ME nicht gäbe!😠 angestrebt hatte ich aG, da ich nur wenige Schritte gehen kann."

Samuel kommentiert: „Ich habe keine zusätzlichen Diagnosen außer ME/CFS, liege aber mit Pflegegrad 4 im Bett. Wurde bisher auch schon 2 mal abgelehnt, obwohl ich ja nicht mal aufstehen kann 😄 Der nächste Schritt ist Sozialgericht."

Linda hatte mehr Erfolg: „Ich habe GdB 50 im ersten Anlauf auf „CFS"
(das ME haben sie nicht geschrieben) bekommen und das Merkzeichen G."

Aber Linda ist bei unserer kleinen, nicht repräsentativen Erhebung eine klare Ausnahme. Lennart hat einen typischeren Leidensweg mit dem Versorgungsamt: „Mittlerweile GdB 50 ohne Merkzeichen. 1. Antrag ein GdB von 20 (?) für „seelische Störung". Im Widerspruch GdB 30 für „Depression und Muskelschwäche". Neuantrag GdB 50 (wieder Depression und Muskelschwäche). Mein Antrag und Arztbriefe hatten immer nur ME/CFS-Diagnose (plus Schmerzdiagnose). Psychiaterin hat psychische Störung nicht festgestellt und meine Ärzte haben explizit geschrieben, dass keine Depression vorliegt. Ich habe dann im Widerspruch plötzlich keine psychische Störung, sondern eine „Sensibilitätsstörung" (soll irgendwas Neurologisches sein). Wieder GdB 50 und natürlich keine PEM, PENE ... Alles vollkommen willkürlich. Ich habe schon länger eine Klage laufen. Zieht sich natürlich."

Und Sandra bringt es auf den Punkt: „Wisst ihr, das ist so unfair. Da haben wir schon keine Kraft und müssen um alles kämpfen. Aber wem erzähle ich das ..."

Dabei kann man den Mitarbeitern im Versorgungsamt nicht einmal einen Vorwurf machen: Sie gehen nach den Vorgaben vor, und die sind nun einmal im Katalog definiert. In unklaren Fällen geht die Akte zu einem (externen) Gutachter. Und das ist meist ein Psychiater, da es sich in der alten und leider noch vorherrschenden Sichtweise um eine Psychosomatische Erkrankung handelt. Diese Leute haben kein Interesse, von ihrem Weltbild abzurücken. Heraus kommen dann Bescheide voller himmelschreiender Ungerechtigkeit, den Betroffene als einen Schlag ins Gesicht empfinden, der nicht selten einen Crash auslösen kann.

Nun gibt es aber noch den Weg des Widerspruchs, den man innerhalb der Fristen gegen den Bescheid einlegen kann.

Grundsätzlich ist es beim Umgang mit dem Versorgungsamt empfehlenswert, gut beraten zu sein – dazu weiter unten mehr. Wenn man seinen Antrag selbst gestellt hat, was man grundsätzlich kann, und einen abschlägigen Bescheid bekommen hat oder einen, mit dem man nicht zufrieden ist, sollte man sofort „fristwahrenden Widerspruch" einlegen. Dafür reicht ein Schreiben (idealerweise per Einschreiben) mit dem Inhalt, dass man gegen den Bescheid fristwahrend Widerspruch einlegt, mit dem Hinweis „Begründung folgt".

Spätestens jetzt empfiehlt sich fachkundige Hilfe, denn es gibt viel zu tun und vieles ist zu beachten. So sollte nun Akteneinsicht beantragt werden, inklusive der medizinischen Gutachten und ihrer Entscheidungsgrundlage. Daran kann man sehen, wie die Entscheidung wirklich begründet ist. Denn aus dem Bescheid geht das zumeist nicht hervor.

Nun sollte genau geprüft werden, ob der oder die Gutachter alle medizinischen Befunde und Unterlagen berücksichtigt haben – wenn nicht, muss dies entsprechend angemahnt und um Korrektur gebeten werden.

Es ist auch oft hilfreich, die Gutachter zu googeln – denn dann fällt oft der Nachweis leicht, dass diese nicht die notwendige Fachkenntnis haben, um ME/CFS zu beurteilen. Wenn also ein Gutachter nicht qualifiziert war, kann man darauf bestehen, dass ein fachärztlicher Gutachter für die Haupterkrankung ME/CFS hinzugezogen wird.

Weil das Verfahren kompliziert ist und eine erhebliche Belastung darstellt, ist qualifizierte Beratung unerlässlich. Die Kosten dafür sind im Sozialrecht sehr begrenzt.

So kann man sich von den Sozialverbänden (Sozialverband Deutschland oder Sozialverband VdK) als Mitglied kostenlos vertreten lassen. Auf die Vor- und Nachteile davon gehen wir später noch ein. Oder man sucht sich einen Fachanwalt für Sozialrecht (ganz wichtig, dass es ein Fachanwalt ist!), am besten einen, der nichts anderes macht. Eine Datenbank mit Anwälten findet sich beispielsweise auf dem ME/CFS-Portal (weiter hinten in der Kontaktliste).

Der Vorteil der Vertretung durch die Sozialverbände ist, dass sie neben den Mitgliedsbeiträgen und einem Kostenbeitrag von 50 Euro für die Vertretung gegenüber der Behörde nichts kostet. Allerdings arbeiten bei den Sozialverbänden angestellte Juristen, die sich in der überwiegenden Zahl der Fälle nicht mit dem hoch komplexen Thema ME/CFS auskennen und auch gar keine Zeit haben, sich tief einzuarbeiten. Auch bei den Sozialverbänden muss effizient gearbeitet werden. Außerdem, so haben wir vom VdK in Hamburg erfahren, ist eine Abstimmung von Schriftstücken mit dem Betroffenen unüblich. Zwar gibt es Besprechungen – was genau der Vereins-Jurist aber an das Versorgungsamt schreibt, bekommt man als Betroffener nicht mit und kann auch keinen Einfluss nehmen. Angesichts der Komplexität von ME/CFS und der Einordnung in die versorgungsmedizinischen Grundsätze kann das im Glücksfall gut gehen. Aber es gibt auch zahlreiche Fälle, in denen über (sehr) negative Erfahrungen mit den Sozialverbänden berichtet wird, und nicht selten wird später dann doch noch ein Anwalt hinzugezogen.

Der Vorteil der Beauftragung eines Fachanwalts für Sozialrecht ist, dass dieser sich in der Regel viel konkreter mit dem individuellen Fall auseinandersetzen kann und muss – und dass eine sehr enge Abstimmung möglich ist. Ein Anwalt wird auch immer seinem Mandanten einen Schriftsatz als Entwurf zukommen lassen, um

Feedback einarbeiten zu können. Das wissen auch die Ämter. Und während es den schönen Ausspruch gibt, dass man vor Gericht und auf hoher See in Gottes Hand ist, ist es nicht abwegig anzunehmen, dass dem Schreiben eines Fachanwalts für Sozialrecht zumindest ein gewisses Gewicht gegeben wird. Leider häufen sich dennoch die Fälle, in denen es auf eine Klage hinausläuft. Wichtig dabei ist zu wissen, dass die Kosten bei Klagen vor dem Sozialgericht sehr begrenzt sind – viel geringer als bei zivilrechtlichen Gerichtsverfahren. Das Bundessozialgericht informiert dazu auf seiner Webseite:

„Das Verfahren vor den Gerichten der Sozialgerichtsbarkeit ist in allen Instanzen und damit auch beim Bundessozialgericht für Bürgerinnen und Bürger, die als Versicherte, sonstige Leistungsempfänger oder als Menschen mit Behinderungen klagen (beziehungsweise verklagt werden), grundsätzlich gerichtskostenfrei." Und weiter heißt es dort: „Ein bedürftiger Beteiligter, der die Kosten des Rechtsstreits nicht tragen kann, erhält auf Antrag Prozesskostenhilfe, wenn der Rechtsstreit nicht mutwillig geführt wird und hinreichende Aussicht auf einen Prozesserfolg besteht."

Letztlich sind die Kosten damit auf die Anwaltskosten begrenzt. Und auch die sind im Sozialrecht gedeckelt: Die Verfahrensgebühr des Anwalts vor den Sozialgerichten beträgt zwischen 50 und 550 €; die Terminsgebühr beträgt zwischen 50 und 510 €. Das ist, simpel formuliert, die Gebühr für Vertretung durch einen Rechtsanwalt, die bei einem Gerichtstermin anfällt.

Je nach individueller Situation kann es auch besser sein, den Bescheid vom Versorgungsamt – so schlecht man ihn findet und so sehr man sich über ihn ärgert – rechtskräftig werden zu lassen. Das heißt, keinen Widerspruch einzulegen. Das macht beispielsweise

Sinn, wenn man einen GdB von über 50 zugesprochen bekommen hat, was die Ausstellung eines Behindertenausweises ermöglicht und arbeitsrechtlich bereits wirksam ist. Wenn man nämlich Widerspruch einlegt, wird der Bescheid in aller Regel nicht wirksam und das Widerspruchsverfahren kann viel Zeit in Anspruch nehmen.

Im Bescheid ist auch aufgeführt, welche Beschwerden und Erkrankungen berücksichtigt wurden und welche nicht. Hier bietet es sich an, um Akteneinsicht zu bitten – entweder man macht das selbst oder über einen Anwalt. Auf die Weise kann man die Unterlagen (Gutachten etwa) einsehen, die zur Entscheidung des Versorgungsamtes geführt haben.

Nun kann man auf Basis dieses Wissens einen sogenannten Verschlechterungsantrag stellen. Offiziell heißt dieser Antrag „Neufeststellungsantrag". Darin kann man all die nicht berücksichtigten Beschwerden aufführen und erneut mit medizinischen Unterlagen belegen und eine Höherstufung oder auch ein Merkzeichen beantragen. Das Versorgungsamt muss den Informationsstand dann neu bewerten, ohne dass der alte Bescheid seine Gültigkeit verliert.

Allerdings verändert sich die Einstufung von Krankheiten mit der Zeit, weil sich zum Beispiel die Behandlungsmöglichkeiten verbessern. Diabetes ist so ein Fall, bei dem sich über die Jahre der anerkannte GdB immer weiter reduziert hat. Wenn man also einen hohen GdB hat und relevante Merkzeichen, kann diese Neubewertung beim Verschlechterungsantrag schlimmstenfalls auch zu einer Reduzierung des GdB führen. Hat man also einen GdB, auf den man aus verschiedenen Gründen dringend angewiesen ist, sollte man dieses Risiko gut abwägen und sich dazu idealerweise von einem Anwalt beraten lassen.

Betroffenenbericht:
Heike Baumann

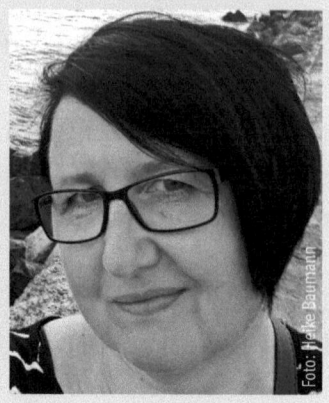

Heike ist 53 Jahre alt und seit einer schweren Grippe 2018, die eine frühere EBV-Infektion reaktivierte, an ME/CFS erkrankt. Sie lebt mit ihrem Freund zusammen und hat zwei erwachsene Kinder und zwei Enkelkinder. Die Diag-nose ME/CFS wurde von einem Rheumatologen und einem Immunologen gestellt.

Du bist durch eine Grippe-Erkrankung an ME/CFS erkrankt. Wie ging das bei Dir los und wie hast Du gemerkt, dass nach der akuten Infektion etwas nicht stimmt?

Ich war nach der Doppelinfluenza immer noch kaputt und schwach und bin trotzdem nach vier Wochen wieder zur Arbeit gegangen. Ich hatte zu diesem Zeitpunkt in drei Schichten körperlich gearbeitet. Dass mit mir etwas nicht stimmt, war mir sehr schnell klar. Ich konnte keine Treppen mehr ohne Pausen steigen oder Körbe mit Wäsche aus der Waschmaschine heben. Das war mir zu viel und zu anstrengend. Ich war schon nach einer Schicht fix und fertig. Auch bei Tätigkeiten im Haushalt brauchte ich immer öfter längere Pausen. Nach drei Wochen durchgehender Arbeit hatte ich eine Woche Urlaub. Davon waren wir ein paar Tage verreist und da stand ein Baumwipfel-Pfad auf dem Plan. Beim Hochlaufen musste ich immer wieder stehenbleiben und mich ausruhen. Dabei hat mich eine Frau überholt, die einen Rollstuhlfahrer hochgeschoben hat. Da war für mich der Punkt erreicht, nochmals zum Arzt zu gehen. Es hätte schließlich auch eine Herzmuskelentzündung sein können.

Du warst in verschiedenen Kliniken – erstmal ging das völlig in die falsche Richtung. Was ist genau passiert und wann kam der Moment, wo Du gesagt hast: Moment mal, es kann nicht die Psyche sein?

Die Erkenntnis, dass es nicht die Psyche ist, kam sehr schnell. Obwohl ich es am Anfang nicht ausschließen wollte, weil ich eine sehr stressige Scheidung hinter mir hatte. Bis zu einem geplanten Aufenthalt in einer Psychosomatischen Klinik habe ich noch an verschiedenen Freizeitaktivitäten teilgenommen. Ich war zwar hinterher sehr kaputt, aber ich habe es gemacht. Beim Aufnahmegespräch in der Klinik sagte mir die Ärztin folgende Worte: Sie haben eine mittelschwere Depression, einen zu niedrigen Serotoninspiegel und sie müssen wieder lernen, am öffentlichen Leben teilzunehmen. Vorher gab es keine längeren Gespräche, keine Untersuchungen – nichts. Da bin ich wieder gegangen, weil ich fühlte, dass ich dort nicht richtig bin. Ich war später zu einer psychosomatischen Reha und in einer Klinik für Umwelterkrankungen hat man versucht, mir ohne Blick auf die Psychosomatik zu helfen.

Die Rheumatologen einer Klinik wollten, dass Du Dich mehr bewegst und Deine tägliche Aktivität steigerst. Was waren die Folgen?

Nach dem Aufenthalt in der Rheumatologie bin ich viel spazieren gegangen und immer ein Stück weiter und habe versucht, auch schneller zulaufen. Das alles ging nach hinten los, ich war immer schneller und immer stärker erschöpft. Ich habe immer länger gebraucht, um mich einigermaßen zu erholen.

In dem Jahr bin ich zum zweiten Mal Oma geworden und war nicht in der Lage, Omarunden mit dem Kinderwagen zu laufen. In der

Zeit haben auch meine geistigen Probleme angefangen. Ich konnte mir immer weniger merken. Lesen ging nur noch sehr schlecht und führte zu totaler Erschöpfung. Dazu kamen noch Verdauungsprobleme, ich wurde auch sehr lärmempfindlich, ich bekam bei totaler Erschöpfung Kribbeln in den Beinen, meine Schmerzen durch die Fibromyalgie wurden auch stärker. Ich hatte ständig das Gefühl, einen plötzlichen Stromausfall zu bekommen.

Mein Freund hatte während meines Klinikaufenthalts im Internet nach meinen Symptomen gesucht. Dabei hat er einen Bericht über ME/CFS gefunden und gedacht, dass den ich geschrieben haben könnte. Wir haben dann angefangen, nach Ärzten zu suchen, die die Problematik kennen und behandeln können. Ich habe meine Unterlagen an zwei Unikliniken in Sachsen geschickt. Die Antworten waren beide gleich, man könne CFS nicht ausschließen und empfehle eine psychosomatische Therapie.

In dieser Zeit haben wir einen Immunologen in Berlin gefunden und der hat mir anhand meiner Blutwerte richtig erklärt, was mir fehlt. Ich bin dann zu einer Reha gefahren, in eine Klinik, die ME/CFS angeblich kennt und geeignete Therapien hätte. Ich hatte sehr viel Gesprächs- und Bewegungstherapie und musste mich nach jeder Therapie hinlegen.

Der Psychologe dort hat mir bestätigt, dass er mir glaubt, dass ich CFS habe. Er hat gemerkt, dass ich während der Gruppentherapie immer schneller abgebaut habe.

Ich wurde krank entlassen, weil eine tägliche Mindestarbeitszeit von zwei Stunden nicht innerhalb von vier Wochen erreicht werden kann. Im endgültigen Entlassungsbericht stand dann, dass ich mit

Einschränkungen sechs Stunden und mehr täglich arbeiten könne. Nach der Reha war ich gesundheitlich sehr viel schlechter dran und meine Einschränkungen haben sich verstärkt und meine Belastungsgrenze war noch weiter unten.

Wie haben sich die Symptome entwickelt?

Im Verlauf meiner Erkrankung kamen viele Symptome dazu. Wenn es mir schlecht geht, bin ich schlagartig eiskalt und friere sehr stark, dann brauche ich viel Wärme. Ich wechsle dann zwischen Frieren und Schweißausbrüchen hin und her. Die Schmerzen von meiner Fibromyalgie haben sich auch verschlimmert, fast täglich Kopfschmerzen, eine Schilddrüsenunterfunktion und Haarausfall. Die Klinik in Bayern und ein Privatarzt haben nachgewiesen, dass mein ATP zu niedrig ist (Anmerkung: Adenosintriphosphat, ein verminderter ATP-Wert zeigt eine Stoffwechselstörung in den Mitochondrien an).

Meine kognitiven Einschränkungen haben sich auch verschlechtert. Verstärkt treten Wortfindungsstörungen auf, die Merkfähigkeit ist sehr stark eingeschränkt, Termine muss ich lange im Voraus planen und mich darauf einstellen. Ich schlafe sehr schlecht und wenn ich schlafe, bin früh nicht erholt. Das Gefühl, als sei die Grippe noch da, habe ich sehr oft und muss mich hinlegen. Seit einem Krankenhausaufenthalt im letzten Jahr ist es nochmal schlimmer geworden.

Wie geht Dein Umfeld mit der Erkrankung um? Dein Freund und Deine Familie?

In meinem Umfeld habe ich Menschen, die akzeptieren, dass ich krank bin und sie kennen meine Einschränkungen. Manche haben sich informiert, beispielsweise Berichte gelesen oder die Reportage bei Arte angesehen.

Mein Freund unterstützt mich, wo er kann. Er passt auf, dass ich mich nicht überlaste. Er ist mein persönlicher Superheld. Von Menschen, die meine Erkrankung nicht ernstnehmen, habe ich mich distanziert. Den Kontakt zu meiner Mutter habe ich stark eingeschränkt, weil sie mir sehr unschöne Dinge gesagt hat. Als ich ihr erzählt habe, dass ich nicht in der Psychoklinik geblieben bin, sagte sie mir: Du musst was machen, guck dich doch mal an, wie du aussiehst. Deine Haare nicht gemacht und total blass, das geht gar nicht, wie du aussiehst.

Ein knappes Jahr später bekam ich von meiner Schwester zu hören, dass es besser gewesen wäre, wenn ich in dieser Klinik geblieben wäre. Denn ich hätte mir meine Diagnose im Internet gesucht. Solche Menschen brauche ich nicht in meinem Leben.

Meine Mutter beschwert sich ständig, dass ich mich nicht melde und fragt, ob sie mir was getan hätte. Ich sage ihr dann, dass sie sich auch bei mir melden kann und Telefone auch in meine Richtung funktionieren.

Eine Sache belastet mich doch etwas. Ich wollte immer Oma Heike sein, aber jetzt bin ich froh, wenn meine Enkel wieder gehen. Die Besuche strengen mich sehr an. Dabei liebe ich die zwei Mäuse sehr.

Wie sieht aktuell Dein Alltag aus?

Mein Alltag richtet sich sehr danach, wie es mir geht. An guten Tagen gehe ich raus und laufe ein Stück in meinem Tempo. Wenn es das Wetter nicht zulässt, stricke oder häkle ich ein bisschen. Das sind zwei meiner Hobbys, die ich mir noch erhalten konnte. Es gehen zwar keine komplizierten Sachen mehr, aber ich freue mich, wenn etwas fertig ist.

Was ich im Haushalt nicht schaffe, bleibt liegen. Wenn es jemand stört, dann muss er es akzeptieren oder kann mir helfen. Ich brauche für alles sehr viel Zeit und kann auch viele Dinge, wie beispielsweise einkaufen gehen, Haushalt, Essen kochen, nicht mehr allein und ohne Hilfe machen.

Welche Perspektiven siehst Du für Dich, wie geht es weiter?

Ich hoffe, dass mein Kampf um die Rente positiv für mich ausgeht. Ich bekomme zurzeit kein Geld mehr und mein Freund bezahlt meine freiwillige Pflichtkrankenversicherung.

Niemals hätte ich gedacht, dass man in einem Sozialstaat wie Deutschland so mit kranken Menschen umgeht. Ich werde auch meinen Hausarzt weiter zu der Erkrankung informieren. Ich werde auf Kliniken oder andere Ärzte aufmerksam machen, die die Erkrankung kennen und gewillt sind, dem Betroffenen zu helfen. Auch wenn man diese selbst bezahlen muss.

Ich hoffe, dass sich irgendwann etwas in die richtige Richtung bewegt. Ansonsten mache ich keine längerfristigen Pläne mehr. Ich nehme jeden Tag wie er kommt. Ich bin froh, dass ich nicht bettlägerig bin und den ganzen Tag im Dunkeln liegen muss. Mein Spruch ist zurzeit: Niemals aufgeben, denn wer aufgibt, hat sich selbst verloren.

Krankengeld und Erwerbsunfähigkeitsrente

Das Sozialrecht ist komplex und so kann dieses Buch keine Beratung ersetzen, aber wir wollen versuchen, zumindest einige Grundbegriffe und Herausforderungen zu benennen.

Wir gehen dabei davon aus, dass ein Betroffener aus einer festen Anstellung heraus krank geworden ist. Daraus ergibt sich zunächst für sechs Wochen die Entgeltfortzahlung im Krankheitsfall durch den Arbeitgeber. Es folgt das sogenannte Krankengeld, das von der Krankenkasse gezahlt wird für insgesamt längstens 78 Wochen, wobei hier der Stichtag der Tag der ersten Krankschreibung ist (es werden also die sechs Wochen der Lohnfortzahlung angerechnet, also zahlt die Krankenkasse nach dem Ende der Entgeltfortzahlung für weitere 72 Wochen das Krankengeld). Aber es werden auch mögliche Vorerkrankungen angerechnet, wodurch sich die tatsächliche Zahlungsdauer deutlich reduzieren kann.

Die Höhe des Krankengelds ist gesetzlich vorgeschrieben: Es beträgt 70 Prozent des Bruttoverdienstes, aber nicht mehr als 90 Prozent des Nettoverdienstes. Der niedrigere dieser beiden Beträge wird um die Arbeitnehmeranteile zur Sozialversicherung gekürzt.

Das Krankengeld ist gedeckelt, wodurch sich bei Menschen mit höheren Einkommen Einkommenslücken auftun können. Der Gesetzgeber begrenzt die Höhe des Krankengelds auf einen Maximalbetrag von 70 Prozent der sogenannten Beitragsbemessungsgrenze, das sind im Jahr 2022 höchstens 112,88 EUR brutto pro Tag oder knapp 3.400 EUR brutto pro Monat. Nach Abzug von Sozialversicherungsbeiträgen bleiben maximal 2.979 EUR pro Monat.

Ein Beispiel für die Berechnung des Krankengeldes aus Finanztip:

Berechnungsgrundlage	Betrag in Euro
Monatliches Bruttogehalt	3.000,–
Monatliches Nettogehalt (Lohnsteuerklasse 1, keine Kinder)	1.920,–
70 % des Bruttogehalts	2.100,–
90 % des Nettogehalts	1.728,–
Monatliches Krankengeld brutto	1.728,–
Abzüglich Anteil Rentenversicherung 9,3 %	161,–
Abzüglich Anteil Arbeitslosenversicherung 1,2 %	22,–
Abzüglich Anteil Pflegeversicherung 1,525 %	26,–
Zuschlag für Kinderlose (0,25 % von 80 % des Bruttoarbeitslohns)	6,–
Monatliches Krankengeld netto	1513,–
Tägliches Krankengeld netto	50,–
Differenz zum Nettoeinkommen	407,–

Das Ende des Krankengeldbezugs nennen die Krankenkassen die sogenannte Leistungsunterbrechung. Ist man über diesen Zeitpunkt hinaus nicht in der Lage, wieder eine Erwerbstätigkeit aufzunehmen (für die Erwerbsunfähigkeitsrente bedeutet das, mindestens drei Stunden am Tag arbeiten zu können), sollte man rechtzeitig vorher einen Antrag auf Erwerbsunfähigkeitsrente stellen. In der Regel wird die Krankenkasse darauf auch hinweisen. Oft versucht sie auch vorher, die Betroffenen zu einer Reha zu veranlassen – dazu mehr im Kapitel über die Reha.

Es kommt jedoch vor, dass der Zeitpunkt der Leistungsunterbrechung naht, aber der Rentenversicherungsträger noch nicht entschieden hat, ob der Betroffene die Erwerbsminderungsrente bekommt oder nicht. Dann könnten die Betroffenen durch das soziale Netz rutschen: Ihnen fehlt nicht nur ihr Einkommen, sie müssen sich nach Gesetzeslage auch freiwillig (auf eigene Kosten) krankenversichern. Tun sie es nicht, stehen sie ohne Krankenversicherung da. Ebenso schlimm: Sie zahlen dann auch nicht mehr automatisch in die Rentenversicherung ein und die Voraussetzung für einen erfolgreichen Rentenantrag, unterbrechungsfrei in die Rentenversicherung eingezahlt zu haben, ist nicht mehr gegeben. Damit könnte später die Rentenversicherung zwar einem Antrag in der Sache zustimmen, ihn aber wegen der unterbrochenen Beitragszahlung trotzdem ablehnen.

Das gilt übrigens auch dann, wenn ein Antrag gestellt, aber noch nicht entschieden wurde – oder wenn der Rentenantrag abgelehnt wurde während des Widerspruchsverfahrens.

In vielen Fällen kommt nun die sogenannte Nahtlosigkeitsregelung zum Tragen. Hierbei zahlt die Arbeitsagentur ein sogenanntes Arbeitslosengeld bei Arbeitsunfähigkeit, das einzig dazu dient, solche Versorgungslücken zu schließen. Allerdings ist hier Vorsicht geboten, zum Beispiel wenn man vor der Erkrankung bereits arbeitslos war. Hat man seinen Anspruch auf Arbeitslosengeld bereits vor der Erkrankung ausgeschöpft, gilt das auch nach Ende des Krankengeldbezugs. In dem Fall hilft dann nur, die Beiträge für die Rentenversicherung freiwillig zu bezahlen, um die unterbrechungsfreien Beitragszahlungen bis zur Entscheidung über den Rentenantrag zu gewährleisten.

Beachtenswert ist auch die Möglichkeit einer teilweisen Erwerbsminderungsrente. Diese kann man beantragen, wenn man aufgrund seiner Einschränkungen noch mindestens drei, aber nicht mehr sechs Stunden am Tag arbeiten kann. Dies würde in milderen Fällen ermöglichen, weiter den Beruf zumindest eingeschränkt auszuüben.

Die Rente wegen teilweiser Erwerbsunfähigkeit ist halb so hoch, wie die volle Erwerbsunfähigkeitsrente.

Allerdings konnten wir hier nur einige Standardregeln benennen, die konkrete Situation jedes Einzelnen kann sich individuell sehr stark unterscheiden. Daher ist es dringend angeraten, sich rechtzeitig beraten zu lassen. Die Krankenkassen und die Rentenversicherung bieten dazu Beratung an, die man in Anspruch nehmen kann, aber auch neutrale Stellen wie die Verbraucherzentralen oder die Sozialverbände VdK und Sozialverband Deutschland SoVD.

Das schwerste Kapitel:
Die eigene Endlichkeit

Als Patient ist man bisweilen mit solchen Aussagen konfrontiert: „Nun haben Sie sich nicht so, an einem Müdigkeitssyndrom stirbt kein Mensch". In den vorangegangenen Kapiteln und mit den Interviews konnten wir verdeutlichen, wie falsch diese Aussage ist. Denn nicht nur ist ME/CFS nicht „Müdigkeit" und schon gar kein „Müdigkeitssyndrom". Außerdem sterben ME/CFS Betroffene durchschnittlich weit früher als gesunde Vergleichsgruppen. Die Prognose, nüchtern betrachtet, ist schlecht. Auch wenn ME/CFS Betroffene grundsätzlich eine positive Sicht auf das Leben haben und leben wollen.

Immerhin kann eine gewisse Zahl von Betroffenen durch verschiedene Strategien, in erster Linie Pacing, eine Symptomverbesserung erfahren. Das ist enorm abhängig von ihrem persönlichen Umfeld und den behandelnden Medizinern, von der Unterstützung, die sie auf ihrem steinigen Weg erfahren. So ist die Anzahl der Todesfälle durch Krebs und Herzversagen bei ME/CFS-Patienten signifikant erhöht, steht im Pschyrembel.

Die Lebenserwartung von ME/CFS-Betroffenen, die Krebs entwickeln, ist statistisch um 20 Jahre reduziert. An Herzversagen sterben sie statistisch 25 Jahre früher als die gesunde Vergleichsgruppe. Es ist wichtig festzustellen: Das sind statistische Mittelwerte und haben erst einmal auf den Einzelnen bezogen wenig Aussagekraft. Es bedeutet, dass einige viel früher sterben und einige auch viel später – für den einzelnen Betroffenen kann das niemand beantworten.

Man sollte sich also auf keinen Fall verrückt machen und denken: nun werde ich mit 58,7 Jahren (Pschyrembel) an Herzversagen sterben. Das ist so nicht.

Es ist wichtig zu betonen, dass ME/CFS eine heterogene Erkrankung ist und dass die Auswirkungen von Person zu Person variieren können. Es gibt keine spezifische Liste von Todesursachen, die ausschließlich mit ME/CFS in Verbindung gebracht werden.

Richtig ist aber: die Wahrscheinlichkeit, wegen der Folgen der Krankheit früher zu gehen, ist hoch.

Zu den genannten Ursachen kommen weitere hinzu. Das Risiko für Herz-Kreislauf-Erkrankungen wie Herzinsuffizienz, Schlaganfall oder Herzinfarkt ist deutlich höher. Zum einen durch die Krankheit selbst, aber auch durch den Bewegungsmangel in Folge der Erkrankung.

Ein geschwächtes Immunsystem und eine gestörte Immunfunktion könnten Menschen mit ME/CFS anfälliger für Infektionen machen, die in einigen Fällen schwerwiegend oder lebensbedrohlich sein können.

Die Auswirkungen von ME/CFS, wie beispielsweise kognitive Beeinträchtigungen oder Schwindel, könnten das Risiko von Unfällen im Alltag erhöhen.

Mit 20 % ist die Suizidrate bei ME/CFS allerdings eine der häufigsten Todesursachen. Und höher als beispielsweise bei Krebs (wo sie durch neue Therapien rückläufig ist) oder AIDS.
Die Gründe, aus denen Menschen mit ME/CFS Suizidgedanken entwickeln oder Suizid begehen könnten, sind vielschichtig und

oft das Ergebnis einer komplexen Wechselwirkung zwischen der Erkrankung selbst und psychosozialen Faktoren.

Eine zentrale Ursache liegt in den schwerwiegenden Symptomen, die mit ME/CFS einhergehen. Die anhaltende physische und mentale Erschöpfung, starke Schmerzen, kognitive Beeinträchtigungen und Schlafstörungen können die Lebensqualität erheblich beeinträchtigen. Das löst nicht selten ein Gefühl der Frustration über die eigene Lage, Hoffnungslosigkeit oder ein Gefühl der Hilflosigkeit aus.

Ein weiterer wichtiger Faktor ist der Mangel an Unterstützung und fehlendes Verständnis seitens des sozialen Umfelds, der medizinischen Fachkräfte und der Gesellschaft insgesamt. Die soziale Isolation und das Fehlen eines Unterstützungsnetzwerks können das Suizidrisiko erhöhen.

Auch können die Einschränkungen der Lebensqualität und der Lebensgestaltung, die mit ME/CFS einhergehen, zu einer Verschlechterung des psychischen Zustands Betroffener beitragen. Der Verlust von Arbeit, sozialen Aktivitäten und Hobbys kann Gefühle der Wertlosigkeit und der Sinnlosigkeit des Lebens verstärken. Eine nicht unerhebliche Zahl schwerer Betroffener entwickelt eine sogenannte reaktive Depression – eine Depression als Krankheitsfolge. Wichtig ist an dieser Stelle zu wiederholen, dass die Depression nicht Auslöser, sondern Folge der Krankheit ist.

Ein weiterer Faktor ist die unzureichende medizinische Versorgung von ME/CFS-Patienten und die sehr begrenzten und auf einzelne Symptome beschränkten Behandlungsmöglichkeiten. Das Fehlen einer wirksamen Therapie und die damit verbundene Frustration kann ein Gefühl der Hoffnungslosigkeit verstärken und das Suizidrisiko erhöhen.

Ohne klare Perspektive auf Heilung oder Besserung können Menschen mit ME/CFS das Gefühl haben, dass es keinen Ausweg gibt. Dies kann starke Verzweiflung auslösen.

Suizidgedanken und -versuche sind ernsthafte Probleme, die professionelle Hilfe erfordern. Die Betroffenen selbst oder auch ihr aufmerksames Umfeld sollten Hilfe suchen in dieser Situation – vom behandelnden Arzt, von Psychiatern oder auch von Beratungsstellen. Es ist wichtig zu sagen, dass es keine Schande ist, sich Hilfe zu suchen.

Der Weg zu einer psychiatrischen Notfallambulanz kann im akuten Fall Leben retten. Eine reaktive Depression kann gut behandelt werden.

Die Suizid-Hotline der Telefonseelsorge ist rund um die Uhr und kostenlos erreichbar unter 0800-111 0 111.

Eine gute Anlaufstelle für Hilfsangebote ist die Deutsche Gesellschaft für Suizidprävention: *https://www.suizidprophylaxe.de/hilfsangebote/hilfsangebote/*

Schwerst Betroffene suchen bisweilen den Ausweg in der Sterbehilfe. Dann ist der Wunsch nach dem Ende des Lebens kein Suizid im eigentlichen Sinne, sondern ein rationaler Wunsch. Dennoch sollte dieser durch psychologisch geschulte Menschen begleitet werden, psychiatrischer Rat gesucht werden. Auch der behandelnde Arzt und das persönliche Umfeld sollte in einer solchen Situation zu Rate gezogen werden.

Mit Sterbehilfe kann zum einen ein „Sterbebeistand" oder eine „Sterbebegleitung" gemeint sein. Das ist die Unterstützung Sterbender durch Pflege und schmerzlindernde Behandlung sowie menschliche Zuwendung. Das ist als zwingende Erfordernis im Umgang mit Sterbenden unumstritten.

Zum anderen kann mit Sterbehilfe aber auch eine „Hilfe beim Sterben" gemeint sein. Das bedeutet dann das Sterbenlassen eines schwer kranken oder leidenden Menschens aufgrund seines eigenen, ausdrücklichen Verlangens. Dies wirft erhebliche moralische und ethische Probleme auf.

In dieser Diskussion werden häufig vier Formen von Sterbehilfe im Sinne einer „Hilfe zum Sterben" unterschieden:

„Sterbenlassen / Passive Sterbehilfe"
Verzicht auf lebensverlängernde Maßnahmen unter Beibehaltung der Grundpflege und schmerzstillender Behandlung.

„Indirekte Sterbehilfe"
Schmerzlindernde Behandlung unter Inkaufnahme eines möglicherweise verkürzten Lebens.

„Beihilfe zur Selbsttötung / Assistierter Suizid"
Hilfeleistung zur Selbsttötung, zum Beispiel durch Beschaffung und Bereitstellung des tödlichen Medikaments.

„Aktive Sterbehilfe"
Absichtliche und aktive Beschleunigung oder Herbeiführung des Todeseintritts. Im Gegensatz zur indirekten Sterbehilfe wird der Tod nicht nur in Kauf genommen, sondern beabsichtigt. Im Gegensatz zur Beihilfe zur Selbsttötung führt die entscheidende Handlung nicht der Betroffene selbst, sondern ein Dritter aus.

Aber nicht alle Formen des „Sterbenlassens" sind auch „Sterbehilfe". Jede Behandlung, zu Beispiel schmerzlindernde Therapien und jeder (lebensverlängernde) Eingriff bedarf der Zustimmung der zu behandelnden Person. Gegen ihren Willen darf das nicht durchgeführt werden. Will der Betroffene die Behandlung oder den Eingriff nicht und führt dies zu einem frühzeitigen Tod, so ist dies gedeckt durch das „Recht auf einen natürlichen Tod".

Beratungsangebote zum Thema Sterbehilfe gibt es in Deutschland bei der Deutschen Gesellschaft für humanes Sterben (*www.dghs.de*). In Österreich beim Verein Letzte Hilfe (*www.letztehilfeoesterreich.at/*) und in der Schweiz beim Verein Dein Adieu (*www.deinadieu.ch/*).

Ansprechpartner und Organisationen

Wir haben in diesem Buch bewusst auf die Angabe von Quellen verzichtet, da es kein wissenschaftliches Fachbuch ist. Dennoch möchten wir auf einige Stellen hinweisen, die wesentlich helfen können und weiterführende Informationen bereithalten. Die hier genannten Organisationen stehen für verlässliche und geprüfte Informationen, während viele Quellen beispielsweise in sozialen Medien aufgrund der Vielzahl von Anekdoten und Versuchen der Selbsttherapie schwer einzuordnen und bisweilen irreführend sind. Auf kommerzielle Informationsquellen, beispielsweise Webseiten von spezialisierten Medizinern, wurde hier aus Gründen der Neutralität und Objektivität verzichtet.

CFS-Hilfe Österreich

Die CFS-Hilfe Österreich ist eine Patientenorganisation. Sie bietet ein umfassendes Informationsportal für Patienten und Ärzte an, ebenso eine Erstberatung für Betroffene per E-Mail und eine Facebook-Gruppe für Betroffene in Österreich.
www.cfs-hilfe.at

Deutsche Gesellschaft für ME/CFS e.V.

Die Deutsche Gesellschaft für ME/CFS e.V. ist eine 2016 gegründete Patientenorganisation, die für die Rechte und Bedürfnisse von ME/CFS-Kranken eintritt. Auf der Webseite finden sich vielfältige Informationen für Betroffene, Angehörige und Mediziner. Der Verein bietet auch gemeinsam mit der Charité anerkannte Fortbildungen für Ärzte an.
www.mecfs.de

Fatigatio e.V.

Der Fatigatio e.v., Bundesverband ME/CFS, ist eine deutsche Patientenorganisation mit diversen Regionalgruppen. Der Verein orientiert sich an den Ergebnissen biomedizinischer Forschung. Kernziele sind die Erarbeitung und Vermittlung relevanter Fachinformationen zur Bewältigung der Krankheitsfolgen und die Vernetzung auf politischer, medizinisch-wissenschaftlicher und sozialer Ebene zur Schaffung adäquater Versorgungsstrukturen sowie zur Bereitstellung notwendiger finanzieller Mittel zur Erforschung des Krankheitsbildes.
www.fatigatio.de

ME/CFS Verein Schweiz

Der ME/CFS-Verein in der Schweiz ist ein 1993 gegründeter Selbsthilfeverein. Man findet hier weiterführende Informationen für Betroffene, aber auch für Ärzte. Ziele des Vereins sind unter anderem, für die Bekanntheit der Krankheit zu sorgen – und die Einrichtung eines Kompetenzzentrums für die Behandlung in der Schweiz.
www.mecfs.ch

ME-Hilfe e.V.

ME-Hilfe e.V. ist ein 2023 gegründeter gemeinnütziger Verein, dessen Ziel es ist, ein kompetentes Versorgungsnetzwerk für ME/CFS betroffene Menschen aufzubauen. Dies umfasst u.a. die Bereiche Alltagshilfe, Pflege, Sozialdienste, Notfallhilfe für akute Krisensituationen und weitere schwierige Notsituationen.
www.me-hilfe.de

ME-PEDIA

Das englischsprachige Wissensportal ME-Pedia ist ähnlich aufgebaut wie Wikipedia und ein sehr umfassendes und aktuelles Nachschlagewerk zu ME/CFS für Betroffene, Angehörige und auch Ärzte und Behandler.

www.me-pedia.org

Schweizerische Gesellschaft für ME & CFS

Die SGME ist eine Patientenorganisation in der Schweiz, die ebenfalls einen umfassenden Fundus an hochwertigen Informationen bereithält. Unter „Habe ich ME?" findet sich dort auch ein automatisierter Fragebogen, den mutmaßlich Betroffene online ausfüllen können, um ihren Verdacht zu überprüfen. Der Test ist auf Deutsch sowie Englisch verfügbar.

www.sgme.ch

Beratung und Hilfe bei der persönlichen Situation, beispielsweise zu Fragen der Sozialversicherung oder zu Fragen des Behindertenrechts, bekommt man auch von den Sozialverbänden. Mitglieder erhalten hier auch Rechtsberatung und Vertretung in Widerspruchs- und Gerichtsverfahren.

Sozialverband VdK

Der größere der beiden Sozialverbände mit rund 2,1 Millionen Mitgliedern und vielen regionalen Beratungsangeboten.

www.vdk.de

Sozialverband Deutschland SoVD

Der ältere der beiden großen Sozialverbände – ebenfalls mit vielen regionalen Beratungsangeboten.

www.sovd.de

Die ME/CFS Research Foundation baut derzeit eine Datenbank mit einer systematischen Übersicht der Forschungslandschaft zu ME/CFS auf und erweitert diese fortlaufend, das ME/CFS Research Register. Es soll jedermann Zugriff auf den Stand der Forschung geben.

https://mrr.mecfs-research.org/

Auf Facebook gibt es eine evidenzorientierte Selbsthilfegruppe zum Buch Die Gruppe richtet sich an Betroffene und deren Angehörige, aber auch interessierte Mediziner. Hier findet ein intensiver Austausch zum Stand der wissenschaftlichen Forschung statt sowie Hilfestellung durch die Community.

https://cutt.ly/facebookgruppe

Glossar

An dieser Stelle haben wir etliche häufig im medizinischen Bereich und / oder im Zusammenhang mit ME/CFS verwendete Begriffe zusammengetragen.

ACTH

Das Adrenocortikotropes Hormon ist ein normalerweise von der Hypophyse (Hirnanhangdrüse) abgegebenes Hormon, das unter anderem die Corticoid-Abgabe (Kortison) durch die Nebennieren steuert.

Apherese

Die Apherese ist ein Verfahren, das aus Blut oder Blutplasma gezielt Blutbestandteile oder krankheitsverursachende Stoffe entfernt. Dies geschieht außerhalb des Körpers (extrakorporal) – mit Hilfe einer Apheresemaschine. Das gereinigte Blut beziehungsweise Blutplasma fließt danach wieder in den Körper.

Antikörper (AK)

Antikörper sind bestimmte Eiweißmoleküle, die als Reaktion des Immunsystems auf Krankheitserreger wie Viren, Bakterien, Pilze oder Parasiten ausgestoßen werden. Der Fachausdruck lautet Immunglobulin, abgekürzt Ig. Antikörper werden im Organismus von den B-Lymphozyten gebildet, wenn diese in Kontakt mit den Antigenen, also Zellbestandteilen der Erreger kommen. Zu jedem Antigen passt ein spezieller Antikörper, sodass das Immunsystem ganz präzise auf die Vielzahl an Eindringlingen reagieren kann. Antikörper spielen insbesondere bei der Abwehr von Krankheitserregern in Blut, Lymphe und anderen Körpersekreten eine Rolle und sind damit zentral für die sogenannte humorale Immunreaktion.

ANA-Wert

Antinukleare Antikörper sind eine besondere Form von Autoantikörpern. Ein positiver ANA-Nachweis kann einen Hinweis auf eine Autoimmunerkrankung bedeuten. Ein wichtiges Diagnosekriterium ist dabei die Menge dieser Autoantikörper im Blut, die in sogenannten „Titer Stufen" gemessen wird. Unter Titer stufen versteht man eine Verdünnungsreihe des Blutes.

Antigen

Ein Antigen ist eine molekulare Struktur, an die sich Antikörper binden können. Außer Antikörper können sich auch Lymphozyten an Antigene binden. Diese produzieren dann Antikörper, die „Angreifer" als „körperfremd" markieren und es so dem Immunsystem ermöglichen, diese zu erkennen und zu eliminieren.

Ausschlussdiagnose

Eine Ausschlussdiagnose ist eine Diagnose, die nicht direkt durch zielgerichtete Untersuchungen gestellt wird, sondern indirekt durch konsequentes Ausschließen anderer Krankheitsursachen. Sie stellt eine negative Schnittmenge aller möglichen Diagnosen dar.

BU

Berufsunfähigkeit, in Abgrenzung zur Erwerbsunfähigkeit. Berufsunfähig ist, wer seinen zuletzt ausgeübten Beruf nicht mehr ausführen kann.

BWS

Brustwirbelsäule

CBD

Cannabidiol ist ein Cannabinoid in der Hanfpflanze.

CMD

Die Craniomandibuläre Dysfunktion wird von Zahnärzten als ein Missverhältnis zwischen dem Schädel (Cranium) und dem Unterkiefer (Mandibula) beschrieben.

Coping

ist die Handlung einer Person, die darauf abzielt, eine belastende Situation zu bewältigen. Meist werden die zwei Formen problembezogenes vs. emotionsbezogenes Coping unterschieden. Beim problembezogenen Coping versucht eine Person, eine Änderung der belastenden Situation oder der Problemursachen (z.b. Lärmquellen ausschalten) herbeizuführen; ggf. wird darunter auch die Neuinterpretation einer Situation gefasst. Beim emotionsbezogenen Coping versucht eine Person, die ausgelösten Emotionen (Angst, Ärger) etc. zu bewältigen, bspw. durch Entspannen, Ablenken, Bewegen etc.

Crash

Ein Crash ist ein Zusammenbruch bei ME/CFS, der entsteht, wenn man seine Energiegrenzen überschreitet.

Differentialdiagnose

Als Differentialdiagnose bezeichnet man die Gesamtheit aller Diagnosen, die alternativ als Erklärung für die erhobenen Symptome (Krankheitszeichen) oder medizinischen Befunde in Betracht zu ziehen sind oder in Betracht gezogen worden sind.

DRV

Deutsche Rentenversicherung. Der gesetzliche Rentenversicherungsträger in Deutschland.

EBV

Das Epstein-Barr-Virus ist der Erreger des Pfeifferschen Drüsenfiebers.

EDS

Das Ehlers-Danlos-Syndrom (EDS) ist eine Gruppe genetisch bedingter, angeborener Krankheiten, bei der die Patienten eine Störung des Bindegewebes aufweisen und somit häufig zur Überdehnbarkeit der Haut und zur Überbeweglichkeit der Gelenke (Hypermobilität) neigen.

EMR

Erwerbsminderungsrente

ENA-Wert

Extrahierbare nukleäre Antigene, kurz ENA, sind Antigene, die aus dem Zellkern gelöst und gereinigt werden können. Antikörper, die gegen diese Antigene gerichtet sind, nennt man ENA-Antikörper oder anti-ENAs. Anhand dieser Antigene kann die Form der Autoimmunerkrankung spezifiziert werden.

Erwerbsunfähigkeit

Erwerbsunfähig ist man, wenn man nicht mindestens drei Stunden am Tag einer Erwerbstätigkeit (bezahlter Arbeit) nachgehen kann.

Fatigue

Der Begriff Fatigue stammt aus dem Lateinischen (Fatigatio = Ermüdung). Die Erschöpfung steht häufig nicht in einem direkten Zusammenhang mit einer vorangegangenen körperlichen oder geistigen Anstrengung oder Belastung. Die Erschöpfung macht sich meist nicht nur körperlich, sondern auch seelisch und geistig bemerkbar. Typisch für Fatigue ist, dass sich das Gefühl der Ermüdung durch Ruhephasen nicht wesentlich bessert.

GdB
Grad der Behinderung

Grunderkrankung
Der Begriff der Grunderkrankung Zustand eines an mehreren Erkrankungen leidenden Patienten bzw. multimorbiden Patienten, bei dem sich einige weitere seiner Beschwerden aus dem Verlauf anderer Krankheitsprozesse, eben den Grundkrankheiten, erklären lassen. Solch eine Grunderkrankung kann dann die kausale Grundlage von weiteren Erkrankungen sein. Die Folgen der Grundkrankheit nennt man Folgekrankheit.

HA
Hausarzt

HIT
Die Histamin Intoleranz ist eine Unverträglichkeitsreaktion des Körpers auf Histamin. Eine mögliche Ursache hierfür ist das körpereigene Enzym Diaminoxidase (DAO), welches für den Abbau von anfallendem Histamin zuständig ist. Bei einer Histamin Unverträglichkeit ist die Aktivität der DAO meist verringert.

Heilpraktiker (HP)
Als Heilpraktiker wird in Deutschland bezeichnet, wer die Heilkunde berufs- oder gewerbsmäßig ausübt, ohne als Arzt oder Psychologischer Psychotherapeut approbiert zu sein. In der Regel handelt es sich dabei um alternativmedizinische Praktiken.

HPU
Die Hämopyrrollaktamurie (HPU) ist eine Stoffwechselstörung in der Hämsynthese, die zu Gesundheitsstörungen durch

Mikronährstoffmängel führt. Häm dürfte den meisten aus dem Hämoglobin, dem roten Blutfarbstoff, bekannt sein. Das Hämoglobin ist für die Sauerstoffbindung im Blut verantwortlich.

HWS
Halswirbelsäule

ICC (auch IKK)
Internationale Konsenskriterien (International Consensus Criteria)

Idiopathie
Als idiopathische Erkrankungen werden alle Krankheiten mit nicht bekannter Ursache bezeichnet, bei denen das Symptom selbst die Krankheit darstellt und nicht auf einen bekannten Pathomechanismus zurückgeführt werden kann.

IG
Immunglobuline (Antikörper) sind lebenswichtige Eiweiße, die im Blut zirkulieren und vielfältige Aufgaben erfüllen. Sie sind ein wichtiger Bestandteil unseres Immunsystems. Der im menschlichen Blut vorherrschende Antikörpertyp ist das Immunglobulin G (IgG).

IgG
Immunglobuline-G sind Eiweiße, die zum körpereigenen Abwehrsystem gehören.

IgM
Immunglobuline-M sind Eiweiße, die Krankheitserreger im Blut bekämpfen.

IMG

Institut für Medizinische Diagnostik

IpG

Institut für Pharmakogenetik

ISG

Das Iliosakralgelenk (ISG) ist die gelenkige, aber nahezu unbewegliche Verbindung zwischen der unteren Wirbelsäule, dem Kreuzbein, der Darmbeinschaufel und den beiden Darmbeinen. Es gibt also zwei Iliosakralgelenke im Körper. Die höckerigen Gelenkflächen sind mit einer Knorpelschicht überzogen.

KK

Krankenkasse

KKK

Kanadische Konsenskriterien

Komorbidität

Ein weiteres, diagnostisch abgrenzbares Krankheitsbild oder Syndrom, das zusätzlich zu einer Grunderkrankung (Indexerkrankung) vorliegt.

LDA

Low Dose Abilfiy. Aripiprazol (Abilify®) ist ein neues atypisches Antipsychotikum zur Therapie der Schizophrenie bei Erwachsenen. In dieser sehr niedrigen Dosierung wirkt es gegen die ME/CFS-typische Neuroinflammation und stabilisiert den Dopaminspiegel.

LDN

Low Dose Naltrexon. Ursprünglich wurde Naltrexon für die Entwöhnungsbehandlung von Opiat- und Alkoholabhängigen nach erfolgter Entgiftung eingesetzt. Als Off-Label-Behandlung kommt es auch bei ME/CFS zum Einsatz.

Liquor

Liquor ist die Bezeichnung für das Nervenwasser im Rückenmarks-kanal und im Gehirn.

Long COVID

Der Begriff Long COVID umfasst Symptome, die mehr als vier Wochen nach dem Beginn der Erkrankung von COVID-19 fort-bestehen oder neu auftreten. Wenn diese länger als zwölf Wochen bestehen, spricht man vom Post-COVID-Syndrom.

Lumbalpunktion

Eine Lumbalpunktion (Liquorpunktion) bezeichnet die Entnahme einer Nervenwasserprobe aus dem Rückenmarkskanal. Sie dient zur Diagnostik verschiedener Erkrankungen und wird darüber hinaus auch zu therapeutischen Zwecken oder zum Einbringen von örtlichen Betäubungsmitteln genutzt.

LWS

Lendenwirbelsäule

MCAS

Das Mastzellaktivierungssyndrom ist eine häufig auftretende, selten erkannte Multisystemerkrankung mit einer entzündlich-allergischen Symptomatik, das durch eine Überaktivität von Mastzellen ausgelöst wird. Es ist abzugrenzen von der systemischen bzw. kutanen Mastozytose.

MCS

Multiple Chemikaliensensitivität, oder auch vielfache Chemikalien-unverträglichkeit genannt, ist eine noch relativ unbekannte Umwelterkrankung. Die Betroffenen haben eine chronische Hyper-sensitivität auf kleinste Mengen von Stoffen und Substanzen aus ihrer Umwelt.

Mitochondrien

Mitochondrien haben mehrere wichtige Aufgaben innerhalb der Zelle. Produktion von Energie: Sie wandeln die aufgenommene Nahrung in nutzbare Energie um. Deshalb dienen die Mitochondrien als Kraftwerke der Zelle. Die Energie wird dann in Form von ATP (Adenosin-triphosphat) gespeichert. Diese universelle Energiequelle versorgt alle Prozesse im Körper.

NEM

Nahrungsergänzungsmittel

OI

Die orthostatische Dysregulation bzw. Intoleranz ist eine Funktions-störung des autonomen vegetativen Nervensystems, die sich akut als neurokardiogene / vasovagale Synkope, chronisch als posturales orthostatisches Tachykardiesyndrom äußert. Es ist die Unfähigkeit, bei aufrechter Haltung eine ausreichende Blutzirkulation aufrecht zu erhalten.

OFF LABEL

„Off-Label-Use" bedeutet sinngemäß „nicht bestimmungsgemäßer Gebrauch". Gemeint ist damit, dass ein Arzneimittel gegen eine Krankheit eingesetzt wird, für die es von den Zulassungsbehörden keine Genehmigung hat.

Pacing

Pacing ist ein individuelles Verfahren, das dem Patienten ermöglicht, seine körperliche, kognitive und emotionale Energie innerhalb seiner Grenzen zu steuern – durch sorgfältige Planung, wo und wie er seine verfügbare Energie einsetzen kann.

PEM

Die Post Exertional Malaise ist die ausgeprägte und anhaltende Verstärkung aller Symptome nach geringer körperlicher und geistiger Anstrengung.

PENE

Die Post Exertional Neuroimmune Exhaustion ist die neuroimmunologische Erschöpfung nach Anstrengung.

PKV

Private Krankenversicherung

Polyneuropathie

Bei einer Polyneuropathie entstehen Schäden an vielen peripheren Nerven. Das sind die Nervenfasern außerhalb von Gehirn und Rückenmark. Es gibt zahlreiche Ursachen, die sich sehr häufig nicht endgültig klären lassen. Oft tritt Polyneuropathie in Verbindung mit Diabetes und Alkoholmissbrauch auf.

Post-COVID-Syndrom (Post-COVID)

Als Post-COVID-Syndrom (auch PCS) bezeichnet man die Spätfolgen einer COVID-19-Infektion, also alle Symptome, die zwölf Wochen nach Krankheitsbeginn noch bestehen oder neu auftreten und nicht durch andere Ursachen erklärbar sind.

POTS

Das Posturale Orthostatische Tachykardiesyndrom ist ein Zustand, bei dem die Patienten beim Wechsel in die aufrechte Körperlage an einem erhöhten Puls, Benommenheit und Schwindel leiden. POTS ist definiert durch eine Herzfrequenz von mehr als 120 Schlägen in der Minute oder eine Erhöhung von mehr als 30 Schlägen in der Minute, wenn sich ein Patient von der Rückenlage in eine stehende Position bewegt.

Postexertionelle Exazerbation

Unter Exazerbation versteht man die deutliche Verschlimmerung der Symptome einer bereits bestehenden, in der Regel chronischen Erkrankung. Treten diese Verschlimmerungen nach einer vorhergehenden Anstrengung auf, spricht man von Postexertioneller Exazerbation.

RA

Rechtsanwalt

RV

Rentenversicherung

SBA

Schwerbehindertenausweis

SEID

Die Systemic Exertion Intolerance Disease ist ein neuerer, alternativer Name für ME/CFS, die systemische Belastungsintoleranz.

SFN

Die Small-Fiber-Neuropathie ist eine spezielle Form der Polyneuropathie, die ausschließlich die kleinen vegetativen und sensiblen Nervenfasern betrifft.

Statine

Statine sind Arzneistoffe, die als Cholesterinsenker bzw. Lipidsenker eingesetzt werden. Von allen Medikamenten, die den Lipidstoffwechsel beeinflussen, weisen sie die höchste Wirksamkeit auf.

Syndrom

Ein Syndrom bezeichnet in der Medizin und der Psychologie eine Kombination von verschiedenen Krankheitszeichen (Symptomen), die typischerweise gleichzeitig und gemeinsam auftreten. Hierbei schwingt meist mit, dass dieser „Symptomverband" überzufällig oft vorkommt. Überzufällig heißt dabei, dass dieser Symptomverband so häufig auftritt, dass er kein Zufall sein kann.

Synkope

Bei einer Synkope, umgangssprachlich auch Ohnmacht oder Kollaps genannt, wird das Gehirn kurzzeitig nicht mehr ausreichend mit Sauerstoff versorgt und es kommt zur Bewusstlosigkeit.

WHO

World Health Organization / Weltgesundheitsorganisation

ZNS

Das zentrale Nervensystem ist ein Teilsystem unseres Nervensystems. Die Abgrenzung zum peripheren Nervensystem wird allein nach der Lage getroffen, funktionell sind beide Anteile des Nervensystems eng miteinander verflochten. Beim Menschen ist das ZNS auch für Denken, Fühlen und Erinnern verantwortlich. Zum ZNS gehört das Gehirn, der Hirnstamm und die Hirnnerven, das Rückenmark, das Gefäßsystem, das Liquorsystem und das autonome Nervensystem.

Notizen